"十三五"医学高职高专规划教材

人体解剖学与组织胚胎学
【彩图版】

RENTI JIEPOUXUE
YU ZUZHI PEITAIXUE

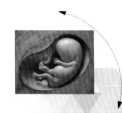

U0232545

主　编　景玉萍　陈军芳　黎　硕

副主编　沈文英　许劲雄　李宇婷　程　炜　梅盛平

编　者　（按姓氏拼音排序）

陈保华（仙桃职业学院）　　　　陈军芳（湖北职业技术学院）

程　炜（仙桃职业学院）　　　　贺　艳（仙桃职业学院）

景玉萍（湖北职业技术学院）　　黎　硕（仙桃职业学院）

李宇婷（湖北职业技术学院）　　吕在乾（仙桃职业学院）

梅盛平（湖北职业技术学院）　　饶利兵（湖南医药学院）

沈文英（湖北职业技术学院）　　孙　进（恩施职业技术学院）

涂宁芳（孝感市第一人民医院）　向　宇（仙桃职业学院）

许劲雄（仙桃职业学院）　　　　张　薇（仙桃职业学院）

郑建国（湖北职业技术学院）

长江出版传媒
Changjiang Publishing & Media

湖北科学技术出版社
HUBEI SCIENCE & TECHNOLOGY PRESS

图书在版编目(CIP)数据

人体解剖学与组织胚胎学 / 景玉萍等主编. — 武汉：湖北科学技术出版社，2019.9（2021.9重印）

ISBN 978-7-5706-0681-8

Ⅰ. ①人… Ⅱ. ①景… Ⅲ. ①人体解剖学②人体组织学－人体胚胎学 Ⅳ. ①R32

中国版本图书馆 CIP 数据核字（2019）第 080001 号

责任编辑：冯友仁　程玉珊　　　　　　　　　　　　　　封面设计：喻　杨

出版发行：湖北科学技术出版社　　　　　　　　　　　电话：027－87679447

地　　址：武汉市雄楚大街 268 号　　　　　　　　　　邮编：430070
　　　　　（湖北出版文化城 B 座 13－14 层）

网　　址：http：//www.hbstp.com.cn

印　　刷：武汉市卓源印务有限公司　　　　　　　　　邮编：430023

787×1092　　　　　　1/16　　　　　18.25 印张　　　　　460 千字

2019 年 9 月第 1 版　　　　　　　　　　　　　　2021 年 9 月第 4 次印刷

定价：85.00 元

前　言

　　本教材的编写是根据教育部、国家卫生健康委员会关于高职高专人才培养目标,结合职业岗位能力和职业资格要求,本着"必须、够用"的原则,充分体现"三基"(基本理论、基础知识和基本技能)、"五性"(思想性、先进性、科学性、启发性和适用性),与执业资格认证相衔接,使教材更适合于基层卫生工作人员的培养需求。

　　本教材特点之一,是将人体系统解剖学、组织胚胎学进行科学整合,把两者融会贯通于一条形态结构主线上,以期达到淡化学科意识,减少课程设置,树立人体整体观。特点之二,是为了力求体现专业特色和职业教育特色,教材中加入"病例导学""知识拓展",使内容与临床结合,激发学生学习兴趣,促进学生自主学习的热情,培养学生解决问题、分析问题的能力。此外,还加入"考点提示"及"章后测试",通过"扫一扫,练一练"扫描二维码的形式,利用数字化教学资源,可以更好地引导学生自主学习和自我检测。特点之三,是本教材的插图几乎全部为彩色图,充分地体现出人体形态学教材图文并茂的优势。

　　本教材在编写过程中,得到了参编者所在单位的大力支持,在此表示衷心的感谢。

　　由于我们的水平有限,书中不妥之处在所难免,希望同行和读者批评指正,以便教材质量能不断提高。

景玉萍

2019 年 2 月

目　录

绪　　论

一、人体解剖学与组织胚胎学的定义及其在医学中的地位

人体解剖学与组织胚胎学(human anatomy and histology and embryology)是研究正常人体形态结构及其发生发展规律的科学。它包括系统解剖学(systematic anatomy)、组织学(histology)、胚胎学(embryology)三门学科的内容。

系统解剖学是用肉眼观察的方法,按照人体的器官、系统来研究正常人体各器官的形态、结构及相互位置关系的科学。

组织学是借助显微镜技术,研究正常人体的细胞、组织和器官的微细结构的科学。随着电子显微镜的问世和放射自显影等新技术的应用,促进了人体结构研究的深入发展。

胚胎学是研究人体在发生、发育过程中,形态结构变化规律的科学,即从受精卵发育为新个体的过程及其机制。

人体解剖学与组织胚胎学是上述三门学科的有机融合,先从大体上认识人体形态结构,再学习器官、组织的微细结构,因而对正常人体结构从大体形态到微细结构、从器官水平到细胞水平有一个合理的认识。

人体解剖学与组织胚胎学是一门重要的医学基础课,它为学习其他的医学课程奠定正常人体形态结构知识基础,以便进一步理解人体的生理现象和病理变化,为临床疾病的诊断和防治提供依据。因此,每个医学生都必须学好人体解剖学与组织胚胎学。

二、学习人体解剖学与组织胚胎学的基本观点和方法

在学习人体解剖学与组织胚胎学过程中,应用下面的一些观点和方法,将会更好地理解和掌握人体结构知识。

(一)形态和功能相互影响的观点

人体的形态结构与功能是密切相关的。形态和结构是功能的物质基础,如细长的骨骼肌细胞具有能使细胞收缩变短的结构,因此,由骨骼肌细胞构成的肌肉,与人体运动功能密切相关。功能的改变又可影响该器官形态结构的发展和变化,如加强体育锻炼,可使骨骼肌细胞变粗,肌肉发达;长期卧床,可导致骨骼肌细胞变细,肌肉萎缩。一定的形态结构决定一定的功能,而功能又会影响形态结构的形成和发展。运用这一观点有助于更好地理解人体结构与功能的关系。

(二)局部与整体统一的观点

任何一个器官都是人体的一个组成部分,为了学习的方便,我们以组织、器官、系统为单位研究人体的组成及形态结构,但在学习的过程中,应注意人体是一个有机的整体,各部器官在神经体液的调节下,互相影响,彼此协调。注意器官系统在整体中的地位和作用,防止片面、孤立地认识器官与局部。例如,脊柱的整体功能体现在各个椎骨和椎间盘的形态上,若某个椎间盘损伤则可

影响脊椎的运动甚至脊柱的整体形态。

（三）理论联系实际的观点

人体解剖学与组织胚胎学是以研究人体形态结构为主要内容的学科，名词及形态描述较多。因此，学习时必须坚持理论联系实际，做到3个结合：

1. 图与文结合　学习时做到文字和图形并重，两者结合，建立感性认识，帮助理解和记忆。

2. 理论学习与标本观察相结合　通过对组织切片、解剖标本、模型的观察、辨认，加深理性认识，构筑立体形态，形成记忆，这是学习人体解剖学与组织胚胎学最重要的方法。

3. 理论知识与临床应用相结合　基础是为临床服务的，在学习过程中紧密联系临床应用和生活实际，可增强对某些重要知识的认识。

（四）进化发展的观点

人类是由灵长类的古猿经过亿万年进化而来的，人体的形态结构经历了由低级到高级、由简单到复杂的演化过程。即使是现代人，也在不断地演化发展，人体的细胞、组织和器官一直处于新陈代谢、不断变化的动态之中。例如，血细胞的不断更新、器官、组织的形态和功能随年龄增长而变化等。学习中应运用进化发展的观点，适当联系个体发生和种系发生的知识，可以更好地认识人体。

三、人体的组成和分部

人体结构和功能的基本单位是细胞。许多形态相似、功能相近的细胞，借细胞间质结合在一起，构成组织。人体的基本组织有四大类，即上皮组织、结缔组织、肌组织和神经组织。几种不同的组织构成具有一定形态和功能的器官，如心、肝等。一些功能相关的器官组合在一起，共同完成某种生理功能，构成系统。人体有九大系统，即运动系统、消化系统、呼吸系统、泌尿系统、生殖系统、脉管系统、感觉器官、神经系统和内分泌系统。其中消化、呼吸、泌尿和生殖系统的大部分器官位于体腔内，并借一定的管道直接或间接与外界相通，故总称为内脏。

按照形态，人体可分为头、颈、躯干和四肢四大部分。躯干又分为胸、腹、背、腰、盆和会阴等部分。四肢分上肢和下肢。上肢分为肩、臂、前臂和手；下肢分为臀、大腿、小腿和足。

四、解剖学姿势、方位术语和人体的轴与面

为了准确描述人体各器官的形态结构和位置关系，通常使用统一的解剖学姿势和方位术语，初学者必须掌握这些基本知识，以利于学习、交流。

（一）解剖学姿势

解剖学姿势（anatomical position）又称标准姿势，是指身体直立，两眼平视正前方；上肢下垂于躯干两侧，掌心向前；两足并拢，足尖向前。描述任何人体结构，无论被观察的对象（活体、标本、模型或是身体某一局部）处于何种体位，均以此解剖学姿势为准。

（二）常用的方位术语

以解剖学姿势为准，规定了以下表示方位的术语，便于描述人体结构的相互位置关系。

1. 上（superior）和下（inferior）　按解剖学姿势，近头者为上，近足者为下。在胚胎学中，常用颅侧（cranial）代替上，用尾侧（caudal）代替下。

2. 前（anterior）和后（posterior）　靠近身体腹面者为前，靠近背面者为后。有时用腹侧（ventral）和背侧（dorsal）代替前和后。

3. 内侧（medial）和外侧（lateral）　以身体的正中矢状面为准，近者为内侧，相对远者为外侧。

在上肢可以用尺侧（ulnar）和桡侧（radial）代替内侧和外侧。在下肢可用胫侧（tibial）和腓侧（fibular）代替内侧和外侧。

4.内（interior）和外（exterior）　用以描述空腔器官相互关系，近内腔者为内，远离内腔者为外。

5.浅（superficial）和深（deep）　靠近体表的为浅，反之为深。

6.近侧（proximal）和远侧（distal）　描述四肢部位间的关系，即靠近肢体根部的为近侧，而相对远离的为远侧。

（三）轴和面

轴和面是描述人体器官形态，尤其是关节运动时常用的术语（图0-1）。

1.轴（axis）　以解剖学姿势为准，轴是通过人体某部或某结构的假想线。人体有3种互相垂直的轴。

（1）矢状轴（sagittal axis）：为前后方向的水平线。

（2）冠状（额状）轴（frontal axis）：为左右方向的水平线。

（3）垂直轴（vertical axis）：为上下方向与水平线互相垂直的线。

2.面（plane）　按照轴线可将人体或器官切成不同的切面，以便从不同角度观察某些结构。

（1）矢状面（sagittal plane）：是沿矢状轴将人体分为左右两部分的切面。如该切面通过人体的正中线，则叫作正中矢状面（median sigittal plane），它将人体分为左右对称的两半。

（2）冠状面或额状面（coronal plane or frontal plane）：是沿冠状轴方向将人体分为前后两部的切面，与矢状面和水平面相垂直。

（3）水平面（horizontal plane）：为沿水平线所作的切面，将人体分为上下两部，与矢状面和冠状面相垂直。

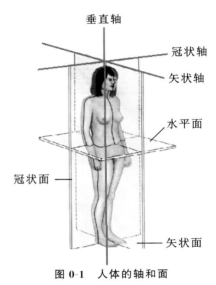

图 0-1　人体的轴和面

此外，描述器官的切面以器官本身的长轴为准，沿其长轴所做的切面叫纵切面（longitudinal section），而与长轴垂直的切面叫横切面（transverse section）。

考点提示　解剖学姿势和面。

五、组织学常用研究技术

组织学与胚胎学研究的是人体的微细结构，主要利用光学显微镜和电子显微镜进行观察研究。

光学显微镜（LM，简称光镜）下所见的结构称光镜结构，电子显微镜（EM，简称电镜）下所见的结构称电镜结构或超微结构。

光学显微镜以可见光为光源，是研究组织结构最常用的工具。光镜下观察组织结构，必须先将被观察的组织制成薄片以便光线穿过。

石蜡切片是经典而最常用的切片。其基本制作程序如下：

取材和固定：将新鲜组织切成小块，用蛋白质凝固剂（常用甲醛）固定，以保持组织的原本结构。

脱水和包埋：把固定好的组织块用酒精脱去其中的水分，再用二甲苯置换出酒精，然后将组织块置于融化的石蜡中包埋。

切片和染色:将组织蜡块用切片机切为5~10 μm的薄片,贴于载玻片上,脱蜡后进行染色,以便进行观察。最常用的染色方法是苏木精-伊红染色法(hematoxylin-eosin staining),简称HE染色法。苏木精染料为碱性,能使细胞核染成紫蓝色,伊红为酸性染料,能使细胞质染成红色。易于被碱性染料着色的性质称为嗜碱性,易于被酸性染料着色的性质称为嗜酸性。

封片:切片经脱水等处理后,滴加树脂,用盖玻片密封保存。

除石蜡切片外,还有涂片、铺片、磨片等切片制作技术。

除HE染色外,还有其他染色方法,均称为特殊染色。如用硝酸银将有的组织结构染成黑色(银染法),此现象称嗜银性;有些组织成分用甲苯胺蓝染色后不显蓝色而呈紫红色,这种现象称异染性。

考点提示   HE染色法。

【知识拓展】

电子显微镜技术:和一般光镜相比,电子显微镜用电子束代替了可见光,用电磁透镜代替了光学透镜,用荧光屏使肉眼不可见的电子束成像。

1. 透射电子显微镜技术(transmission electron microscopy,TEM)   标本须在机体死亡之后数分钟内取材,制备超薄切片(50~80 nm),经重金属染色,形成黑白反差,在荧光屏上显影观察和摄片。透射电子显微镜用于观察细胞内部结构。

2. 扫描电子显微镜技术(scanning electron microscopy,SEM)   不需要制备切片,把被观察的组织块经固定、脱水、干燥,再于表面喷镀薄层碳与金属膜后即可观察。扫描电子显微镜主要用于观察细胞、组织及器官表面结构和立体结构。

组织化学技术(histochemistry):为应用化学、物理、生物化学、免疫学或分子生物学的原理和技术,与组织学技术相结合,研究组织内某种物质(如糖类、脂类等)的存在与否,以及分布和数量。应用这种技术研究游离细胞的样品,则称细胞化学技术(cytochemistry)。常用的一般组织化学技术有过碘酸希夫反应,即PAS反应,测定细胞多糖和糖蛋白。另外,免疫组织化学技术是根据抗原与抗体特异性结合的原理,检测组织中肽和蛋白质的分布。此外放射自显影术、图像分析术、细胞培养术和组织工程术等组织化学技术近年来发展迅速,应用广泛。

扫一扫,练一练

思考题

1. 人体解剖学与组织胚胎学中有哪些方位术语?
2. 人体解剖学与组织胚胎学中有哪些轴和面?

(景玉萍)

第一章

细 胞

病例导学

　　患者,女,34 岁,体检时行子宫颈液基细胞(TCT)检查,发现粉蓝背景中可见核大深染的细胞,比起正常的中层细胞核,核大 3 倍有余且不规则,个别细胞可见双核,蓝色深染,可见少许挖空细胞。报告建议 HPV 及阴道镜检查。后做临床活检,镜下见:黏膜层核大、深染的异型细胞,腺体受累及。病检报告:子宫颈高级别上皮内瘤样变(CIN Ⅲ级)并累及腺体。诊断:CIN Ⅲ级。

　　请问:

　　1. 细胞学检查的依据是什么?

　　2. 细胞学检查的临床意义是什么?

　　细胞(cell)是人体形态结构、功能的基本单位。人体细胞种类多,其大小、形态及功能各异(图1-1、图 1-2),但其基本结构都是由细胞膜(cell membrane)、细胞质(cytoplasm)和细胞核(nucleus)三部分构成,只有少数细胞例外,如成熟的红细胞、角化的上皮细胞等没有细胞核。细胞的形态与各种结构的存在主要与功能相适应,功能决定了细胞形态和结构存在的方式,形态各异的细胞共同完成人体完整的生命活动。

　　考点提示　细胞的基本结构。

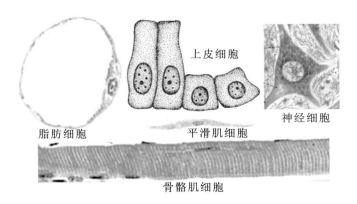

图 1-1　细胞形态分类模式图

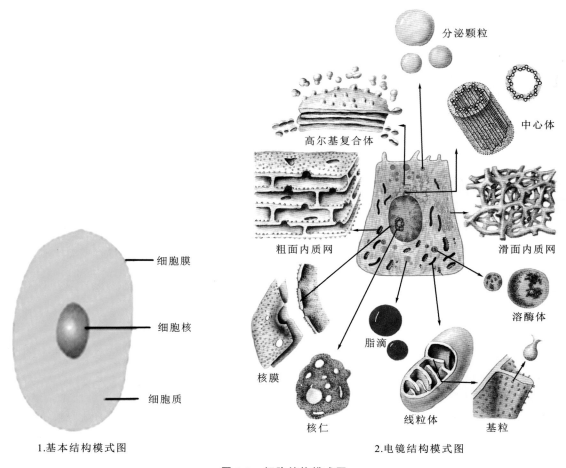

分泌颗粒

中心体

高尔基复合体

滑面内质网

粗面内质网

溶酶体

核膜

脂滴

核仁

线粒体

基粒

1.基本结构模式图

细胞膜

细胞核

细胞质

2.电镜结构模式图

图 1-2　细胞结构模式图

第一节　细胞的基本结构

一、细胞膜

细胞膜是包裹在细胞表面的半透明膜,厚度 7～8 nm,在光镜下不易分辨,在电子显微镜下观察,细胞膜可分为 3 层结构,即内、外两层的亲水极与中间层的疏水极,一般把这三层结构称之为单位膜(unit membrane)。细胞膜结构不仅存在于细胞表面,而且在细胞内还有丰富的膜相结构,如某些细胞器表面的膜和细胞核的核膜都属于同样的膜相结构,统称为生物膜(biological membrane)。

考点提示　生物膜的概念。

(一)细胞膜的结构

细胞膜(图 1-3)主要由脂类、蛋白质、糖类、水、无机盐和金属离子等构成,其中脂类和蛋白质是主要成分,一般蛋白质和脂类的比例是 1：1,但不同部位不一致,功能复杂的生物膜如线粒体内膜中蛋白质含量较多,类型也较多。细胞膜结构成分的排列及组合形式,目前比较公认的是 1972

年 Singer 和 Nicolson 提出的液态镶嵌膜分子结构模型(fluid mosaic model)。该模型的要点是:类脂双分子层构成生物膜的连续主体,既具有固体分子排列的有序性,又具有流动性特点。球形蛋白分子则以各种方式与脂质分子相结合。

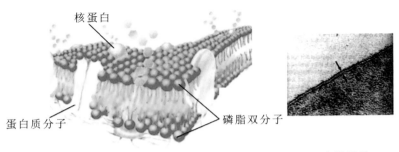

1.液态镶嵌分子结构模型　　2.电镜结构

图 1-3　细胞膜的结构模式图

1. 类脂双分子层　脂质分子排成双层,构成生物膜基本骨架。

2. 膜蛋白质　蛋白质或附着于膜内表面,或嵌入或贯穿于脂双分子层。膜蛋白往往构成膜的受体、载体、抗原及酶等。

3. 膜糖　糖类或附着于膜外表面,与膜蛋白质和脂质分子结合,构成糖蛋白或糖脂。膜糖的功能除作为细胞膜的保护层外,尚与细胞的黏着、细胞识别和物质交换等有关。

(二)细胞膜的功能

细胞膜可维持细胞的一定形态,阻挡外界有害物质的入侵,防止细胞内物质的外流;具有物质运输、选择性通透作用,还具有细胞识别和防御功能。细胞膜的通透性、流动性、抗原性、接触抑制和黏着等形态和特性的异常改变,都可引起细胞功能紊乱及病理变化。

二、细胞质

细胞质简称胞质,又称胞浆,是指细胞膜与细胞核之间的部分。由基质、细胞器和内涵物组成。

(一)基质

基质即细胞液(cell sap),在光镜下呈均匀透明状,构成细胞的内环境。

(二)细胞器

细胞器是细胞质中具有一定形态结构和功能的"细胞内器官"。光镜下可见到线粒体、高尔基复合体及中心体。电镜下还可看到溶酶体、内质网、核糖体、过氧化物酶体以及部分细胞骨架结构。

1. 线粒体——细胞供能器　线粒体(mitochondria)在光镜下通常呈线状、杆状或粒状(图1-4)。电镜下线粒体呈长椭圆形,由双层膜构成,外膜光滑,内膜向内折叠形成线粒体嵴(图1-5)。线粒体内含有丰富的酶,已发现的线粒体酶有 120 多种,其中氧化还原酶占比例最大,达 37%。在线粒体内进行着三羧酸循环、呼吸链的氢和电子传递以及氧化磷酸化反应。在一系列的氧化过程中不断释放能量并储存于三磷酸、腺苷(ATP)中,以供给细胞的生理活动需要。

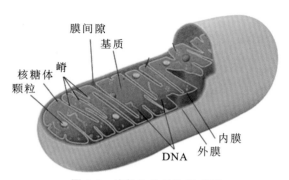

图 1-4　线粒体的结构模式图

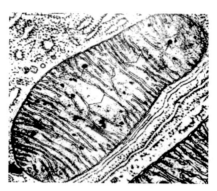

图 1-5　线粒体电镜图

2. 核糖体——细胞内合成蛋白质的场所　核糖体(ribosome)又称核蛋白体。光镜下不能见到,是胞质中的嗜碱性物质,又常称核外染色质。电镜下是直径为 15～25 nm 的颗粒状结构,化学成分为核糖核酸(RNA)和蛋白质。核糖体是细胞合成蛋白质的细胞器,在核仁内由 rDNA 转录合成 rRNA 和蛋白质一起形成了核糖体大、小亚基后,穿核孔进入细胞质,大、小亚基合并成为核糖体(图 1-6)。核糖体有两种存在形式,一种游离于细胞基质中或附于微梁网上,称游离核糖体;另一种附着在内质网、核外膜上,称膜旁核糖体或附着核糖体。前者合成细胞自身所需的结构蛋白质和细胞结构更新所需要的酶;后者合成分泌性蛋白质又称输出蛋白,通过胞吐作用,向细胞外输出。

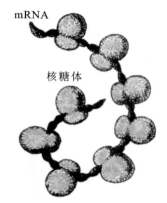

图 1-6　核糖体模式图

3. 内质网——多功能膜性小管系统　内质网(endoplasmic reticulum,ER)电镜下呈小管状或扁囊结构,有的则扩大如泡。此结构在细胞质中纵横交错,互相沟通连接成网。根据内质网膜表面有无核糖体附着,将内质网分为 2 种。粗面内质网(rough endoplasmic reticulum,RER)(图 1-7、图 1-8)多为扁平囊状,外表面附有核糖体,与蛋白质的合成有关。当合成蛋白质旺盛时,RER 代偿性增生及囊泡扩大;当中毒、炎症、缺氧及某些肿瘤时核糖体脱落,RER 的合成功能降低。滑面内质网(smooth endoplasmic reticulum,SER)多为分支的小管或小泡,无核糖体附着(图 1-2)。是一种多功能的细胞器,含有多种酶系,与固醇类、脂类、糖的代谢、解毒、药物代谢、胆汁生成,灭活激素及肌纤维的收缩有关。

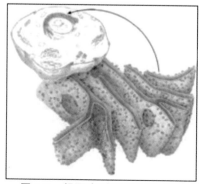

图 1-7　粗面内质网结构模式图

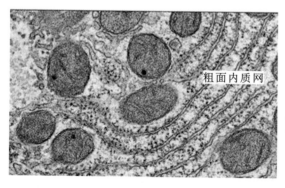

图 1-8　粗面内质网电镜图

4. 高尔基复合体——细胞的加工厂　高尔基复合体(golgi complex)原称内网器,存在于几乎所有的细胞中。在镀银或锇酸浸染标本高尔基复合体呈褐黑色网状结构。电镜下由扁平囊泡、小泡和大泡组成(图 1-9),故称复合体。其中,扁平囊泡 3～8 层平行排成一叠,略成弓形,是高尔基复合体最具特征性的部分,一般凹面向着细胞膜的一侧,称为成熟面或分泌面,凸面向着细胞核一侧,称生成面或未成熟面。小泡直径为 40～80 nm,位于扁平囊泡的生成面及两端,被认为是附近粗面内质网或滑面内质网以"出芽"的方式形成的,形成后移向高尔基复合体的扁平囊泡并与之融合,把粗面内质网合成的蛋白质,连同内质网的膜成分运到高尔基复合体中。大泡呈球形,直径为100～500 nm,由扁平囊泡周边或其分泌面形成膨大并脱落形成,然后移向细胞膜并与之融合,把高尔基复合体的内含物通过泡吐作用分泌到细胞外。

高尔基复合体的主要功能是参与形成糖蛋白类分泌物及溶酶体形成中的加工、浓缩、包装和分泌物的排泄等。

5. 溶酶体——细胞内消化器　溶酶体(lysosome)(图 1-10)是由一层膜围成的圆形或卵圆形结构,直径为 0.2～0.8 μm。溶酶体普遍存在于各种细胞中,白细胞和巨噬细胞含量更多。溶酶体含有多种水解酶,现在已知的有 60 余种,能分解蛋白质、脂类、多糖及核酸等几乎所有生物大分子物质。溶酶体可分为 3 种:初级溶酶体、次级溶酶体及终末溶酶体(或残余体)。

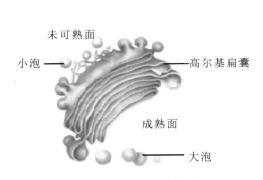

图 1-9　高尔基复合体模式图

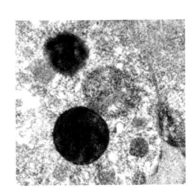

图 1-10　溶酶体电镜图

(1)初级溶酶体:是由高尔基复合体扁平囊形成的尚未与细胞内、外物质融合的溶酶体,其内没有被消化的底物。

(2)次级溶酶体:是与来自细胞内、外物质相融合后形成的溶酶体。次级溶酶体根据融合物质的来源不同而分为自溶酶体和异溶酶体,前者融合分解内源性物质,后者融合分解外源性物质。此外,若初级溶酶体同时或先后与自溶酶体及异溶酶体融合则称为混合溶酶体,若初级溶酶体与细胞内长期贮存的分泌颗粒融合则称为分泌溶酶体。

(3)终末溶酶体或残余体:次级溶酶体内的底物被消化分解后称终末溶酶体,但也常常剩余一些不能消化的残物,这时的溶酶体称残余体。残余体可排出胞外也可积累在细胞内,如脂褐素颗粒。

6. 过氧化物酶体——细胞的防毒小体　过氧化物酶体(peroxisome)原称微体,为由膜包裹的卵圆形小体,直径 0.2～0.7 μm。过氧化物酶体内含有多种酶,主要是过氧化物酶、过氧化氢酶等。其主要功能是分解细胞内的过氧化氢和过氧化物,起保护细胞的作用,以防止过多的过氧化氢对细胞的毒害作用。过氧化物酶体普遍存在于各种细胞内,特别是在肝细胞、肾小管上皮细胞及支气管无纤毛上皮细胞内更为丰富。

7. 细胞骨架　细胞骨架(cytoskeleton)是细胞内线状造型结构的合称。主要包括微丝、微管、中间纤维和微梁系统,对维持细胞的形状,细胞的分化及空间定位、细胞的运动、胞内物质运输等都起着重要作用。

(1)微丝(microfilament):呈细丝状,直径 7 nm,散在、网状或束状分布于胞质中。化学成分为肌球蛋白、肌动蛋白、肌原蛋白等。在胞质中具有支撑作用,并与胞质流动、细胞变形运动有关。

(2)微管（microtubule）:是一种中空不分支小管,粗细较均匀,内径 17～22 nm,外径 21～27 nm,管壁厚约 5 nm,一般直行或略弯曲。微管主要成分是微管蛋白和少量微管结合蛋白。微管与构成细胞支架、细胞的运动、细胞分裂、细胞内物质的运输和细胞分化等功能有关。

(3)中间纤维(inter mediate fila ment):直径为 10 nm,介于微丝与微管之间的实心细丝,存在于大多细胞内。上皮细胞中的张力原纤维、肌细胞 Z 带处的连接丝以及神经细胞的神经丝均为中间纤维。

(4)微梁系统(microtrabecular system):微管、微丝(和中间丝)在细胞中相互交织,形成网状结构,为细胞的骨骼状支架,使细胞具有一定的形状。在细胞学上称其为微梁系统。

8. 中心体　中心体(centrioles)在电子显微镜下可以看到,每个中心体含有两个中心粒,这两个中心粒相互垂直排列,每个中心粒(图 1-11)由 9 组微管如风车旋翼样斜向排列形成。每一组又包括 A、B、C 三个微管。中心粒与细胞分裂时期纺锤体的形成及与染色体移动有关,参与细胞分裂。

考点提示　各细胞器的功能。

(三)包涵物

包涵物是细胞质内有一定形态的代谢产物,如糖原、脂滴、色素颗粒、蛋白质等。

三、细胞核

细胞核是细胞遗传、代谢、生长及繁殖的控制中心,在细胞生命活动中起决定性的作用(图 1-12)。

细胞核由下列 4 个部分组成。

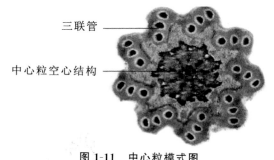

三联管
中心粒空心结构

图 1-11　中心粒模式图

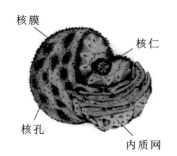

核膜
核仁
核孔
内质网

图 1-12　细胞核超微结构模式图

(一)核膜

核膜(nucleus membrane)是包被核表面的界膜,包括内、外两层,分别称内核膜和外核膜。两层膜之间的间隙,称核周隙。外层核膜附有核糖体,有的部位与内质网相连结。核膜上有小孔,称核孔,是胞核与胞质间物质交换的通道。核膜有屏障、物质交换和支架等作用。

(二)染色质与染色体

染色质(chromatin)呈细丝、颗粒或小块状,分散在核内,或较多分布在核膜下,由脱氧核糖核酸(DNA)和蛋白质组成。在光镜下较稀疏,染色较淡的部分称常染色质;较浓缩,染色较深的部分称异染色质。细胞在进行有丝分裂时,染色质细丝螺旋盘曲缠绕成为条状的染色体(chromosome),此时光镜下清晰可见。分裂结束后,染色体解除螺旋化,分散于核内又重新形成染色质。所以两者是真核细胞的遗传物质在细胞周期不同时期的同一物质的不同表现形式。

人体成熟的生殖细胞有 23 条染色体,称单倍体;人体体细胞有 46 条(23 对)染色体,称双倍体,其中常染色体 44 条,性染色体 2 条。常染色体男女相同,性染色体男性为 XY,女性为 XX。

(三)核仁

核仁(nucleolus)呈球形,无膜包被,多为 1～2 个,也有 3～5 个的,由核糖核酸(RNA)和蛋白质组成。核仁是合成核糖体的场所,核仁制造的核糖体在胞质中组装成熟。

(四)核基质与核内骨架

核基质是核内的液体(核液)。核内骨架是核液中的细丝网架。

第二节　细胞分裂

细胞分裂(cell division)可分为有丝分裂和无丝分裂两种形式,人类的细胞分裂以有丝分裂为主。有丝分裂分前、中、后、末四个时期(图 1-13)。

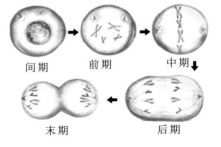

1. 前期　染色质螺旋化变短变粗,形成染色体,核膜、核仁消失。中心粒复制成两对,并向两极移动,发出放射状的纺锤丝,形成纺锤体。

2. 中期　染色体高度凝缩。在纺锤丝牵引下,染色体的着丝粒排列于细胞中央的赤道面上。

图 1-13　细胞有丝分裂模式图

3. 后期　每条染色体纵裂为两条染色单体,分别向两极移动。全部染色体等分为两群,位于细胞两极。与此同时,细胞拉长,细胞中部缩窄。

4. 末期　染色体螺旋解开,变细变长,恢复到染色质。核膜与核仁重新出现。细胞从中央向内缢缩,最后分裂为两个子细胞。

第三节　细胞的分化

细胞分化是生物体发生、生长、发育的一种普通的生命现象,是指一种类型的细胞在形态结构、生理功能和生物化学特性方面稳定地转变为另一种类型细胞的过程。例如,人胚胎干细胞分化为人体各种组织细胞,造血干细胞分化为各种血细胞等。

考点提示　细胞分裂与分化的概念。

【知识拓展】

　　细胞凋亡(cell apoptosis)：是一种不同于细胞坏死的死亡方式，是细胞在内外环境的各种凋亡信号的精密调控下，按严格程序引发的主动的生理性死亡。早在 20 世纪 60 年代就有人描述过细胞凋亡现象，直到 1972 年 Kerr 等人才首先提出细胞凋亡的概念，到 90 年代初随着分子生物学，特别是基因调控理论的发展，细胞凋亡重新受到重视，研究工作有了突破性进展。细胞凋亡的形态学变化：细胞在凋亡的过程中，有着典型的形态学变化。①细胞核固缩，染色质凝集向核膜边集，核碎裂但核膜完整；②凋亡小体形成，即细胞膜出芽、脱落、形成大小不等的膜包裹小体；③细胞膜和细胞器基本保持正常；④DNA 以核小体为单位降解，凝胶电泳呈梯状图谱。

扫一扫，练一练

思考题

　　1. 列出细胞的基本结构。
　　2. 说出各细胞器的主要功能。

（李宇婷）

第二章

基 本 组 织

病例导学

患者,男,32 岁,近 3 年来反复发作上腹部疼痛伴反酸、嗳气,进食后可缓解。2 小时前,饱餐后突感上腹部剧烈刀割样疼痛,伴有心慌、冷汗、恶心、呕吐,急诊入院。体格检查:体温 37.8℃,脉搏 100 次/min,呼吸 24 次/min,血压 100/75mmHg。急性病容,神志清楚,腹部轻度膨胀,未见胃肠型及蠕动波,全腹呈板样强直,弥漫性压痛、反跳痛。实验室检查:红细胞 $3.5×10^{12}$/L,白细胞 $15.0×10^9$/L,中性粒细胞 95%,淋巴细胞 4%,单核细胞 1%。立位 X 线检查:膈下有少量游离气体。诊断:十二指肠溃疡急性穿孔。

请问:

1. 健康成人血细胞计数正常值是多少?

2. 患者血常规有哪些异常? 为什么?

细胞是机体结构和功能的基本单位。细胞形态不一,种类繁多,凡形态和功能相似的细胞,借细胞间质(intercellular substance)结合在一起所形成的结构,称为组织。细胞间质包括由细胞产生的非细胞物质,即纤维和基质,还包括不断流动的体液(血浆、淋巴液、组织液等),它们对细胞起支持、保护、营养等作用。

人体的组织,根据其结构、功能特点的不同,一般分为上皮组织、结缔组织、肌组织和神经组织四类,这四类组织称为基本组织。

第一节 上 皮 组 织

上皮组织(epithelial tissue)简称上皮,具有以下结构特点:细胞多,排列紧密,细胞间质很少;上皮细胞呈极性分布,即细胞的一面朝向体表或腔面,称游离面,与游离面相对的一面称基底面,基底面附着于基膜上,借此与深部结缔组织相连;上皮组织无血管,其营养依靠结缔组织中的血管透过基膜供给;上皮组织内有丰富的神经末梢。

上皮组织按其分布和功能,可分为被覆上皮、腺上皮和特殊上皮。被覆上皮覆盖于体表或衬贴在腔、囊器官的腔面;腺上皮构成腺;特殊上皮具有特殊的功能(感觉、生殖等)。上皮组织具有保护、吸收、分泌和排泄等功能。

考点提示 上皮组织的结构特点。

一、被覆上皮

（一）被覆上皮的分类

根据被覆上皮细胞层数和细胞形状进行分类如下：

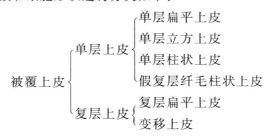

被覆上皮 ┬ 单层上皮 ┬ 单层扁平上皮
│ │ 单层立方上皮
│ │ 单层柱状上皮
│ └ 假复层纤毛柱状上皮
└ 复层上皮 ┬ 复层扁平上皮
└ 变移上皮

（二）被覆上皮的结构

1. **单层扁平上皮**（simple squamous epithelium）　又称单层鳞状上皮，由一层不规则的扁平细胞组成，从游离面看，细胞呈不规则形或多边形，细胞核呈椭圆形，位于细胞中央；从垂直切面看，细胞呈梭形，细胞核呈扁圆形（图 2-1）。

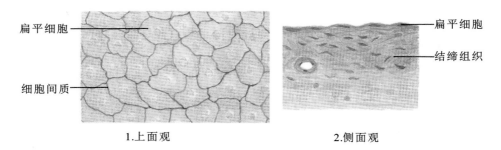

1.上面观　　　　　　2.侧面观

图 2-1　单层扁平上皮

　　内衬于心、血管及淋巴管腔面的单层扁平上皮称内皮（endothelium），内皮薄而光滑，有利于物质交换和血液、淋巴液的流动。分布于胸膜、腹膜和心包膜表面的单层扁平上皮称间皮（mesothelium），间皮游离面湿润光滑，有利于器官运动时减少摩擦。

　　2. **单层立方上皮**（simple cuboidal epithelium）　由一层立方形细胞组成，细胞核呈球形，位于细胞的中央，这种上皮分布于甲状腺滤泡及肾小管等处，具有分泌和吸收功能（图 2-2）。

　　3. **单层柱状上皮**（simple columnar epithelium）　由一层柱状细胞组成，细胞核呈椭圆形，位于细胞近基底部，柱状细胞间夹有杯状细胞（goblet cell）。杯状细胞的形状似高脚酒杯，顶部充满黏液性分泌颗粒，基底部较细窄，细胞核位于基部，常为三角形。杯状细胞是分泌黏液的腺细胞（图 2-3）。单层柱状上皮分布于胃肠道、胆囊和子宫腔面，具有吸收、保护、分泌等功能。

　　4. **假复层纤毛柱状上皮**（pseudostratified ciliated columnar epithelium）　由柱状细胞、杯状细胞、梭形细胞和锥形细胞组成。柱状细胞最多，表面有大量纤毛。这种上皮各种细胞的基底面都附着于基膜上，但高矮不同，致使细胞核的位置也高低不齐，故从上皮的垂直切面上看，很像由几层细胞组成，而实际只有一层（图 2-4）。这种上皮主要分布于呼吸道黏膜，具有保护和分泌功能。

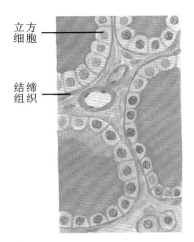

立方细胞
结缔组织

图 2-2　单层立方上皮

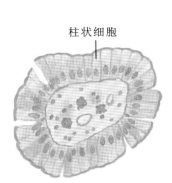

柱状细胞

1.小肠绒毛横切面

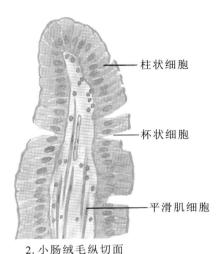

柱状细胞
杯状细胞
平滑肌细胞

2.小肠绒毛纵切面

图 2-3　单层柱状上皮

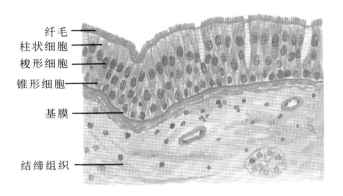

纤毛
柱状细胞
梭形细胞
锥形细胞
基膜
结缔组织

图 2-4　假复层纤毛柱状上皮

5. 复层扁平上皮(stratified squamous epithelium)　又称复层鳞状上皮,由多层细胞构成。它的浅部是几层扁平形细胞;中间部分是几层多边形细胞;基底部是单层立方形细胞,该层细胞较幼稚,具有旺盛的分裂能力,新形成的细胞逐渐向浅层推移,以补充表层衰老脱落的细胞。上皮基底部与深部的结缔组织连接面凹凸不平,扩大了两者的接触面积,从而保证上皮组织的营养供应。这种上皮如果在最表层形成角化层,则称为角化的复层扁平上皮(keratinized stratified squamous epithelium),分布于皮肤;不形成角化层的,称未角化的复层扁平上皮(nonkeratinized stratified squamous epithelium),主要分布于口腔、食管、肛门、阴道等腔面。复层扁平上皮具有很强的机械性保护功能(图 2-5)。

6. 变移上皮(transitional epithelium)　变移上皮(图 2-6)又称移行上皮,主要分布于输尿管、膀胱等处的腔面,由多层细胞组成。上皮细胞的层数和形态随器官容积的变化而发生相应的改变,当器官收缩时,上皮细胞层数增多,体积变大;当器官扩张时,上皮细胞变扁、层次减少。这种上皮具有保护功能。

考点提示　被覆上皮的分类与分布。

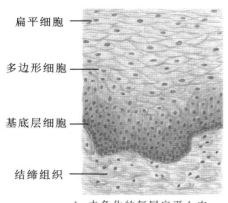

1. 未角化的复层扁平上皮   2. 角化的复层扁平上皮

图 2-5　复层扁平上皮结构模式图

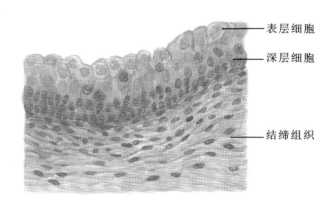

图 2-6　变移上皮

二、腺上皮和腺

腺上皮(glandular epithelium)是机体主要行使分泌功能的上皮。以腺上皮为主要成分构成的器官叫腺(gland)。

(一)腺的分类

根据腺分泌物排出的方式不同,可分为内分泌腺和外分泌腺两类。内分泌腺没有导管,又称无管腺,其分泌物称激素,经毛细血管、淋巴管进入血液循环,如甲状腺、肾上腺、垂体等。外分泌腺具有导管,又称有管腺,分泌物经导管排出,如唾液腺和汗腺等。

(二)外分泌腺的分类和结构

根据腺细胞的数量,外分泌腺可分为单细胞腺和多细胞腺。

1. 单细胞腺　杯状细胞是人体唯一的单细胞腺。

2. 多细胞腺　一般由分泌部和导管两部分构成。

(1)导管:管壁由上皮组织围成,主要具有运输分泌物的作用。

（2）分泌部：又称腺泡，由腺上皮细胞围成，其内腔称腺腔，与腺导管相连，具有分泌功能。分泌部分泌的物质有2种，一种是浆液，呈水样物质，较稀薄，含有多种酶；另一种是黏液，较黏稠，具有润滑和保护作用。根据分泌物的性质，可分为浆液腺、黏液腺和混合腺；根据腺泡的形态，可分为单管状腺、复泡状腺和复管泡状腺（图2-7）。

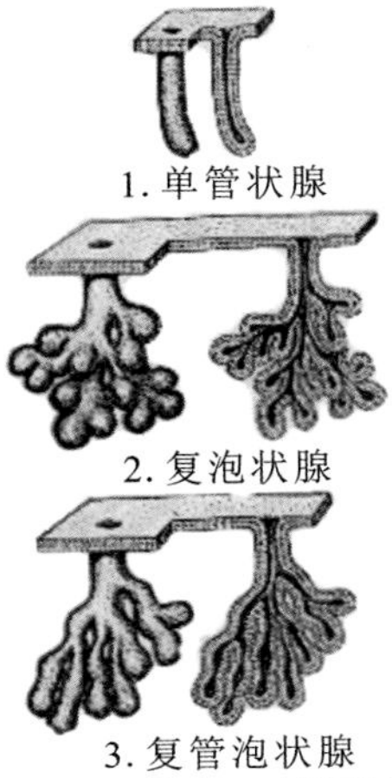

1.单管状腺

2.复泡状腺

3.复管泡状腺

图 2-7 外分泌腺的形态

三、特殊上皮

特殊上皮（special epithelium）是具有特殊功能的上皮，包括能感受特定刺激的感觉上皮，如视觉、嗅觉、味觉及听觉等有关的上皮细胞；能产生生殖细胞的生殖上皮，如曲精小管上皮。

四、上皮组织的特殊结构

1. 上皮细胞的游离面

（1）微绒毛（microvillus）：是上皮细胞的细胞膜和细胞质向细胞表面伸出的细小指状突起，在电镜下才能辨认。光镜下，密集排列的微绒毛可形成纹状缘（小肠）或刷状缘（肾小管）。微绒毛的功能是增加细胞的表面积，有利于细胞对物质的消化和吸收。

（2）纤毛（cilium）：也是细胞膜与细胞质向表面伸出形成的指状突起，但比微绒毛粗长，内有微管，纤毛能向一定的方向节律性摆动，从而排出黏附在细胞表面的分泌物或异物（图2-4）。

2. 上皮细胞的侧面 上皮细胞排列紧密，形成细胞连接（cell junction）。常见的细胞连接有以下4种（图2-8）。

（1）紧密连接（tight junction）：位于上皮细胞顶部的周围，除有连接作用外，更为重要的是封闭细胞间隙，可阻止细胞外的大分子物质经细胞间隙进入组织内。

（2）中间连接（intermediate junction）：位于紧密连接的深部，除有黏着作用外，还有传递细胞间收缩力的作用。

（3）桥粒（desmosome）：位于上皮细胞间，它是一种牢固的细胞连接。

（4）缝隙连接（gap junction）：具有使细胞之间进行物质交换和传递冲动的功能。

上述细胞连接，不但存在于上皮细胞间，也可见于其他组织的细胞间。当有两种或两种以上的细胞连接排列在一起时，称连接复合体（junctional complex）。

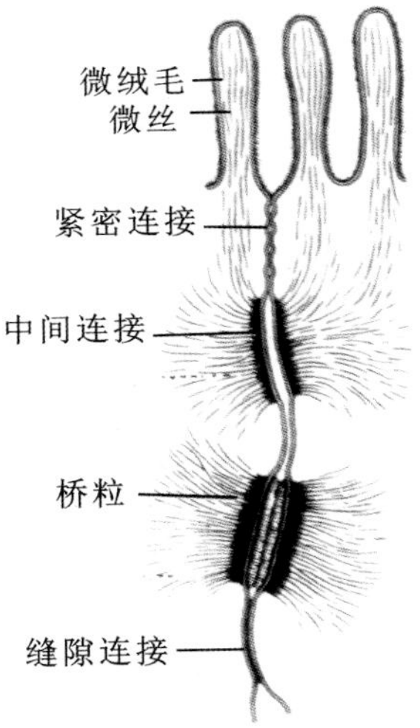

微绒毛
微丝
紧密连接
中间连接
桥粒
缝隙连接

图 2-8 单层柱状上皮细胞间的连接

3. 上皮细胞的基底面

（1）基膜（basement membrane）：位于上皮细胞与深部的结缔组织之间，是一种半透膜，有利于上皮细胞与结缔组织之间进行物质交换，还具有支持和连接作用。

（2）质膜内褶（plasma membrane infolding）：是上皮细胞基底面细胞膜折向胞质所形成的，与邻近胞质中的线粒体一起形成光镜下的基底纵纹。质膜内褶能增加细胞基底部的表面面积，增强细胞对物质和水的转运（图2-9）。

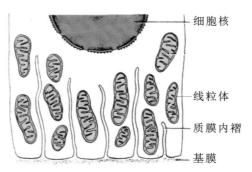

图 2-9　上皮细胞基底面

考点提示　上皮细胞游离面、侧面及基底面的特殊结构。

第二节　结缔组织

结缔组织(connective tissue)由少量细胞和大量细胞间质构成。细胞间质含有基质和纤维。结缔组织分布广泛,存在于细胞之间、组织之间、器官之间及器官内,它包括固有结缔组织、软骨组织、骨组织和血液。一般所说的结缔组织是指固有结缔组织。结缔组织主要有支持、连接、充填、营养、保护、修复和防御等功能。

结缔组织与上皮组织比较有下列特点:细胞数量少,但种类多,细胞分散而无极性;间质多,由基质和纤维组成;不直接与外界环境接触,属于机体的内环境;起源于胚胎时期的间充质。

间充质由星形的间充质细胞和均质状的基质构成。间充质细胞是一种分化程度很低的干细胞,能分化成多种细胞。

考点提示　结缔组织的特点与分类。

一、固有结缔组织

固有结缔组织(connective tissue proper)根据其结构和功能不同分为疏松结缔组织、致密结缔组织、脂肪组织和网状组织。

(一)疏松结缔组织

疏松结缔组织(loose connective tissue)又称蜂窝组织,其结构特点是基质多、纤维少、结构疏松(图 2-10)。该组织具有支持、连接、充填、营养、防御和修复等功能。

1. 细胞间质

(1)基质:是一种均质状胶态物质,它的主要化学成分是蛋白多糖和水分。蛋白多糖是以透明质酸分子为骨架,结合许多蛋白分子和多糖分子,构成多分子微孔的结构,称为分子筛。小于孔径的物质如 O_2、CO_2 及营养物质可以通过分子筛,使血液与细胞之间进行物质交换;大于孔径的大分子物质如细菌则不能通过分子筛,可限制细菌向周围扩散。溶血性链球菌、癌细胞能产生透明质酸酶,分解透明质酸,从而破坏分子筛的屏障作用,使感染和肿瘤浸润扩散。

从毛细血管动脉端渗出的部分液体,进入基质形成组织液(tissue fluid)。细胞通过组织液获得营养和氧气,并向其中排出代谢产物和二氧化碳。组织液通过毛细血管静脉端或毛细淋巴管返回到血液中。组织液的不断更新,有利于血液与组织细胞进行物质交换,成为细胞赖以生存的内环境。当病变引起组织液水分过度损失或积留时,会导致组织脱水或水肿。

（2）纤维

1）胶原纤维（collagenous fiber）：新鲜时呈乳白色,故又称白纤维,是结缔组织中数量最多的纤维,HE 染色呈粉红色,较粗,呈波浪状,分支互相交织,电镜下可见它是由更细的胶原原纤维所构成,具有明暗相间的周期性横纹。胶原

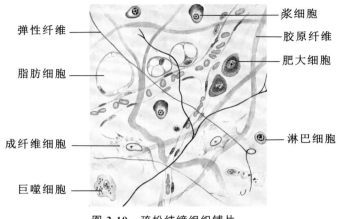

图 2-10 疏松结缔组织铺片

纤维由胶原蛋白构成。该纤维韧性大,抗拉力强,但弹性较差。

2）弹性纤维（elastic fiber）：新鲜时呈黄色,故又称黄纤维,数量比胶原纤维少,HE 染色呈红色,较细,分支交织成网。弹性纤维主要由弹性蛋白组成。该纤维富有弹性,但韧性差。

3）网状纤维（reticular fiber）：HE 染色不易着色,银染法可染成黑色,故又称嗜银纤维,纤细而且分支较多,并交织成网状。网状纤维主要由胶原蛋白构成。该纤维主要分布在造血组织、淋巴组织和基膜。

2. 细胞

（1）成纤维细胞（fibroblast）：是疏松结缔组织中数量最多的细胞。在光镜下,细胞胞体较大,呈扁平状或梭形,多突起,胞质弱嗜碱性,胞核为椭圆形,染色淡,核仁清楚。电镜下,胞质内含有丰富的粗面内质网、游离核糖体和发达的高尔基复合体（图 2-11）。成纤维细胞具有合成纤维、基质的功能,与创伤的愈合有密切关系。成纤维细胞在合成胶原纤维过程中需要维生素 C,若维生素 C 缺乏则影响胶原纤维的合成。成纤维细胞还具有分裂增殖能力,在人体发育及创伤修复期间表现尤为明显。当成纤维细胞功能处于相对静止状态时,称纤维细胞（fibrocyte）。纤维细胞体积小,扁平,少突起,呈长梭形,核小着色深。在一定条件下,如手术及创伤时,纤维细胞可再转化为成纤维细胞,加速胶原纤维与基质的合成,促进伤口愈合。

（2）巨噬细胞（macrophage）：又称组织细胞,广泛分布于疏松结缔组织内。光镜下,细胞呈圆形、椭圆形或不规则形,有短而粗的突起,称伪足,胞质丰富,嗜酸性,核小而圆,染色深（图 2-10）。电镜下,胞质内有大量溶酶体、吞饮小泡和吞噬体、微丝和微管（图 2-12）。巨噬细胞是血液中的单核细胞穿出血管进入结缔组织后形成的。巨噬细胞的主要功能是变形运动,吞噬异物及衰老死亡的细胞,参与免疫应答。

（3）肥大细胞（mast cell）：常成群分布于小血管周围,在机体与外界接触的部位,如皮肤、消化道和呼吸道的结缔组织中多见。细胞体积较大,多呈圆形,胞核较小,位于细胞的中央,胞质内充满粗大的异染性颗粒,颗粒易溶于水。电镜下颗粒为膜包颗粒,内含肝素、组织胺、白三烯和嗜酸性粒细胞趋化因子（图 2-13）。肥大细胞主要功能是参与过敏反应。当肥大细胞受到能引起过敏反应的抗原（称过敏原）刺激以后,释放颗粒内容物,这种现象称脱颗粒现象。肥大细胞释放的肝素有抗凝血作用。组织胺、白三烯能使毛细血管和微静脉的通透性增加,血液中液体渗出,导致局

部组织水肿,形成荨麻疹;也可使呼吸道黏膜水肿、细支气管平滑肌痉挛,造成通气不畅、呼吸困难,发生哮喘;还可使小动脉扩张,导致血压下降,引起休克。嗜酸性粒细胞趋化因子能吸引血液中的嗜酸性粒细胞向病变部位聚积,从而减轻过敏反应。

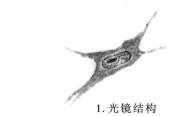

1. 光镜结构

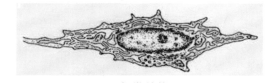

2. 超微结构

图 2-11　成纤维细胞光镜结构与超微结构

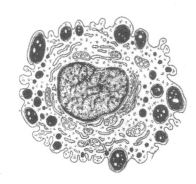

图 2-12　巨噬细胞超微结构模式图

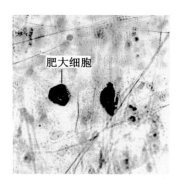

肥大细胞

1. 光镜结构

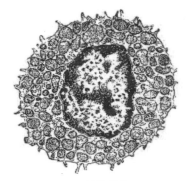

2. 超微结构

图 2-13　肥大细胞光镜结构与超微结构

(4)浆细胞(plasma cell):在一般结缔组织内很少见,而在体内经常接触病原菌或异体蛋白的部位,如消化道、呼吸道的固有层及慢性炎症部位较多。光镜下细胞呈圆形或卵圆形,细胞质嗜碱性,胞核圆形,常偏于细胞的一侧,染色质粗大成块,呈车轮状排列。在靠近胞核一侧有浅染色区域。电镜下胞质内含有丰富的粗面内质网和高尔基复合体(图 2-14)。浆细胞由 B 淋巴细胞分化而来,其功能是合成和分泌免疫球蛋白(immunoglobulin)或称抗体(antibody),参与体液免疫。一种浆细胞只能产生一种抗体。

(5)脂肪细胞(fat cell):单个或成群存在。胞体较大,呈圆形或卵圆形,胞质内含有脂肪滴,胞质及细胞核被脂滴挤到细胞的一侧,细胞核呈扁圆形,HE 染色切片上,脂滴被溶解呈空泡状(图 2-10)。脂肪细胞的功能是合成和贮存脂肪。

(6)未分化的间充质细胞(undifferentiated mesenchyme cell):是一种分化程度很低的干细胞,具有一定的增殖分化能力,HE 染色标本上很难与成纤维细胞区别。未分化的间充质细胞一般分布在毛细血管周围,在炎症及创伤修复时可增殖分化为结缔组织细胞(如成纤维细胞、脂肪细胞)

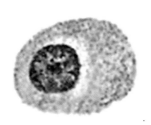
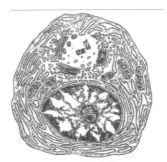

1.光镜结构   2.超微结构

图 2-14　浆细胞光镜结构与超微结构模式图

和血管壁的平滑肌、内皮细胞。

(7)白细胞：见血液章节内容。

考点提示 疏松结缔组织的组成及各成分的结构和功能特点。

（二）致密结缔组织

致密结缔组织(dense connective tissue)特点是细胞和基质少而纤维多，排列致密。细胞主要是成纤维细胞。纤维主要是胶原纤维和弹性纤维，依据纤维排列规则与否，分为规则致密结缔组织和不规则致密结缔组织。规则致密结缔组织主要构成肌腱和腱膜，其特点是纤维平行排列，纤维间可见成行排列的成纤维细胞（腱细胞）（图 2-15）；不规则致密结缔组织主要构成肌、韧带、真皮及许多器官的被膜，其特点是纤维方向不一，彼此交织成板状结构（图2-16）。

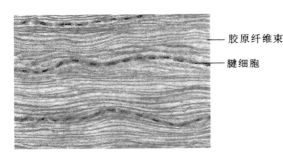

胶原纤维束
腱细胞

图 2-15　规则致密结缔组织

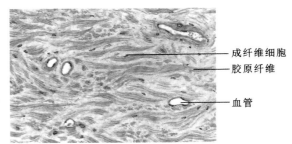

成纤维细胞
胶原纤维
血管

图 2-16　不规则致密结缔组织

（三）脂肪组织

脂肪组织(adipose tissue)主要由大量脂肪细胞组成，疏松结缔组织将聚集成群的脂肪细胞分隔成许多脂肪小叶（图 2-17）。脂肪组织主要分布于浅筋膜、肠系膜等处，具有贮存脂肪、缓冲压力、保持体温、参与脂肪代谢等功能。

（四）网状组织

网状组织(reticular tissue)主要由网状细胞、网状纤维和基质构成。网状细胞呈星形，其突起彼此连接成网。网状组织主要分布于造血器官、淋巴组织、淋巴器官等处，参与构成这些器官的支架（图 2-18）。

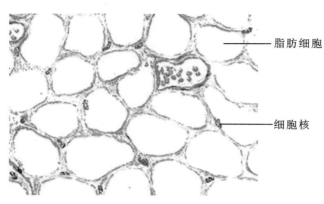

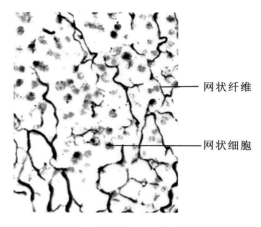

图 2-17　脂肪组织　　　　　　　　　　　图 2-18　网状组织

二、软骨组织与软骨

（一）软骨组织的一般结构

软骨组织（cartilage tissue）由软骨细胞和细胞间质构成。

1. 软骨细胞（chondrocyte）　一般位于软骨基质的小腔中，小腔称为软骨陷窝。位于软骨周边的软骨细胞较幼稚，体积小，中央部的细胞成熟，较大。

2. 细胞间质　包括基质和纤维。基质主要由软骨黏多糖和水分组成，呈半固体凝胶状。纤维包埋在基质中。软骨间质无血管，营养从依靠骨膜的血管提供。

（二）软骨的构造及分类

软骨（cartilage）是由软骨组织和软骨膜构成，软骨膜是包绕在软骨表面的致密结缔组织膜，富含细胞、血管、神经，对软骨的生长和营养具有重要作用。

根据软骨基质内的纤维成分不同，可将软骨分为透明软骨、弹性软骨和纤维软骨三种。

1. 透明软骨（hyaline cartilage）　含少量胶原原纤维，该纤维和基质折光性一致，故 HE 染色标本上看不见纤维（图 2-19）。透明软骨分布于鼻、喉及气管、支气管的软骨以及关节软骨和肋软骨。

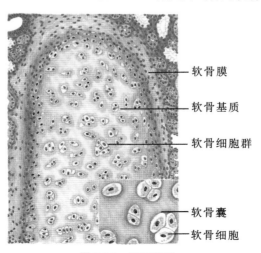

图 2-19　透明软骨

2. 弹性软骨(elastic cartilage)　含大量弹性纤维,并相互交织成网(图 2-20)。弹性软骨分布于耳郭、会厌等处。

3. 纤维软骨(fibrous cartilage)　含大量的胶原纤维束,胶原纤维束交叉或成行排列。纤维软骨分布于椎间盘、耻骨联合等处(图 2-20)。

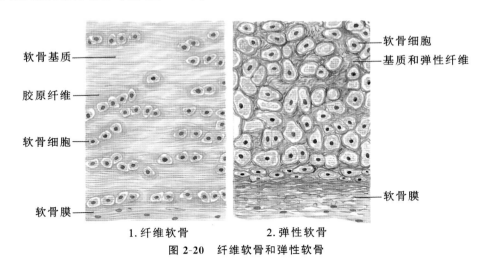

软骨基质
胶原纤维
软骨细胞
软骨膜

软骨细胞
基质和弹性纤维

软骨膜

1. 纤维软骨　　　　2. 弹性软骨

图 2-20　纤维软骨和弹性软骨

考点提示　软骨的分类、结构特点及分布。

三、骨组织与骨

骨组织(osseous tissue)由坚硬的细胞间质和骨细胞构成。骨组织、骨膜、骨髓及血管、神经等共同构成骨。

(一)骨组织的结构

1. 细胞间质　又称骨质(bone matrix),由有机物和无机物组成。有机物主要为大量的胶原纤维和少量凝胶状的基质组成;无机物主要为钙盐。骨质呈板层状排列,形成骨板(bone lamella)。骨板内或骨板之间有许多小腔,称骨陷窝。骨陷窝周围有许多放射状排列的细小管道,称骨小管,相邻的骨陷窝通过骨小管互相通连。

2. 骨细胞(osteocyte)　呈扁椭圆形,多突起。骨细胞的胞体位于骨陷窝内,突起位于骨小管内,相邻的骨细胞突起互相连接(图 2-21)。

(二)长骨的结构

长骨由骨密质、骨松质、骨膜、血管、神经等构成。

1. 骨密质(compact bone)　主要分布于长骨的骨干。骨密质由规则排列的骨板及分布于骨板内、骨板间的骨细胞组成,计有以下 4 种骨板。

(1) 外环骨板:位于骨干周围,约有十几层,呈环形排列。

(2) 内环骨板:位于骨髓腔周围,为几层排列不规则的骨板。

(3) 骨单位(osteon):又称哈佛系统(haversian system),位于内、外环骨板之间,由 10～20 层同心圆排列的圆筒状骨板构成,中央有一条中央管(central canal),中央管与横向穿行于骨内的穿通管(perforating canal)相通,两种管道内均有血管和神经等。骨单位是长骨起支持作用的主要结构形式(图 2-22)。

（4）间骨板：主要分布于骨单位之间，呈不规则排列。

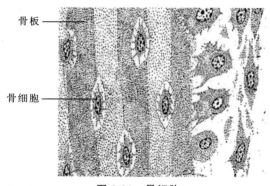

图 2-21 骨细胞

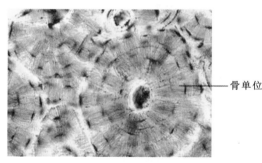

图 2-22 长骨磨片（横切面）

2. 骨松质（spongy bone） 分布于长骨的骨骺内，由许多片状或针状的骨小梁交织而成，骨小梁由平行排列的骨板和骨细胞构成。

3. 骨膜 由致密结缔组织构成，覆盖在骨外表面的称骨外膜，分布在骨髓腔面、骨小梁及中央管表面的称骨内膜。贴近骨质表面的骨膜内层含骨原细胞，它可以分裂分化为具有造骨功能的成骨细胞。骨膜对骨具有营养、生长、修复等功能，故临床上处理骨折时，应尽可能保存骨膜以利于骨的修复。

考点提示 长骨的结构特点。

四、血液

血液（blood）是流动于心血管内的一种特殊的结缔组织，由血浆（plasma）和血细胞（blood cell）构成。健康成年人的血液总量约有 5L，占体重的 7％左右。

（一）血浆

血浆相当于细胞间质，是淡黄色的液体，约占血液容积的 55％，其中水分约占 90％，其余为血浆蛋白（白蛋白、球蛋白、纤维蛋白）、酶、激素、糖、脂类、维生素、无机盐及代谢产物等。血液从血管流出后，溶解状态的纤维蛋白原就转变成不溶解的纤维蛋白，血液就凝固成血块，并析出淡黄色透明的液体，称血清（serum）。

（二）血细胞

血细胞约占血液容积的 45％，包括红细胞、白细胞和血小板。光学显微镜下观察血细胞形态结构，通常采用 Wright 或 Giemsa 染色法的血涂片标本。在正常生理状况下，血细胞有一定的形态结构，并有相对稳定的数量（图 2-23）。血细胞的形态、数量、比例和血红蛋白含量的测定，称血象。患病时，血象常有显著变化，故检查血象对了解机体状况和诊断疾病非常重要。

$$血细胞 \begin{cases} 红细胞 \begin{cases} 男(4.5\sim5.5)\times10^{12}/L(450万\sim550万个/mm^3) \\ 女(3.5\sim4.5)\times10^{12}/L(350万\sim450万个/mm^3) \end{cases} \\ 白细胞(4.0\sim10)\times10^{9}/L(0.4万\sim1万个/mm^3) \begin{cases} 有粒 \begin{cases} 中性粒细胞(N)50\%\sim70\% \\ 嗜酸粒细胞(E)0.5\%\sim3\% \\ 嗜碱粒细胞(B)0\%\sim1\% \end{cases} \\ 无粒 \begin{cases} 淋巴细胞(L)20\%\sim30\% \\ 单核细胞(M)3\%\sim8\% \end{cases} \end{cases} \\ 血小板(100\sim300)\times10^{9}/L(10万\sim30万个/mm^3) \end{cases}$$

图 2-23 各类血细胞的正常值

考点提示　各类血细胞的正常值。

1. 红细胞(erythrocyte，red blood cell，RBC)　成熟的红细胞无细胞核及细胞器，呈双凹圆盘状，周边厚，中央薄，直径约 7.5 μm，平均寿命 120 天。胞质内含有大量血红蛋白，具有结合与运输 O_2 和 CO_2 的功能。血红蛋白的正常值是：男性为 12~15 g/100 ml，女性为 10~13 g/100 ml。一般认为，若红细胞数少于 300 万个/mm^3，血红蛋白低于 10 g/100 ml，称为贫血。

红细胞的细胞膜上有血型抗原 A 和(或)血型抗原 B，构成人类的 ABO 血型抗原系统，在临床输血中具有重要意义。人类血液中有抗异型血的天然抗体，如 A 型血的人具有抗血型抗原 B 的抗体，若配错血型，输血后可导致抗原抗体结合，引起红细胞破裂，血红蛋白逸出现象，这种现象称溶血。血浆渗透压降低或蛇毒、溶血性细菌也能引起溶血。

在外周血中还有少量尚未完全成熟的红细胞，即网织红细胞(reticulocyte)，占成人血中红细胞总数的 0.5%~1.5%，新生儿血可达到 3%~6%。经特殊染色可见其胞质内有颗粒或细网状结构，这是残留的核糖体。网织红细胞在血流中经过 1~3 天后完全成熟，核糖体消失。在骨髓造血功能发生障碍的患者，网织红细胞计数降低。

考点提示　红细胞的形态结构特点，网织红细胞的特点及临床意义。

2. 白细胞(leukocyte，white blood cell，WBC)　细胞呈球形，体积比红细胞大，有细胞核。白细胞能以变形运动穿过毛细血管进入结缔组织，具有防御和免疫功能。根据胞质中有无特殊颗粒，可将白细胞分为无粒白细胞和有粒白细胞。无粒白细胞包括淋巴细胞和单核细胞；有粒白细胞又根据颗粒染色特点分为中性粒细胞、嗜酸性粒细胞、嗜碱性粒细胞。

(1) 淋巴细胞(lymphocyte)：呈圆形或椭圆形，大小不等，直径 6~16 μm。细胞核圆形，占细胞的大部，一侧常常有凹痕，细胞核染色质致密，染成深蓝色。胞质少，染成天蓝色，含少量嗜天青颗粒(图 2-24)。根据淋巴细胞的发生部位、细胞膜表面标记、寿命和功能的不同，至少可分为 T 细胞、B 细胞、K 细胞、NK 细胞四类。外周血中 T 细胞数量最多，约占 75%，主要参与细胞免疫。

(2) 单核细胞(monocyte)：是血细胞中体积最大的细胞，直径 14~20 μm。细胞呈圆形或椭圆形，核形态多样，染色浅。胞浆较多，染成浅蓝色，含散在的嗜天青颗粒，这种颗粒是一种溶酶体(图 2-25)。单核细胞在血液中停留 1~5 天后穿过血管壁进入结缔组织，即分化成巨噬细胞。单核细胞具有吞噬能力，参与免疫应答。

 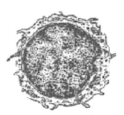 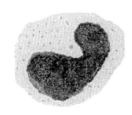 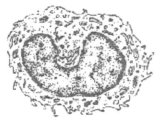

1.光镜结构　　2.超微结构　　　　1.光镜结构　　2.超微结构

图 2-24　淋巴细胞　　　　　　图 2-25　单核细胞

(3) 中性粒细胞(neutrophil)：是白细胞中最多的一种。细胞呈球形，直径 10~12 μm。核呈杆状或分叶状，一般分 2~5 叶，以分 3 叶者多见，叶之间有细丝相连。核分叶数多少与细胞在血流中停留的时间长短有关,核分叶越多表明细胞越老化。当机体受细菌严重感染时,大量中性粒细胞从骨髓进入血液,杆状核的细胞增多,称核左移;4～5叶核的细胞增多,称核右移,表明骨髓的造血功能有障碍。胞质内含有许多细小、分布均匀的淡紫红色颗粒。电镜下,颗粒为数量较少的嗜天青颗粒及数量较多的特殊颗粒两种。嗜天青颗粒为溶酶体。特殊颗粒内含有碱性磷酸酶、吞噬素和溶菌酶等。中性粒细胞具有活跃的变形运动和吞噬能力,在机体内起着重要的防御作用。中性粒细胞吞噬细菌后变性坏死成为脓细胞(图2-26)。

(4)嗜酸性粒细胞(eosinophil):细胞呈球形,直径12～14 μm。胞核多为2叶,呈八字形,胞质内颗粒粗大,分布均匀,染成橘红色。颗粒中含有过氧化物酶、酸性磷酸酶及组胺酶等。嗜酸性粒细胞能吞噬抗原抗体复合物,灭活组织胺,减轻过敏反应。当机体患过敏性疾病及某些寄生虫感染时,嗜酸性粒细胞增多(图2-27)。

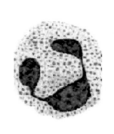 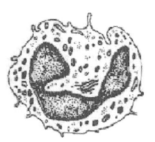

1.光镜结构　　2.超微结构

图 2-26　中性粒细胞

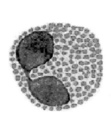 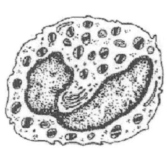

1.光镜结构　　2.超微结构

图 2-27　嗜酸性粒细胞

(5)嗜碱性粒细胞(basophil):是白细胞中数量最少的细胞。细胞呈球形,直径10～12 μm。胞核呈"S"形或不规则状,胞质中含有嗜碱性颗粒,大小不等,分布不均,染成紫蓝色。颗粒内含有肝素、组织胺和白三烯等。肝素具有抗凝血作用,组织胺和白三烯参与机体过敏反应(图2-28)。

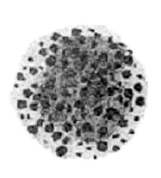 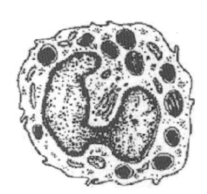

1.光镜结构　　　　2.超微结构

图 2-28　嗜碱性粒细胞

考点提示　白细胞的分类及各类白细胞的比例、形态结构特点及主要功能。

3. **血小板(blood platelet)**　呈双面微凸的扁盘状,由骨髓中巨核细胞的胞质脱落而成。血小板体积小,直径2～4 μm,无细胞核,但有细胞器。血涂片上,血小板形态不规则,多成群分布于血细胞中。血小板周边部染成浅蓝色,为透明区,中央部可见紫红色颗粒,为颗粒区。血小板在止血、凝血过程中起重要作用。血小板寿命为 7～14 天。当血小板减少到 10 万个/mm³ 以下时,会引起皮下出血,临床上称之为血小板减少性紫癜。

考点提示 血小板的形态结构特点及功能。

第三节 肌 组 织

肌组织(muscle tissue)主要由具有收缩功能的肌细胞构成。肌细胞之间有少量结缔组织。肌细胞呈细长纤维状,因此又称肌纤维。肌纤维具有收缩功能。肌纤维的细胞膜称肌膜,细胞质称肌浆,肌浆内滑面内质网称肌浆网。肌组织根据结构、功能、分布不同分为骨骼肌、心肌和平滑肌三种。

一、骨骼肌

骨骼肌分布于头、颈部、躯干和四肢,通过肌腱附着于骨骼上。骨骼肌活动受意识支配,是随意肌。肌纤维纵切面在光镜下显示明暗相间的横纹,又称横纹肌。

(一)骨骼肌纤维的一般结构

骨骼肌纤维呈细长的圆柱状,细胞核呈椭圆形,数量多个甚至几百个,位于细胞的周边,靠近肌膜。肌浆内含有许多与肌纤维长轴平行排列的肌原纤维(myofibril)。每条肌原纤维上有许多相间排列的明带和暗带,在同一肌纤维中,所有肌原纤维的明带和暗带整齐地排列在同一平面上,因而每条肌纤维显示出明暗相间的横纹(图 2-29)。

肌原纤维的暗带着色深称 A 带,其中间部有一浅染的窄带称 H 带,H 带的中央有一条较深的 M 线。肌原纤维明带着色浅称 I 带,其中部有一条较深的细线,称 Z 线,相邻两个 Z 线之间的一段肌原纤维称肌节(sarcomere),每个肌节包括 1/2 I 带,一个 A 带和 1/2 I 带,长 2～2.5 μm。肌节是肌原纤维结构和功能的基本单位(图 2-30)。

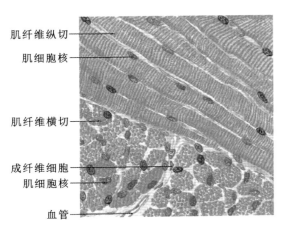

图 2-29 骨骼肌光镜结构

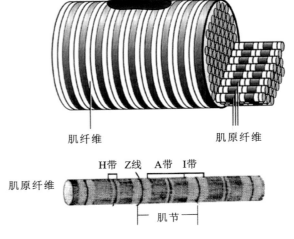

图 2-30 骨骼肌肌原纤维逐级放大模式图

（二）骨骼肌纤维的超微结构

1. 肌原纤维　　在电镜下可见每条肌原纤维由许多细而密的粗肌线、细肌丝平行排列所组成。粗肌丝由肌球蛋白构成，位于 A 带，它的中点固定于 M 线，两端游离；细肌丝主要由肌动蛋白构成，它起自 Z 线，位于 I 带并伸向 A 带中。当肌纤维收缩时，细肌丝向 M 线方向滑动，这时 I 带和 H 带同步变窄，肌节缩短（图 2-31）。

2. 横小管（transverse tubule）　　是肌膜向细胞内凹陷形成的横行小管，位于 A 带与 I 带交界处，并围绕于每条肌原纤维的周围。横小管可将肌膜的兴奋迅速传到细胞内，引发一条肌纤维内各肌节同步收缩（图 2-32）。

3. 肌浆网（sarcoplasmic reticulum）　　为肌浆内的滑面内质网，它沿肌原纤维长轴纵行排列并包绕在肌原纤维周围，形成的网管状系统。肌浆网位于横小管之间。肌浆网靠近横小管两侧的部分横向贯通形成膨大的结构，称终池（terminal cisternae），终池内含有大量的钙离子，故又称钙池。两侧终池及中间的横小管合称三联体（triad）。肌浆网的膜上有钙泵和钙通道。肌浆网的功能是贮存钙离子和调节肌浆内钙离子的浓度（图 2-32）。

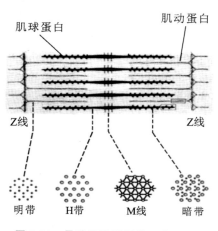

图 2-31　骨骼肌肌原纤维示意图

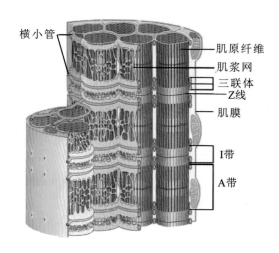

图 2-32　骨骼肌纤维超微结构立体模式图

4. 线粒体　　数量多，分布于肌膜下及肌原纤维之间，线粒体产生 ATP，为肌纤维收缩提供能量。

考点提示　骨骼肌纤维的光镜和电镜结构特点。

二、心肌

心肌分布于心壁，主要由心肌纤维构成。心肌收缩不受意识支配，是不随意肌。心肌纤维的结构特点如下。

（1）心肌纤维呈短圆柱状，有分支，并相互吻合成网。一般有一个椭圆形的细胞核，位于肌纤维的中央。心肌纤维也有横纹，但不如骨骼肌纤维的明显（图 2-33）。

（2）相邻心肌纤维连接处呈着色较深的横行粗线，称闰盘（intercalated disc）。在电镜下，闰盘处有中间连接、桥粒和缝隙连接（图 2-34）。

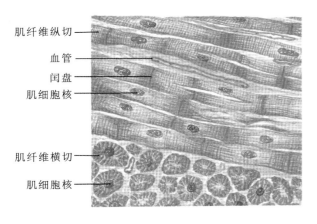

图 2-33　心肌光镜结构

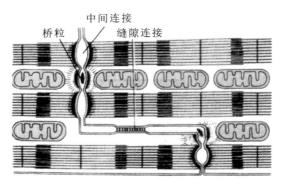

图 2-34　心肌纤维闰盘超微结构模式图

（3）肌原纤维不如骨骼肌纤维明显。

（4）心肌纤维的横小管位于 Z 线水平。

（5）肌浆网不发达，常在一侧形成终池，与横小管紧贴形成二联体（图 2-35）。

此外，心房肌纤维除有收缩功能以外，还有内分泌功能，分泌心房利钠尿多肽，具有排钠、利尿和扩张血管等作用。

考点提示　心肌纤维的光镜和电镜结构特点。

三、平滑肌

平滑肌主要分布于内脏、血管等处，它的收缩也不受意识支配，是不随意肌。平滑肌纤维呈长梭形，无横纹，细胞核呈卵圆形，单个，位于细胞中央（图 2-36）。平滑肌纤维平行成束或成层排列，相邻肌纤维互相嵌合。电镜下平滑肌纤维也有粗肌丝、细肌丝，但不形成肌原纤维；肌膜也内陷形成小凹，但不形成横小管。

考点提示　平滑肌纤维的光镜结构特点。

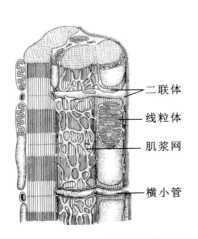

图 2-35　心肌纤维超微结构模式图

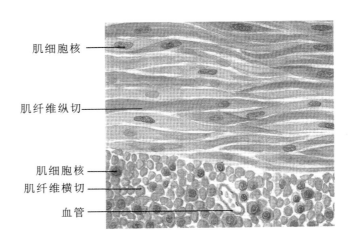

图 2-36　平滑肌光镜结构

第四节　神经组织

神经组织（nerve tissue）主要由神经细胞和神经胶质细胞组成。神经细胞又称神经元（neuron），它能接受刺激和传导兴奋，是神经系统结构和功能的基本单位。神经胶质细胞（neuroglial cell）对神经元起支持、营养、保护和绝缘等作用。

考点提示　神经组织的组成和功能。

一、神经元

（一）神经元的形态结构

神经元形态多样，但一般都可分为胞体和突起两部分。胞体的结构有细胞膜、细胞质和细胞核；突起分轴突和树突两种（图2-37）。

1. 胞体　神经元的胞体形态不一，有圆形、星形、梭形及锥体形等。胞体大小差异很大，直径4～120 μm不等。

（1）细胞膜：是可兴奋膜，具有接受刺激、传导兴奋的作用。

（2）细胞质：除含有一般细胞器外，还含有嗜染质和神经原纤维这两种神经元所特有的细胞器。

1）嗜染质又称尼氏（Nissl）体，呈小块状或颗粒状，HE染色呈紫蓝色，电镜下嗜染质由发达的粗面内质网及游离核糖体构成，它能合成蛋白质、酶和神经递质。

2）神经原纤维（neurofibril）呈细丝状，在银染切片中被染成黑色，相互交织成网，并伸入到轴突和树突内，电镜下神经原纤维由神经丝和微管构成，具有支持神经元、参与细胞内物质运输等功能（图2-38）。

（3）细胞核：神经元的胞核大而圆，着色浅，核仁明显。

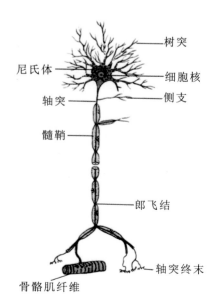

图2-37　运动神经元模式图

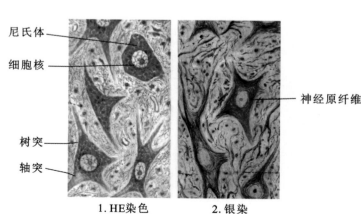

1. HE染色　　2. 银染

图2-38　神经元光镜结构

2. 突起

(1)轴突(axon)：每个神经元只有一根轴突，它细长均匀。轴突一般有侧支及树枝状终末分支。轴突起始部膨大称轴丘，轴突和轴丘内无嗜染质。轴突的主要功能是将神经冲动传离细胞体。

(2)树突(dendrite)：有多个，较短，分支呈树枝状，其表面一般都有很多短小突起，称树突棘，树突棘是形成突触的主要部位。树突的功能主要是接受神经冲动、并将冲动传给胞体。

考点提示 神经元的形态结构特点。

(二)神经元的分类

1. 按神经元突起数量分类

(1)假单极神经元(pseudounipolar neuron)：从细胞体只发出一个突起，离胞体不远处该突起再分出两个分支，一支进入中枢神经系统，为中枢突，一支分布到周围组织和器官中，为周围突。

(2)双极神经元(bipolar neuron)：胞体发出两个突起，一个称轴突，一个称树突。

(3)多极神经元(multipolar neuron)：胞体发出一个轴突和多个树突(图 2-39)。

2. 按神经元功能和传导方向分类

(1)感觉神经元(sensory neuron)：是传入神经元，一般为假单极神经元。胞体分布在脑神经节、脊神经节内，能感受各种刺激。

(2)运动神经元(motor neuron)：是传出神经元，为多极神经元。这种神经元支配肌肉的运动和腺细胞的分泌活动，如脊髓前角细胞。

(3)中间神经元(interneuron)：又称联络神经元。多为多极神经元，约占神经元总数的99％，分布在感觉神经元和运动神经元之间，起联络作用(图 2-40)。

考点提示 神经元的分类。

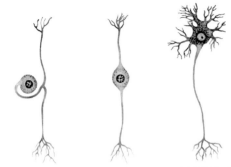

1.假单极神经元　2.双极神经元　3.多级神经元

图 2-39　各种形态的神经元

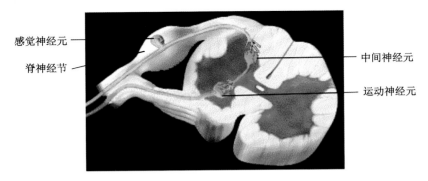

感觉神经元

脊神经节

中间神经元

运动神经元

图 2-40　几种不同功能的神经元

二、神经胶质细胞

神经胶质细胞也是一种有突起的细胞，散布于神经元胞体或突起周围，在神经组织中起支持、营养、保护、绝缘等作用。

（一）中枢神经系统的神经胶质细胞

分为星形胶质细胞、少突胶质细胞、小胶质细胞和室管膜细胞四种。星形胶质细胞参与构成血-脑屏障；少突胶质细胞参与构成中枢神经纤维；小胶质细胞具有吞噬作用（图2-41）。

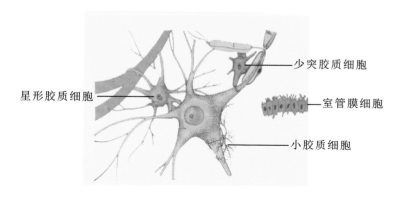

图 2-41　中枢神经系统的神经胶质细胞

（二）周围神经系统的神经胶质细胞

包括神经膜细胞（施万细胞）和神经节胶质细胞（卫星细胞）。神经膜细胞参与构成周围神经纤维；神经节胶质细胞参与构成神经节。

考点提示　神经胶质细胞的分类。

三、神经纤维

神经纤维（nerve fiber）由轴突或感觉神经元的长突起（统称轴索）及包在外表的神经胶质细胞（神经膜细胞或少突胶质细胞）构成。神经纤维分有髓神经纤维和无髓神经纤维两种。

（一）有髓神经纤维

周围神经系统中的有髓神经纤维，由轴索以及包绕在周围的髓鞘和神经膜构成（图2-42）。电镜观察，可见髓鞘呈明暗相间的同心圆板层结构，它是由神经膜细胞无核部分的胞膜反复包绕轴索形成的；神经膜是由神经膜细胞的胞质、胞核及部分胞膜包绕在髓鞘外形成的，髓鞘和神经膜呈节段性排布，段与段之间的狭窄处叫神经纤维节（又称郎飞结），该处轴膜无髓鞘和神经膜包绕。相邻神经纤维节之间的一段神经纤维称节间段（图2-43）。

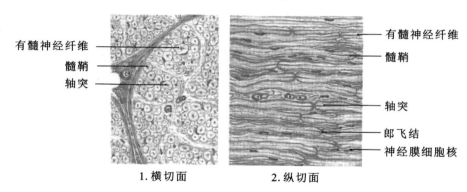

1. 横切面　　　　2. 纵切面

图 2-42　有髓神经纤维光镜结构模式图

在中枢神经系统内,有髓神经纤维的髓鞘由少突胶质细胞的末端反复包绕形成,无神经膜(图 2-44)。

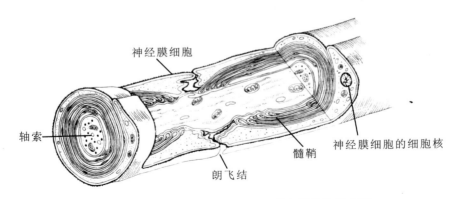

图 2-43 周围神经系统有髓神经纤维超微结构模式图

(二)无髓神经纤维

周围神经系统的无髓神经纤维是由轴索及包在外面的神经膜细胞构成,仅有神经膜而无髓鞘(图 2-45);中枢神经系统的无髓神经纤维不仅无髓鞘,也无神经膜。

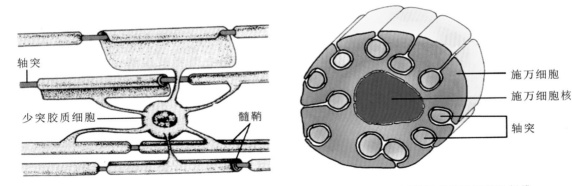

图 2-44 中枢神经系统有髓神经纤维模式图　　图 2-45 周围神经系统无髓神经纤维

考点提示 神经纤维的概念及有髓神经纤维的结构特点。

四、神经末梢

周围神经纤维的末端终止于其他组织或器官内形成一定的结构,叫神经末梢(nerve ending),按其功能不同分感觉神经末梢和运动神经末梢两种。

(一)感觉神经末梢

感觉神经末梢是感觉神经纤维的终末部。感觉神经末梢与其他结构共同组成感受器,它能接受刺激,并将刺激转变为神经冲动。依其形态和分布可分以下两类。

1. 游离神经末梢(free nerve ending) 呈树枝状,多分布于上皮组织,主要感受温度觉和痛觉(图 2-46)。

2. 有被囊神经末梢（encapsulated nerve ending）　该末梢均有结缔组织包绕。分为如下几种（图 2-47）。

（1）触觉小体：为椭圆形小体，分布于真皮的乳头层，感受触觉。

（2）环层小体：呈球形或椭圆形，分布于真皮深层等处，感受压觉和振动觉。

（3）肌梭：呈梭形，感受本体感觉。

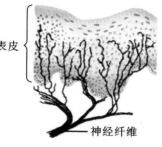

图 2-46　游离神经末梢

（二）运动神经末梢

运动神经末梢是运动神经纤维的终末部。它分布于肌组织和腺内，可引起肌的收缩和腺体分泌。运动神经末梢与邻近组织共同形成效应器。运动神经末梢分为躯体运动神经末梢和内脏运动神经末梢，属突触结构。

考点提示　神经末梢的概念及分类。

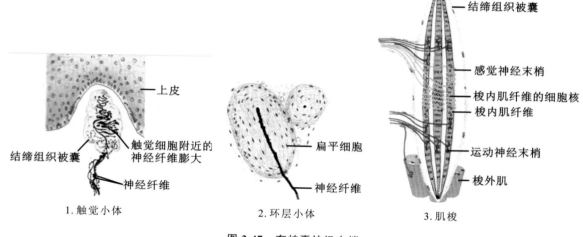

1.触觉小体　　　　　2.环层小体　　　　　3.肌梭

图 2-47　有被囊神经末梢

五、突触

神经元与神经元之间、神经元与非神经元之间的接触点称突触（synapse）。只有通过突触，神经冲动才能在神经元之间传递。突触分电突触和化学突触两类。电突触结构为缝隙连接，通过电流传递信息。化学突触是一种最常见的连接方式，这种突触是以神经递质为媒介进行信息传递。光镜观察可见轴突末梢膨大呈纽扣状或球状，紧贴于另一个神经元胞体或树突表面。电镜观察化学突触由突触前成分、突触间隙和突触后成分三部分构成。突触前成分是轴突末端膨大处，表面为特化增厚的突触前膜，前膜内轴质中含有线粒体和大量突触小泡，小泡内含神经递质；突触间隙为突触前膜和突触后膜之间的窄隙；突触后成分主要是另一个神经元胞体或树突细胞膜特化增厚形成的突触后膜，膜上有特异性受体，一种受体只能结合一种神经递质（图 2-48）。

当神经冲动沿轴膜传到突触前膜时，突触小泡紧贴突触前膜，以出胞方式释放神经递质到突触间隙内,神经递质迅速与突触后膜的特异性受体结合,从而使受体分子的构型发生变化,改变了突触后膜对离子的通透性,使后一个神经元产生神经冲动并进行传导。

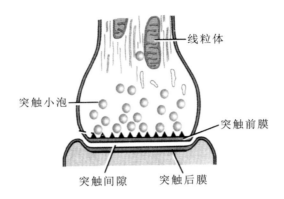

图 2-48 化学突触超微结构模式图

（图中标注：线粒体、突触小泡、突触前膜、突触间隙、突触后膜）

【知识拓展】

　　神经元的再生:主要是指神经纤维损伤后的再生。当神经纤维损伤变性后,若其营养中心所在的胞体依然完好无损,可由受损纤维近侧端发出新芽至原来的靶器官,从而恢复其功能。若胞体一旦受损变性,神经元则不能再生。研究还发现,周围神经系统损伤后可以再生,而中枢神经系统损伤后一般不能再生。但如果中枢神经在损伤后给予一定条件,有可能再生,如移植周围神经到中枢神经损伤区可促进中枢神经纤维的生长,特别是近年来神经干细胞移植的研究为中枢神经损伤后的细胞治疗提供了广阔的前景。

考点提示　突触的概念及化学性突触的超微结构及功能。

扫一扫,练一练

思考题

　　1. 试述各种血细胞的结构特点、功能及正常值。

　　2. 试比较三种肌纤维的主要光镜、电镜结构特点。

（景玉萍　涂宁芳）

第三章

运 动 系 统

病例导学

　　患者,男,54 岁,近 2 年腰部伴右侧下肢反复疼痛,呈酸胀样疼痛,行走或站立时疼痛明显,卧位时疼痛明显缓解。体检:腰椎向右侧弯,右下肢直腿抬高试验 20°(正常 70°～90°)。CT 检查示:第 4、5 腰椎间盘向右后突出。临床诊断:腰椎间盘突出。

　　请问:

　　1. 叙述椎间盘的位置及结构组成。

　　2. 解释腰椎间盘突出的解剖学基础。

　　运动系统(locomotor system)由骨、骨连结和骨骼肌组成。全身的骨借骨连结构成一个支架,称为骨骼。骨骼肌附着于骨骼的表面并跨过关节。骨骼肌收缩,牵拉骨改变位置而产生运动。在运动过程中,骨是运动的杠杆,骨连结是运动的枢纽,骨骼肌是运动的动力。

　　骨或肌的某些部分,常在人体的表面形成看得见或摸得着的隆起或凹陷,称为骨性或肌性标志。临床上它们常被作为确定深部器官的位置、大小、范围,判定血管、神经的走向,选取手术切口的部位及穿刺定位的依据。

　　考点提示　运动系统的组成。

第一节　概　　述

一、骨

　　一块骨(bone)是一个活的器官,它不但能生长发育,而且具有修复、再生和改建的能力。

　　成人一般有骨 206 块,约占体重的 20%,其中躯干骨 51 块,颅骨 29 块,上肢骨 64 块,下肢骨 62 块(图 3-1)。

(一)骨的形态、分类

　　根据骨的形态,一般把骨分为长骨、短骨、扁骨和不规则骨四种。

　　1. 长骨(long bone)　呈长管状,其中部细长称骨干或骨体,两端膨大称骺,骺端有光滑的关节面。多位于四肢,如肱骨、股骨等。

　　2. 短骨(short bone)　短小,近似立方形,如腕骨和跗骨等。

3. 扁骨（flat bone） 扁薄呈板状，如颅盖骨和肋骨等。

4. 不规则骨（irregular bone） 形状不规则，如椎骨和颞骨等。有的不规则骨内部具有含气的空腔称为含气骨，其内的腔多称为窦（sinus）。

此外，在经常与骨发生摩擦的某些肌腱中，有一些结节状的小骨，称籽骨。籽骨使肌腱较灵活地滑动于骨面，从而减少摩擦，并改变骨骼肌牵引的方向，如髌骨（是人体最大的籽骨）。

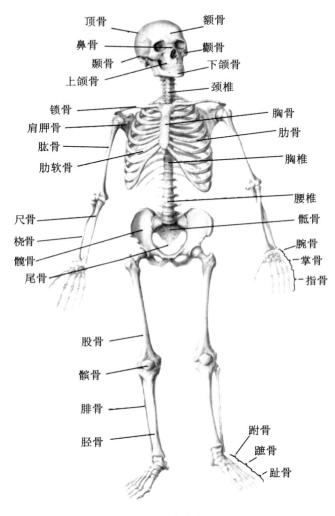

图 3-1　全身骨骼

（二）骨的构造

骨主要由骨质、骨膜和骨髓三部分构成（图 3-2）。

1. 骨质（bony substance） 即骨组织，分骨密质和骨松质两类。骨密质致密而坚硬，耐压性强，由紧密排列成层的骨板构成，分布于骨的表面。骨松质位于骨的内部，由互相交织的骨小梁构成，结构疏松，呈海绵状。

长骨的骨密质在骨干形成厚的骨管壁，其中的管腔称骨髓腔。在长骨的骺、短骨和不规则骨的表面均为一薄层骨密质。扁骨的内、外两面各有一层骨密质，分别称内板和外板，两板之间夹有骨松质,其中颅盖骨内的骨松质称板障(diploe)。

2. 骨膜(periosteum)　是一种薄而致密的结缔组织膜,被覆在除关节面以外的骨表面,骨髓腔的内面和骨松质的腔隙内衬有骨内膜。骨膜含有丰富的血管、神经、淋巴管和成骨细胞等,它对骨的营养、生长和修复有重要作用。

3. 骨髓(bone marrow)　填充于骨髓腔和骨松质间隙内,可分为红骨髓和黄骨髓两种。红骨髓有造血功能,6 岁以前的小孩的骨髓都是红骨髓,自 6 岁以后,骨髓腔内的红骨髓逐渐被脂肪组织所代替,成为黄骨髓,失去造血功能,但当大失血时,它仍然可以转化为红骨髓恢复造血功能。临床上常在髂骨和胸骨处做穿刺,抽取骨髓进行检查,帮助诊断血液疾病。

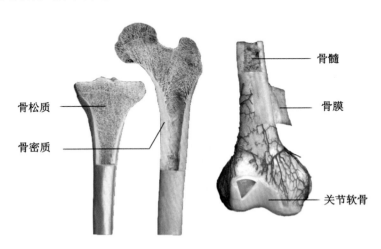

骨松质
骨密质

骨髓
骨膜
关节软骨

图 3-2　骨的构造

考点提示　骨的分类、形态、构造。

【知识拓展】

　　造血干细胞:是能自我更新、有较强分化发育和再生能力、可以产生各种类型血细胞的始祖细胞。造血干细胞来源于红骨髓,可以经血流迁移到外周血液循环中,不会因献血和捐献造血干细胞而损坏造血功能。

(三)骨的化学成分和物理特性

骨由有机物和无机物构成,有机物主要是骨胶原纤维和黏蛋白多糖,使骨具韧性和弹性;无机物为无机盐类,如磷酸钙和碳酸钙等,使骨具有硬度和脆性。骨的化学成分与物理特性随人的成长而不断地发生变化。幼儿的骨质所含的有机物和无机物约各占一半,故弹性较大,硬度小,不易发生骨折,但易弯曲变形。成年人的骨中有机物与无机物之比约为3∶7,这样的比例,使骨具有一定的弹性和较大硬度。老年人的骨中有机物与无机物之比约为2∶8,故骨的脆性较大,容易骨折。

【知识拓展】

　　骨的发生和生长:骨起源于中胚层的间充质。在胚胎 8 周左右,间充质先形成膜状,为膜性阶段,以后有的骨在膜的基础上骨化,称膜化骨,如颅顶骨和面颅骨等;有的则发育成软骨,然后再骨化,称软骨化骨,如颅底骨、躯干骨和四肢骨等。

二、骨连结

骨与骨之间的连结装置称骨连结。根据其构造形式分为直接连结和间接连结两种形式。

(一)直接连结

骨与骨之间无间隙的连结,其间不活动或仅有少许活动。如颅骨的缝连结、椎体之间的椎间盘、各骶椎间的结合等。

(二)间接连结

间接连结又称关节(joint or articulation),构成关节的相对骨面间互相分离,具有一定的间隙,借结缔组织囊相连结,囊内有少量滑液,一般具有较大的活动性。关节是人体骨连结的主要形式。

1. 关节的基本结构　包括关节面、关节囊和关节腔,是每个关节必有的结构(图 3-3)。

(1)关节面(articular surface):是两骨互相接触的面。一般多为一凹一凸,即关节窝和关节头,其表面覆盖一层关节软骨,具有减少运动摩擦、减缓冲击的作用。

(2)关节囊(articular capsule):是结缔组织构成的囊,附着于关节面周缘及附近的骨面上,密闭关节腔。

关节囊分内、外两层,外层为纤维层,由致密结缔组织构成,厚而坚韧。内层为滑膜层,为薄层结缔组织膜,光滑而柔润,紧贴纤维层内面,附着于关节软骨周缘。在关节腔内所有的结构中,除关节软骨、关节内软骨以外,均被滑膜层所包被。滑膜层富有血管,能分泌滑液,以减少摩擦,滑液还有营养关节软骨的作用。

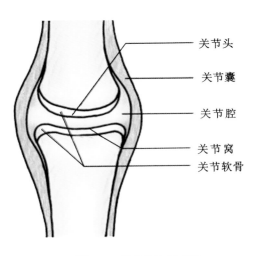

图 3-3　关节结构模式图

关节头
关节囊
关节腔
关节窝
关节软骨

(3)关节腔(articular cavity):为关节囊滑膜层与关节软骨共同围成的密闭间隙,内有少量滑液。关节腔内为负压,对维持关节的稳定性有一定作用。

关节除了具备上述基本结构外,还具有韧带、关节盘、关节唇等辅助结构,以增加关节的灵活性或稳固性。连于相邻两骨之间的致密结缔组织束或膜称为韧带(ligament)。韧带分囊外韧带和囊内韧带两种。关节盘(articular disc)是位于两关节面之间的纤维软骨板。关节唇(articular labrum)为附着于关节窝周缘的纤维软骨环,有加深关节窝并增大关节面的作用,从而增加关节的稳固性,如髋臼唇等。

2. 关节的运动　在肌肉的作用下,关节围绕一定的轴做运动。根据关节运动轴的方位,关节运动的基本形式有以下 4 种。

(1)屈和伸:是围绕冠状轴的运动,组成关节的两骨互相靠近的运动称屈(flexion),反之为伸(extension)。

(2)内收和外展:是围绕矢状轴的运动,骨向正中矢状面靠拢的运动称内收(adduction),反之称外展(abduction)。

(3)旋内和旋外:是围绕垂直轴进行的运动。骨的前面向内侧旋转的运动称旋内,反之称旋外。在前臂则称为旋前和旋后,手背转向前方为旋前,反之为旋后。

(4)环转:是指骨的近端在原位转动,而远端作圆周运动,凡是具有额状和矢状两个运动轴的关节都可作环转运动(circumduction)。

考点提示 关节的基本构造、辅助结构及运动形式。

第二节 躯干骨及其连结

一、躯干骨

躯干骨包括椎骨、胸骨和肋骨。

(一)椎骨

椎骨(vertebrae)在幼年期有32~33块,分为颈椎7块、胸椎12块、腰椎5块、骶椎5块及尾椎3~4块。至成年后,5块骶椎和3~4块尾椎分别融合成1块骶骨和1块尾骨。

1. 椎骨的一般形态 椎骨分为前方呈短圆柱形的椎体和后方呈板状的椎弓两部分,两者围成椎孔(图3-4)。当全部椎骨互相连结时,椎孔连成椎管,容纳脊髓。椎弓与椎体相连的部分较狭窄,称椎弓根,其上、下缘各有切迹,上方较浅的称椎上切迹;下方较深的称椎下切迹。两个相邻椎骨的椎下、上切迹围成的孔,称椎间孔,有脊神经及血管通过。椎弓的后部较宽薄,呈板状,称椎弓板。自椎弓发出7个突起,向后方伸出的称棘突,向两侧伸出的称横突,向上、下方各伸出的一对突起,分别称为上关节突和下关节突,每个关节突均有关节面,与相邻椎骨的关节突构成关节。

考点提示 椎骨的一般形态及结构。

2. 各部椎骨的主要特征

(1)颈椎(cervical vertebrae):椎体小,呈横椭圆形,椎孔大,呈三角形。棘突短而分叉,横突的根部有横突孔,有椎动脉和椎静脉通过。第6颈椎横突的前结节较大,称颈动脉结节,颈总动脉经其前面上行,当头部受伤出血时,可压颈总动脉到该结节,进行暂时止血。椎体上面两侧缘有向上的唇状突起,称椎体钩,如该处过度增生致使椎间孔狭窄而挤压脊神经,可产生颈椎病的症状(图3-4)。

第1颈椎又称寰椎,呈环状,无椎体和棘突,环内有一关节凹叫齿突凹(图3-4)。

第2颈椎又称枢椎,椎体上有一向上的突起称齿突,与寰椎的齿突凹相关节(图3-4)。

第7颈椎又称隆椎,棘突较长且水平后伸,末端不分叉,在体表可摸到,是计数椎骨序数的标志(图3-4)。

(2)胸椎(thoracic vertebrae):椎体呈心形,其侧面后部的上、下缘,各有一半圆形浅凹,是与肋骨相连的关节面,分别称上肋凹和下肋凹。椎孔小,呈圆形。横突末端也有与肋骨相关节的关节面,称横突肋凹。棘突较长,伸向后下方,呈叠瓦状排列(图3-5)。

(3)腰椎(lumbar vertebrae):椎体最大,呈肾形,椎孔呈三角形。关节突的关节面几乎呈矢状位。棘突宽、短,水平后伸,棘突间隙较大(图3-6)。

(4)骶骨(sacrum):由5块骶椎融合而成,略呈倒三角形,骶骨分一底、一尖、两面和两侧。底朝上,接第5腰椎,其前缘中部向前突出,称岬。尖向下,与尾骨相连。骶骨前面光滑凹陷,有4对骶前孔。骶骨的后面粗糙隆凸,沿正中线的隆起称骶正中嵴,此嵴的两侧有4对骶后孔。骶骨两侧的上部各有一个与髋骨相关节的关节面,称耳状面。骶骨内有纵行贯穿的骶管,上口与椎管相接,下口不规则,称骶管裂孔。裂孔的两侧有突出的骶角,骶管麻醉常以骶角作为标志(图 3-7)。

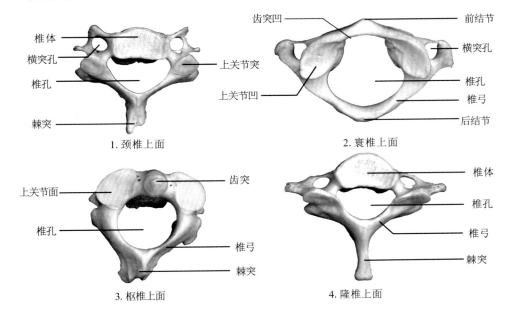

1. 颈椎上面　2. 寰椎上面　3. 枢椎上面　4. 隆椎上面

图 3-4　颈椎(上面)

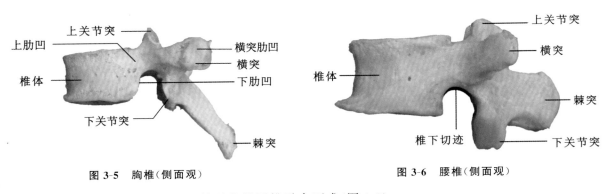

图 3-5　胸椎(侧面观)　　**图 3-6　腰椎(侧面观)**

(5)尾骨(coccyx):由 3～4 块退化的尾椎融合而成(图 3-8)。

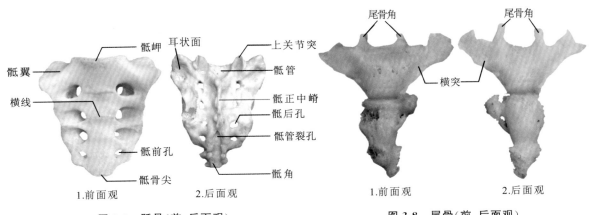

1.前面观　2.后面观

图 3-7　骶骨(前、后面观)　　**图 3-8　尾骨(前、后面观)**

考点提示 各部椎骨的主要结构特征。

(二)肋

肋(ribs)由肋骨和肋软骨组成,共 12 对。第 1~7 对肋骨前端借软骨与胸骨相连。第 8~10 对肋骨前端借肋软骨依次接上位的肋软骨,构成肋弓,第 11~12 对肋前端游离于腹壁肌层中。典型的肋骨为细长弓状的扁骨,肋骨的后端稍膨大,称肋头,与胸椎上、下肋凹相关节。肋头外侧稍细称肋颈,肋体居中,一般可分上、下两缘和内、外两面。颈与体部交界处后外侧有突出的肋结节,有关节面与胸椎横突肋凹相关节。后部弯曲度明显部分称肋角。内面近下缘有一浅沟,称肋沟,肋间血管和神经沿此沟走行(图 3-9)。第 1 肋骨宽而短,其上面中部有一结节,称前斜角肌结节,为前斜角肌附着之处,其前、后各有一浅沟,分别有锁骨下静脉及锁骨下动脉跨过。

(三)胸骨

胸骨(sternum)位于胸前壁正中的皮下,由上向下分为胸骨柄、胸骨体和剑突三部分。柄与体相接处稍向前突,称胸骨角,其两侧接第 2 对肋软骨,临床上以此作为计数肋骨序数的标志。柄与体两侧自上而下有与第 1~7 肋软骨相接的肋切迹。剑突扁薄而狭窄,末端游离,为一重要的骨性标志(图 3-10)。

考点提示 胸骨的分部及胸骨角。

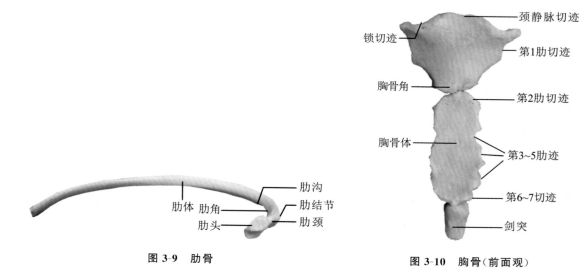

图 3-9　肋骨

图 3-10　胸骨(前面观)

二、躯干骨的连结

(一)脊柱的连结

1. 椎骨间的连结　各椎骨之间借椎间盘、韧带和关节相连(图 3-11)。

(1)椎间盘(intervertebral discs):是连结相邻两个椎体的纤维软骨盘,由内、外两部构成。其外部为纤维环(anulus fibrosus),由多层纤维软骨环按同心圆排列组成,坚韧而富有弹性;内部为髓核(nucleus pulposus),是柔软而富有弹性的胶状物质(图 3-11)。椎间盘除连结椎体外,还可承受压力,缓冲震荡以保护脑和脊髓。

【知识拓展】

　　椎间盘的薄厚不同,胸部较薄,腰部最厚。由于腰部椎间盘承受的压力大,活动也较多,当作剧烈活动或突然弯腰时容易损伤纤维环,致使髓核向后外侧脱出,突入椎管或椎间孔、压迫脊髓或脊神经,引起腰、腿痛等,临床上称为椎间盘脱出症。

考点提示 椎间盘的结构及各部椎间盘的特点。

　　(2)韧带(图 3-12):有长、短两类。长韧带是前纵韧带、后纵韧带和棘上韧带。前、后纵韧带分别位于椎体和椎间盘的前面和后面,有限制脊柱过度后伸和前屈的作用。棘上韧带附着在棘突末端。短韧带有黄韧带和棘间韧带。黄韧带连于相邻两椎弓板之间,棘间韧带连于两相邻的棘突之间。

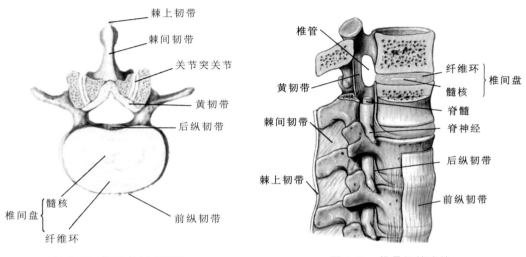

图 3-11　椎间盘(上面观)　　　　图 3-12　椎骨间的连结

　　(3)关节:由相邻椎骨的上、下关节突的关节面构成关节突关节。寰椎与枢椎构成寰枢关节,还有寰椎与枕骨髁构成寰枕关节。

考点提示 椎骨间的主要连结及作用。

　　2. 脊柱的整体观及其运动

　　脊柱(vertebral column):由颈椎、胸椎、腰椎、骶骨和尾骨及其之间的连结装置共同构成。脊柱形成躯干的中轴,并参与构成胸腔、腹腔和盆腔的后壁。脊柱内的椎管,容纳脊髓。其侧面有椎间孔,为脊神经和血管出入椎管的通道(图 3-13)。

　　前面观:脊柱的椎体自上而下逐渐增大,自骶骨耳状面以下,又逐渐缩小。椎体大小的变化,与脊柱承受重力的变化关系密切。

　　后面观:棘突在后正中线上排成一条纵嵴。各部椎骨棘突的倾斜度各不相同,颈椎与腰椎棘突水平向后伸,而胸椎棘突斜向后下方,呈叠瓦状且排列紧密。

　　侧面观:脊柱有四个生理性弯曲,即颈曲、胸曲、腰曲和骶曲,其中颈曲和腰曲凸向前,胸曲和骶曲凸向后。这些弯曲增大了脊柱的弹性,能维持人体的重心稳定和减轻震荡,对脑、脊髓和脏器具有保护作用。

　　脊柱的运动:脊柱可作广泛的运动,即屈、伸、侧屈、旋转和环转运动。尽管相邻两椎骨之间的运动幅度很有限,但就整个脊柱来说其运动范围较大。

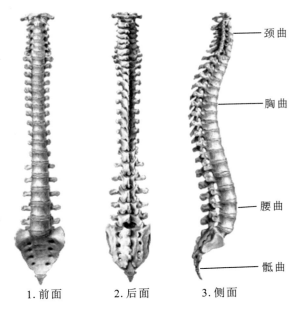

1. 前面　　　　2. 后面　　　　3. 侧面

图 3-13　脊柱整体观

考点提示　脊柱的生理弯曲、意义及其运动。

(二)胸廓的连结

胸廓是由 12 块胸椎、12 对肋、1 块胸骨构成。构成胸廓的主要关节有肋椎关节和胸肋关节。

1. 肋椎关节(costovertebral joints)　肋椎关节包括肋头关节和肋横突关节(图 3-14)。

2. 胸肋关节(sternocostal joints)　是指第 2～7 对肋软骨和胸骨侧缘相应的肋切迹构成的关节。第 8～10 肋的前端不直接和胸骨相连,而是依次与上位肋软骨相连,形成左、右肋弓。第 11、12 对肋的前端游离于腹壁肌肉之中。

3. 胸廓的整体观及其运动　成人胸廓呈扁圆锥形,前后径小于横径。胸廓有上、下两口,胸廓上口由后上向前下倾斜。胸廓下口比胸廓上口大,但其边缘不整齐。两侧肋弓之间的夹角为胸骨下角。相邻二肋之间的间隙,称肋间隙。胸廓的形状和大小与性别、年龄、职业、生活条件和健康状况等因素有关(图 3-15)。

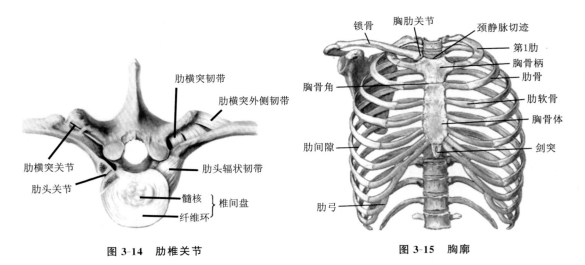

图 3-14　肋椎关节　　　　　　　　**图 3-15　胸廓**

胸廓除了具有支持和保护胸、腹腔脏器的功能之外，主要参与呼吸运动。

考点提示　胸廓的形态特点及运动。

第三节　四肢骨及其连结

上肢骨的连结以灵活为主，下肢骨的连结以坚实稳固为主。

一、上肢骨及其连结

(一)上肢骨

包括肩胛骨、锁骨、肱骨、尺骨、桡骨和手骨。

1. 肩胛骨(scapula)　贴于胸廓后外侧，为三角形的扁骨。分两面、三缘和三角。前面微凹陷，为肩胛下窝。后面有斜向外上高起的骨嵴，称肩胛冈，肩胛冈把后面分成上、下两个窝，分别称冈上窝和冈下窝，肩胛冈外侧端向前外侧伸展的一扁平突起，称肩峰，是重要的骨性标志。上缘的外侧端有一呈曲指状的突起，称喙突，其内侧有肩胛切迹。内侧缘较薄，朝向脊柱，外侧缘较厚朝向腋窝。上角与第2肋相对，下角与第7肋同高，为临床计数肋骨序数的重要标志。外侧角粗大，有梨形微凹陷的关节面，称关节盂（图 3-16、图 3-17）。

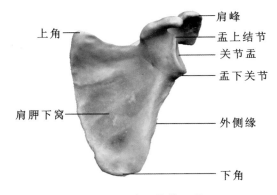

图 3-16　肩胛骨前面观

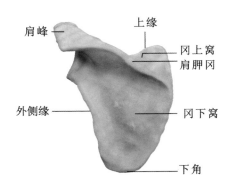

图 3-17　肩胛骨后面观

考点提示　肩胛骨的位置及主要结构。

2. 锁骨(clavicle)　位于颈部和胸部之间，全长于皮下均可触及，是重要的骨性标志。锁骨呈"∼"形，分两面、两端和一体。上面光滑，下面粗糙。内侧端粗大与胸骨柄相关节，称胸骨端。外侧端扁平与肩胛骨的肩峰相关节，称肩峰端。锁骨的内侧 2/3 凸向前，外侧 1/3 凸向后；锁骨是唯一与躯干骨构成关节的上肢骨（图 3-18）。

3. 肱骨(humerus)　位于上臂，是典型的长骨，可分为两端和一体(图 3-19)。

肱骨上端有半球形的关节面朝向上内侧，称肱骨头，与肩胛骨的关节盂相关节。头的周缘有环状浅沟称解剖颈。上端外侧的突起，为大结节，前面较小的突起是小结节，两结节向下延伸的骨嵴分别称大结节嵴和小结节嵴，大小结节嵴之间的纵沟，称结节间沟，肱二头肌长头腱由此通过。肱骨上端与体相接处稍细，称外科颈，此处较易发生骨折。

肱骨下端前后略扁，左右较宽并略卷曲向前，末端有两个关节面，内侧呈滑车状，称肱骨滑车；外侧呈半球形，称肱骨小头。在滑车的后上方有一深窝，称鹰嘴窝，而前上方的浅窝为冠突窝。在

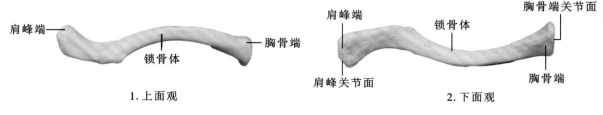

图 3-18　锁骨

下端的两侧各有一突起,分别称内上髁和外上髁。内上髁后方的浅沟,称尺神经沟,尺神经沿此沟浅行于皮下,易损伤。内、外上髁均为重要的骨性标志。

　　肱骨体外侧面中部有隆起的粗糙面,称三角肌粗隆,为三角肌附着处。肱骨体后面的中部有一条由内上斜向外下的浅沟,称桡神经沟,桡神经沿此沟经过,因而肱骨中段骨折时,容易损伤桡神经。

　　4. 尺骨(ulna)　尺骨位于前臂内侧,分两端和一体。上端粗大,下端细小,体为三棱柱状(图3-20)。尺骨上端有两个朝前的突起,上方较大的称鹰嘴,下方较小的称冠突,两者之间凹陷的关节面为滑车切迹,与肱骨滑车相关节。冠突的后外侧有凹陷关节面为桡切迹,与桡骨相关节。冠突前下的粗糙隆起称尺骨粗隆。尺骨下端为圆形的尺骨头,其后内侧有向下的突起,称尺骨茎突,为一骨性标志。

　　5. 桡骨(radias)　位于前臂外侧,分两端和一体。上端细小,下端粗大,体为三棱柱状(图3-20)。

　　上端有圆柱形的桡骨头,头上面有关节凹与肱骨小头相关节。头的周缘为环状关节面,和尺骨桡切迹相关节。头下方为缩细的桡骨颈,其下前内侧有粗糙的突起,称桡骨粗隆,为肱二头肌腱附着处。

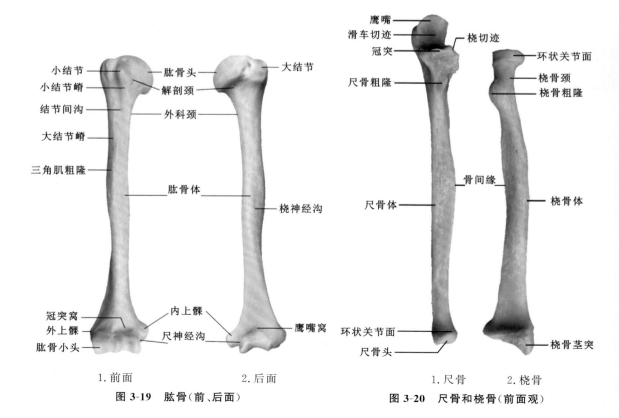

图 3-19　肱骨(前、后面)　　　　图 3-20　尺骨和桡骨(前面观)

桡骨下端外侧向下的突起,称桡骨茎突。内侧面有凹形关节面,称尺切迹,与尺骨头相关节。其下面有腕关节面与近侧列腕骨构成桡腕关节。桡骨下端突然变宽厚,骨质疏松,是力学上的薄弱点,受外力冲击时,较易发生骨折。

考点提示　肱骨、桡骨及尺骨的主要形态结构。

6. 手骨　由 8 块腕骨、5 根掌骨和 14 根指骨组成(图 3-21)。

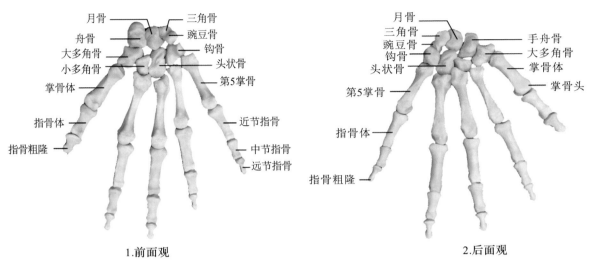

1.前面观　　　　2.后面观

图 3-21　手骨

(1)腕骨(carpal bones):属短骨,排列成近侧和远侧两列,每列有 4 块。近侧列由外向内依次为舟骨、月骨、三角骨和豌豆骨。前三骨结合成卵圆形凸面,与桡骨下端相关节。远侧列由外侧向内侧依次为大多角骨、小多角骨、头状骨和钩骨。

(2)掌骨(metacarpal bones):由外侧向内侧依次称第 1～5 掌骨。每块掌骨都可以分为底、体、头三部分。

(3)指骨(phalanges of finger):除拇指为 2 节外,其余各指均为 3 节指骨。由近侧到远侧分别称为近节、中节和远节指骨。

(二)上肢骨的连结

1. 胸锁关节(sternoclavicular joint)(图 3-22)　由锁骨的胸骨端和胸骨柄的锁切迹构成。为上肢骨与躯干骨之间唯一相连的关节,关节囊内有关节盘。

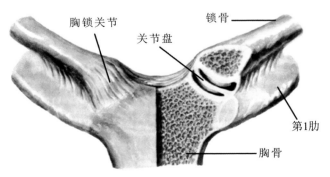

图 3-22　胸锁关节

2. 肩锁关节（acromioclavicular joint）　由肩胛骨的肩峰和锁骨的肩峰端构成。

3. 肩关节（shoulder joint）　由肩胛骨的关节盂和肱骨头构成（图3-23）。

肩关节的特点是：肱骨头大，有半球形的关节面，关节盂小而浅。关节盂周缘有关节盂唇，增加了关节盂的面积和深度，关节囊薄而松弛，但囊的上方、前方和后方有韧带加强或有肩周肌肉的肌腱编入关节囊的纤维层，从而增强了关节的稳固性，唯有囊的前下方缺少韧带和肌肉，最为薄弱，故肩关节脱位，以前下方脱位最为常见；此外，关节囊内有肱二头肌长头腱通过，也起着稳固肩关节的作用。

肩关节是全身运动最灵活的关节，可作前屈、后伸、内收、外展、旋转和环转运动。

4. 肘关节（elbow joint）　由肱骨下端和桡、尺骨的上端构成的复关节，包括肱尺关节、肱桡关节和桡尺近侧关节，它们共同包于一个关节囊内（图3-24）。

（1）肱尺关节：由肱骨滑车和尺骨滑车切迹构成。

（2）肱桡关节：由肱骨小头和桡骨头关节凹构成。

（3）桡尺近侧关节：由桡骨环状关节面和尺骨的桡切迹构成。

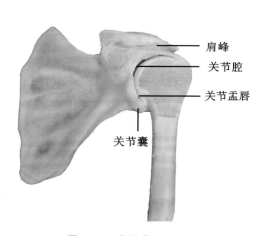

图 3-23　肩关节（后面观）

肩峰
关节腔
关节盂唇
关节囊

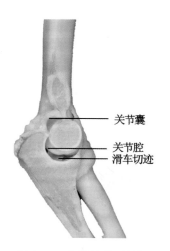

图 3-24　右肘关节（剖面）

关节囊
关节腔
滑车切迹

肘关节关节囊的前后壁薄而松弛，两侧有副韧带加强（桡侧副韧带和尺侧副韧带）。在桡骨环状关节面周围有桡骨环状韧带围绕，使桡骨头固定在尺骨上做旋转运动。幼儿的桡骨头尚未发育完全，环状韧带松弛，因此在肘关节伸直位猛力牵拉前臂时，常可发生桡骨头半脱位。

肘关节主要作屈、伸运动，其桡尺近侧关节与桡尺远侧关节联合可作旋内、旋外运动。

桡骨与尺骨除了借桡尺近侧关节和桡尺远侧关节（由桡骨的尺切迹、尺骨头及其下方的关节盘构成）相连结外，两骨之间还有纤维结缔组织构成的前臂骨间膜相连结。

5. 手关节　手关节较多，包括桡腕关节、腕骨间关节、腕掌关节、掌指关节和指间关节，皆以相邻骨的名称命名（图3-25）。

桡腕关节较大，也简称为腕关节（wrist joint），由

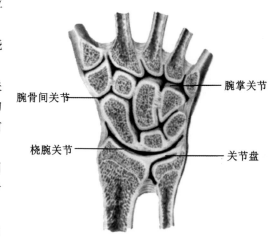

腕骨间关节
桡腕关节
腕掌关节
关节盘

图 3-25　手关节冠状切面

桡骨下端的腕关节面和尺骨头下方的关节盘形成关节窝,手舟骨、月骨、三角骨共同组成关节头。关节囊松弛,两侧及前后均有韧带加强。桡腕关节可作屈、伸、内收、外展和环转运动。

考点提示 肩关节、肘关节和腕关节的组成、结构特点及运动。

二、下肢骨及其连结

(一)下肢骨

包括髋骨、股骨、髌骨、胫骨、腓骨和足骨。

1. 髋骨(hip bone) 髋骨由 3 块骨融合而成,它的上份是髂骨,前下份是耻骨,后下份是坐骨。16 岁之前,三骨借软骨相连,约到 16 岁之后,软骨全部骨化,三骨的体融合处为一大而深的窝,称髋臼。髋臼内有一半月形的关节面,与股骨头相关节,髋臼边缘缺损处称髋臼切迹(图 3-26)。

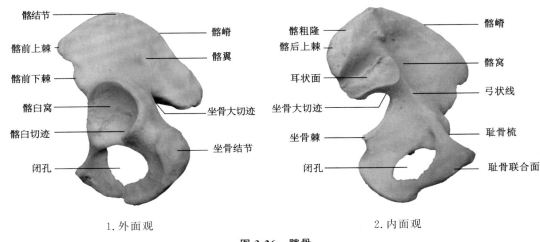

1.外面观 2.内面观

图 3-26 髋骨

(1)髂骨(ilium):髂骨分髂骨体和髂骨翼两部分。髂骨体构成髋臼的上部,髂骨翼位于体的上方,其上缘较厚,称髂嵴,髂嵴最高点平对第 4 腰椎棘突,是腰椎穿刺时确定穿刺部位的标志。髂嵴的前后突起,分别称髂前上棘和髂后上棘,它们的下方各有一突起,分别称髂前下棘和髂后下棘。髂嵴的前、中 1/3 处向外侧的突出称髂结节,常作为骨髓穿刺的部位。髂骨翼的内面平滑稍凹,称髂窝,其下界为弓状线,其后上方为耳状面,与骶骨构成骶髂关节。耳状面后方粗糙的隆起,称髂粗隆,为韧带附着处。

(2)坐骨(ischium):可分坐骨体和坐骨支。坐骨体组成髋臼的后下部。体的后缘有一三角形突起,称坐骨棘,坐骨棘的上、下分别是坐骨大切迹和坐骨小切迹。由体向后下方伸出一肥厚而粗糙的坐骨结节,由结节向前内上方延续为坐骨支。

(3)耻骨(pubis):可分为耻骨体、耻骨上支和耻骨下支。耻骨体构成髋臼的前下部。耻骨体与髂骨愈合处,骨面稍隆起,称髂耻隆起。由此向前内伸出耻骨上支,再以锐角转折向后下,为耻骨下支,在转折处的内侧有耻骨联合面。耻骨上支上面有一条锐嵴,称为耻骨梳,向前终止于耻骨结节。自结节向内侧延伸到耻骨联合面上缘有一嵴,称耻骨嵴。耻骨与坐骨共同围成闭孔。

考点提示 髋骨的组成及主要形态结构。

2. 股骨(femur) 位于大腿,是人体最粗最长的长骨,约占人体身高的 1/4,可分为两端和一体(图 3-27)。

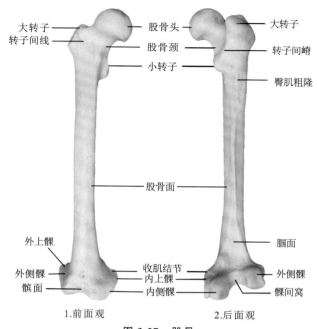

图 3-27　股骨

股骨上端伸向内上，末端呈球形，称股骨头。其中部稍下为一小凹，称股骨头凹。头外下方较细部分，称股骨颈。颈与体交界处的外侧有粗糙的隆起，称大转子，是下肢重要的骨性标志。内后侧的突起是小转子，两者在前面以转子间线相连，在后面以转子间嵴相连。

下端左、右膨大并向后弯曲，形成内侧髁和外侧髁，两髁之间的深窝为髁间窝，两髁的关节面在前方合成一个与髌骨相关节的部分，称髌面。两髁侧面的上方有粗糙的隆起，分别称内上髁和外上髁，是下肢的骨性标志。

股骨体后方有纵行的骨嵴，称粗线，向上外延续为粗糙的突起，称臀肌粗隆。

3. 髌骨（patella）　位于膝关节的前方，包藏于股四头肌腱中，参与膝关节构成（图 3-28）。

4. 胫骨（tibia）　位于小腿内侧，与腓骨共同组成小腿骨（图 3-29）。胫骨体为三棱柱状。

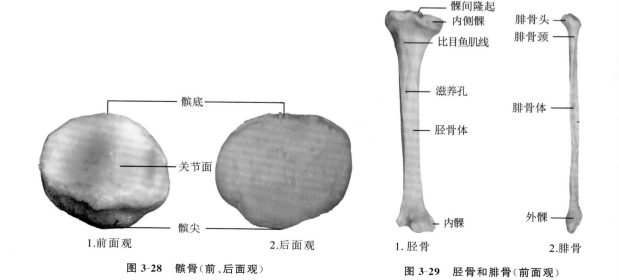

图 3-28　髌骨（前、后面观）

图 3-29　胫骨和腓骨（前面观）

胫骨分两端和一体。胫骨上端膨大,向内侧和外侧突出的部分称内侧髁和外侧髁,每髁上面有微凹的关节面,与股骨相关节,两髁之间有向上的隆起,称髁间隆起。上端与体相连处的前面有一粗糙的隆起,叫胫骨粗隆。外侧髁的后下面有腓关节面。

胫骨下端稍膨大,下面有关节面,内侧向内下有一突起称内踝,是重要的体表标志。下端外侧有腓切迹,与腓骨相连。

5. 腓骨(fibula) 位于小腿外侧偏后方。分两端和一体。上端稍膨大,称腓骨头,是下肢的重要骨性标志,它与胫骨相关节,不参与膝关节,故不负重。下端膨大呈三角形,称外踝,也是下肢的骨性标志。

胫骨、腓骨下端均参与踝关节的构成。

考点提示 股骨、胫骨和腓骨的主要形态结构。

6. 足骨 包括 7 块跗骨、5 根跖骨和 14 根趾骨(图 3-30)。

(1)跗骨(tarsal bones):近侧列有距骨和其下方的跟骨。远侧列由内侧向外侧依次为内侧、中间、外侧楔骨和骰骨,在距骨和三块楔骨之间有一块舟骨。距骨与小腿骨下端构成距小腿关节。

(2)跖骨(metatarsal bones):由内向外依次为第 1～5 跖骨,每块跖骨可分底、体、头三部。

(3)趾骨(phalanges of toe):除拇趾两节外,其余四趾都为三节趾骨,分别为近节、中节和远节趾骨,每节趾骨分为底、体、头三部分。

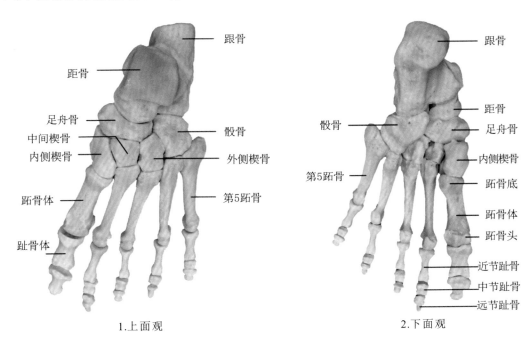

图 3-30 足骨(上、下面观)

(二)下肢骨的连结

1. 骶髂关节(sacroiliac joint) 由骶骨和髂骨的耳状面连结而成,几乎不能运动。

在骶髂关节的后下方,有两条骨盆的固有韧带:从骶骨和尾骨外侧缘连至坐骨结节的称骶结节韧带;从骶、尾骨外缘连至坐骨棘的称骶棘韧带。以上两韧带与坐骨大、小切迹分别围成坐骨大孔和坐骨小孔,有血管、神经通过(图 3-31)。此外,髋骨的闭孔也被纤维组织的闭孔膜封闭,仅上部留有供血管、神经穿过的闭膜管。

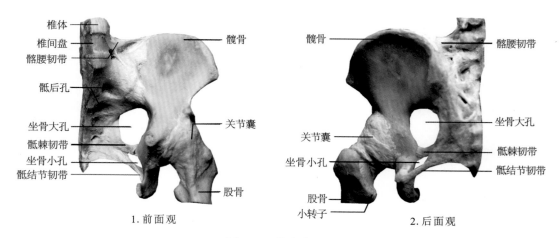

1. 前面观　　　　2. 后面观

图 3-31　骨盆的连结

2. 耻骨联合(pubic symphysis)　由两侧耻骨联合面借纤维软骨构成的耻骨间盘连结而成(图 3-32),孕妇在分娩时耻骨联合可轻度分离,以利胎儿娩出。

3. 骨盆(pelvis)　由骶骨、尾骨和左右髋骨以及其间的骨连结构成,具有承托、保护盆腔脏器和传导重力的作用(图 3-33)。

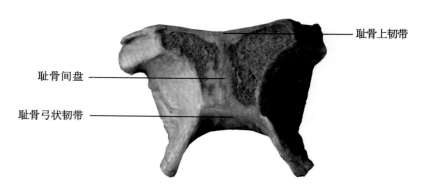

图 3-32　耻骨联合

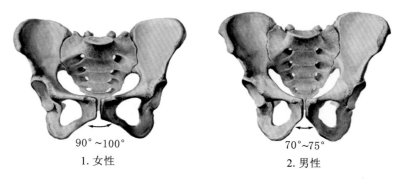

90°～100°　　　70°～75°
1. 女性　　　　2. 男性

图 3-33　骨盆

骨盆由界线分为大骨盆和小骨盆。界线是由骶骨岬经两侧的弓状线、耻骨梳、耻骨结节至耻骨联合上缘连成的环形线。界线以上为大骨盆,以下为小骨盆。小骨盆有上、下两口,上口由界线围成,下口高低不平,略呈菱形,由尾骨尖、骶结节韧带、坐骨结节、坐骨支、耻骨下支和耻骨联合下缘共同围成。两侧的坐骨支、耻骨下支和耻骨联合下缘所成的夹角称耻骨下角。骨盆上、下口之间的腔称骨盆腔。

从青春期开始,骨盆出现性别差异(图 3-33)。女性骨盆的形态特点与妊娠和分娩功能有密切关系。两性骨盆主要差别如表 3-1。

表 3-1　骨盆的性别差异

	男性	女性
骨盆形状	窄而长	宽而短
小骨盆上口	心形	椭圆形
小骨盆下口	较狭小	较宽大
骨盆腔	高而窄,呈漏斗形	短而宽,呈圆桶形
骶骨	狭长,曲度大	宽短、曲度小
骶骨岬	前突明显	前突不明显
耻骨下角	70°~75°	90°~100°

考点提示　骨盆的组成、分部和性别差异。

4.髋关节(hip joint)　髋关节由髋臼和股骨头构成(图 3-34)。

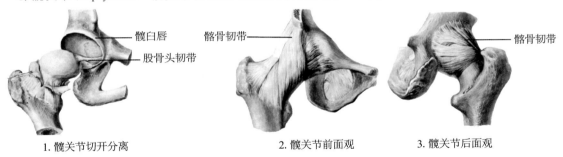

1. 髋关节切开分离　　2. 髋关节前面观　　3. 髋关节后面观

图 3-34　髋关节

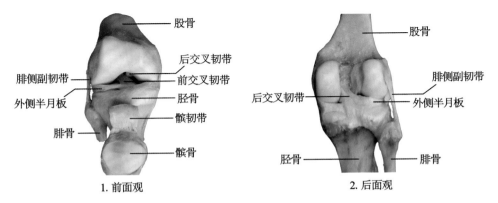

1. 前面观　　2. 后面观

图 3-35　膝关节

髋关节的特点是:髋臼的周缘有肥厚的髋臼唇,以增加髋臼的深度,使股骨头几乎全部纳入髋臼内,增加关节的稳固性。髋臼切迹处有髋臼横韧带架于其上,股骨头韧带由此起始,止于股骨头凹,其内有营养血管入股骨头。关节囊紧张而坚韧,上端附着于髋臼周缘,下端附着于股骨颈,股骨颈前面全包在关节囊内,股骨颈后面的外1/3却露在囊外,所以临床上的股骨颈骨折,可分囊内和囊外骨折,关节囊壁有韧带加强,其中以前面的髂股韧带最为强厚,该韧带向上附着于髂前下棘,向下呈扇形展开附着于转子间线,可防止髋关节过度后伸,对维持人体直立姿势起重要作用,关节囊后下方较薄弱,所以股骨头容易向下方脱位。

髋关节可作屈、伸、内收、外展、旋内、旋外和环转运动。

5. 膝关节(knee joint)　膝关节由股骨下端、胫骨上端以及髌骨共同构成(图 3-35)。

膝关节是人体最大、结构最为复杂的关节。其关节囊宽阔而松弛,囊的前壁自上而下有股四头肌腱、髌骨和髌韧带加强,两侧分别有胫侧副韧带和腓侧副韧带加强。

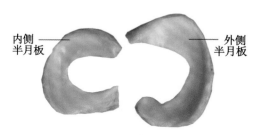

图 3-36　半月板

在膝关节囊内,有前、后交叉韧带连在股骨与胫骨之间,前、后交叉韧带十分强韧,牢固地将股骨、胫骨连在一起,并防止胫骨向前、后移位。

膝关节囊内有两个纤维软骨板,叫半月板(图 3-36)。内侧半月板较大,呈"C"字形;外侧半月板较小,近"O"形,半月板周缘厚而内缘薄,下面平上面凹。半月板不仅增加了关节窝的深度,有利于关节的稳固,还可缓冲压力,吸收震荡,增加关节的灵活性。

考点提示　髋关节和膝关节的组成、结构特点及运动。

【知识拓展】

由于半月板可随膝关节运动而移位,因此在急剧强力运动时可造成损伤。如踢足球时,急剧伸小腿并作强力旋转时,已移位的半月板尚未及时前移,即被上、下关节面挤压,造成半月板挤伤或破裂。

膝关节主要可作屈、伸运动,当膝关节处于半屈位时,还可作轻度的旋内和旋外运动。

6. 小腿骨的连结　包括上端由胫骨的腓关节面和腓骨头构成的胫腓关节,小腿骨间膜和下端胫、腓骨之间的胫腓韧带联合。

7. 足骨连结　包括距小腿关节、跗骨间关节、跗跖关节、跖趾关节以及足趾间关节(图3-37)。

其中的距小腿关节(talocrural joint)(又名踝关节)由胫、腓骨下端和距骨滑车构成。关节囊前后松弛,两侧有韧带加强。由于外侧韧带较薄弱,所以当足猛然过度内翻时,易于发生扭伤。

距小腿关节为单轴关节,能作屈、伸运动,其中脚尖向上为伸位,亦称背屈;反之,脚尖向下为屈位,亦称跖屈。此外在踝关节跖屈时,还可作轻度的侧方运动。

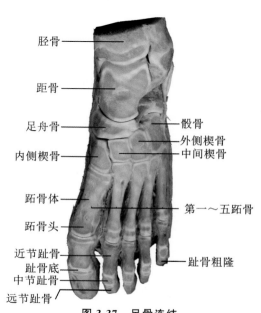

图 3-37　足骨连结

【知识拓展】

足弓（arches of foot）由跗骨、距骨及足底的韧带和肌腱共同组成的一个凸向上方的弓形，称为足弓（图3-38）。足弓可分为纵弓和横弓两部分。足弓可使重力从踝关节经距骨向前、后分散到距骨头和跟骨，从而保证了人体直立时足底呈三角架着地支撑的稳定性，且具有弹性，可缓冲行走跳跃时的震荡。同时还可保护足底血管、神经免受压迫。足弓的维持，除靠各骨间的连结和足底的韧带、肌肉以外，还靠从小腿到足底的长肌腱的张力。当这些结构先天发育不良或受到损伤时，足弓便会塌陷，而形成扁平足。

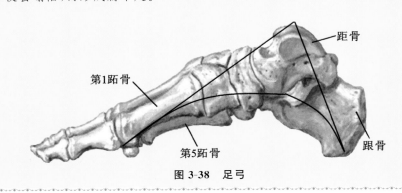

图 3-38 足弓

第四节 颅骨及其连结

一、颅骨

颅（skull）由23块颅骨构成（颞骨内的3对听小骨未计入其内）。除了下颌骨和舌骨以外，其余部分连成一个整体。颅可分为脑颅和面颅两部分（图3-39）。

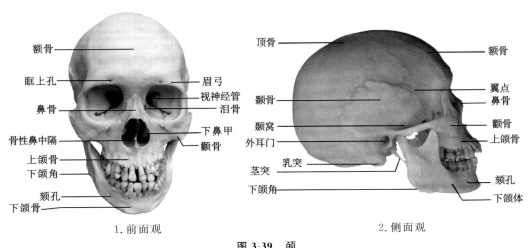

1.前面观   2.侧面观

图 3-39 颅

（一）脑颅骨

脑颅骨共8块，其中单一的有额骨、筛骨、蝶骨和枕骨，成对的有颞骨和顶骨。脑颅骨主要构成颅腔，颅腔的顶部由前向后由额骨、顶骨和枕骨构成；颅腔的底由前方的额骨和筛骨，中部的蝶骨和颞骨以及后方的枕骨构成。

脑颅骨中,颞骨、筛骨和蝶骨的形态较为复杂。

1. 颞骨(temporal bone)(图 3-40)　位于颅两侧,成对,形状不规则,以外耳门为中心分为鳞部、鼓部、岩部和乳突部四部分。鳞部为位于外耳门前上方的鳞状骨片,其外侧面有伸向前的颧突。鼓部为围在外耳道前下壁的卷曲骨片。自颞骨内侧面向前内方伸出的三棱锥形骨突为岩部(锥体),岩部内包藏位听觉感受器。乳突部位于外耳门后方,其向后下方的突起叫乳突。

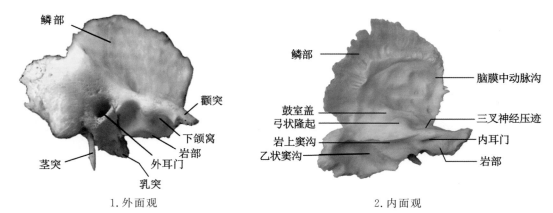

1. 外面观　　　　　　　　　　　2. 内面观

图 3-40　颞骨(外面、内面)

2. 蝶骨(sphenoid bone)(图 3-41)　位于颅底中央,形如展翅的蝴蝶,分蝶骨体、大翼、小翼和翼突 4 部。蝶骨体居中央,体内有一对空腔,称蝶窦。体上面呈马鞍形,称蝶鞍。从体的前上方发出一对三角形小翼,向两侧伸出一对宽大的大翼。在体与大翼结合处向下伸出一对翼突,每侧翼突由内侧板和外侧板构成,两板前缘相连。

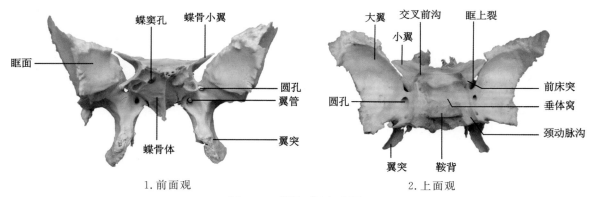

1. 前面观　　　　　　　　　　　2. 上面观

图 3-41　蝶骨(前面、上面)

3. 筛骨(ethmoid bone)(图 3-42)　位于颅底前部,两眶之间。在额状切面上呈"巾"字形,由筛板、垂直板和两侧的筛骨迷路组成。筛板呈水平位,分隔颅腔与鼻腔,板上有许多筛孔。垂直板居正中矢状位,构成鼻中隔的上部。筛骨迷路位于垂直板的两侧,迷路由很薄的骨片围成,内含许多蜂窝状的含气小腔称筛窦。迷路内侧壁有两个卷曲的骨片,称上鼻甲和中鼻甲。迷路外侧壁参与构成眶的内侧壁。

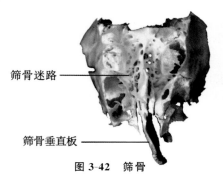

图 3-42　筛骨

考点提示　脑颅骨的组成及各骨的分部。

（二）面颅骨

面颅骨共 15 块，成对的有上颌骨、腭骨、颧骨、鼻骨、泪骨和下鼻甲；不成对的有犁骨、下颌骨和舌骨。面颅骨围成骨性眶、鼻腔和口腔（图 3-37）。

1. 下颌骨（mandible） 呈马蹄铁形，分一体两支。下颌体为弓状，有上、下两缘及内、外两面。下缘称下颌底，上缘为牙槽弓，有容纳下牙根的牙槽。外面中央有颏隆凸，其两旁正对第 2 前磨牙处有颏孔。体后面的正中有颏棘，其后下部有一三角形的浅窝，称下颌下腺凹。下颌支是自体的后方向上突出的方形骨板，其后缘与下颌底相交处为下颌角。下颌角外面有咬肌粗隆，内面有翼肌粗隆。下颌支内面中央有下颌孔，向下通入下颌管，开口于颏孔。支的上缘有两个突起，前方尖锐的称冠突，后方粗钝的称髁突，两突之间的凹陷为下颌切迹。髁突上端的膨大为下颌头，与颞骨下颌窝相关节，头下方缩细处为下颌颈（图 3-43）。

2. 舌骨（hyoid bone） 位于下颌骨的下后方，为蹄铁形的小骨（图 3-44）。

考点提示 面颅骨的组成及下颌骨的主要形态结构。

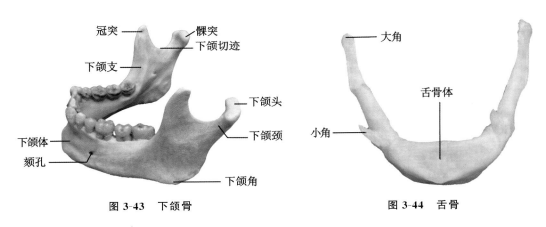

图 3-43　下颌骨　　　　　　　　　　图 3-44　舌骨

（三）颅的整体观

1. 颅顶面观 颅顶又称颅盖。额骨与顶骨之间有冠状缝。左、右两顶骨之间有矢状缝。顶骨与枕骨之间有人字缝。

2. 颅的侧面观（图 3-39） 颅侧面中部有外耳门，向内通外耳道，自外耳门向前有一弓状骨梁，称颧弓。颧弓上方的凹陷称颞窝。窝内额骨、顶骨、颞骨和蝶骨相交会于翼点（图 3-39），此处常构成 H 形的缝，为一薄弱区。中医的"太阳穴"位于此处。颞窝的下方（以颧弓为界）为颞下窝，窝内容纳咀嚼肌和血管神经等。窝内有三角形的裂隙，其深部称翼腭窝，此窝可通鼻腔、眶、口腔和颅腔。

考点提示 颅侧面的主要结构。

3. 颅的前面观（图 3-39） 颅的前面主要有容纳视器的眶和构成鼻的骨性鼻腔。

（1）眶（图 3-45）：为一对四棱锥形的腔，分一尖、一底和四壁。尖朝向后内，有视神经管与颅中窝相通。底向前开放，称眶口，其上、下缘分别称为眶上缘和眶下缘。在眶上缘的内、中 1/3 交界处有眶上切迹（或眶上孔）。眶下缘中点的下方约 1 cm 处有眶下孔。四壁：上壁与颅前窝相邻，其前外侧部有泪腺窝容纳泪腺；内侧壁最薄，与筛窦和鼻腔相邻，其前下有一长圆形的窝，称泪囊窝，此窝向下经鼻泪管通鼻腔；下壁是上颌骨体的上面，可见眶下沟，此沟向前经眶下管开口于眶下孔，此壁下方为上颌窦；外侧壁为最厚的壁。眶上、外壁交界处的后份有眶上裂，通颅中窝；下、外壁交界处后份有眶下裂,通翼腭窝和颞下窝。

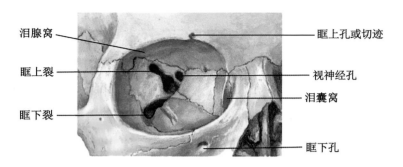

图 3-45　眶

（2）骨性鼻腔:位于面颅中央,前方的开口叫梨状孔,后方为成对的鼻后孔。鼻腔的正中有一
矢状位的垂直骨板,分隔鼻腔为左右两半,称骨性鼻
中隔(图 3-46),是由筛骨的垂直板和犁骨构成。鼻
腔顶主要由筛板构成,与颅前窝相邻。底即口腔的
顶,由骨腭分隔。鼻腔的外侧壁较为复杂,自上而下
有三个向下卷曲的骨片,即上鼻甲、中鼻甲和下鼻
甲。每一鼻甲的下方形成一鼻道,称上、中、下鼻道。

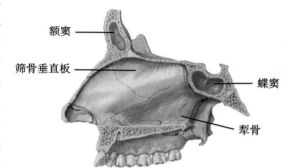

图 3-46　骨性鼻中隔

鼻旁窦:在鼻腔周围的颅骨内,与鼻腔相通的含
气空腔,总称为鼻旁窦。鼻旁窦包括额窦、筛窦、蝶
窦和上颌窦。它们分别位于同名的颅骨内。额窦在
鼻腔的前上方、左右各一;筛窦在鼻腔外侧壁的上
部,由许多薄壁的泡状小房构成,按其位置可分为
前、中、后三群,但各群之间无明显的界线;蝶窦在鼻腔的后上方,由纵隔分为左、右两半;上颌窦位于
鼻腔的外侧,容积最大,其下壁伸入牙槽弓,故上颌牙的病变,有时可波及上颌窦(图 3-47、图 3-48)。

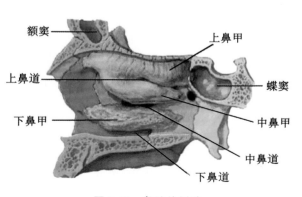

图 3-47　鼻腔外侧壁

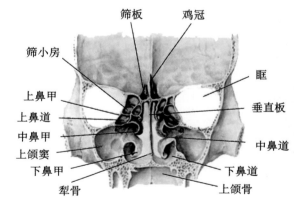

图 3-48　鼻旁窦

考点提示　鼻腔外侧壁的结构及鼻旁窦的组成及位置。

4. 颅底内面观(图 3-49)　颅底内面高低不平,与脑底面的形态相适应,由前向后形成阶梯状
的颅前窝、颅中窝和颅后窝,以颅后窝最低。

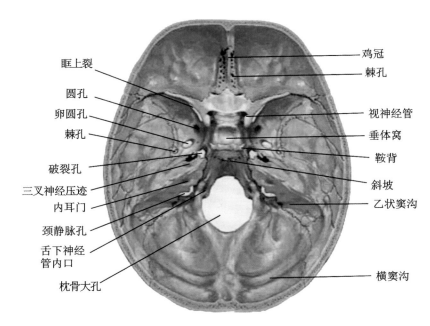

图 3-49　颅底内面观

（1）颅前窝：位置最高，容纳大脑额叶。内有筛板和筛孔等结构。

（2）颅中窝：中间部分是蝶鞍，其中央凹陷为垂体窝，窝前方为前交叉沟，两侧为视神经管，通眶。蝶鞍两侧各有一颈动脉沟，沟后端有孔称破裂孔，在孔上向后续于颈动脉管内口。两侧部低凹，由前内向后外依次有眶上裂、圆孔、卵圆孔和棘孔。

（3）颅后窝：位置最低，容纳小脑及脑干。中央部有枕骨大孔，为延髓和脊髓相接处。孔的前外缘有舌下神经管。孔的外侧有一形态不规则的大孔，即颈静脉孔，自颈静脉孔处向后延续为乙状窦沟和横窦沟。颞骨岩部后面的中央有内耳门通入内耳道。

考点提示　颅底内面的主要结构分布。

5. 颅底外面观（图 3-50）　颅底外面的前部主要是牙槽弓和骨腭。骨腭由上颌骨的腭突与腭骨水平板构成，其前端有切牙孔，通入切牙管。近后缘两侧有腭大孔。后部的中央是枕骨大孔，孔前外侧为枕骨髁。髁的外侧有相互邻近的舌下神经管外口、颈静脉孔和颈动脉管外口。颈静脉孔的外侧有细长的茎突，其后外为乳突，茎突和乳突之间有茎乳孔，有面神经通过。乳突的前方有下颌窝，窝前为关节结节，向外延伸为颧弓。自关节结节向内，可见卵圆孔和棘孔。自枕骨大孔向后，可见枕骨外面中央的枕外隆凸。

（四）新生儿颅骨特征及出生后变化

新生儿颅骨的高度与身长相比，相对较大，约占 1/4，而成年人颅骨占身长 1/7。

新生儿颅骨未发育完全，骨与骨之间有一定的间隙，在颅顶多骨相接处仍保留一定面积的结缔组织膜，称囟。最大的囟在矢状缝的前端，呈菱形，称前囟（额囟）。矢状缝后端有三角形的后囟（枕囟）（图 3-51）。前囟一般在 1 岁半左右逐渐闭合，后囟则在出生后不久即闭合。临床上常把囟作为婴儿发育的标志和颅内压变化观测的窗口。

考点提示　新生儿颅的特点及出生后的变化。

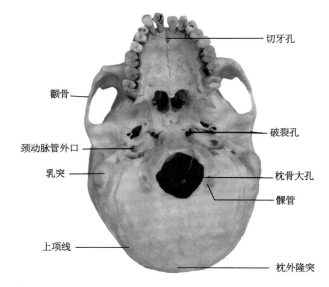

切牙孔

颧骨

破裂孔

颈动脉管外口

乳突

枕骨大孔

髁管

上项线

枕外隆突

图 3-50　颅底外面观

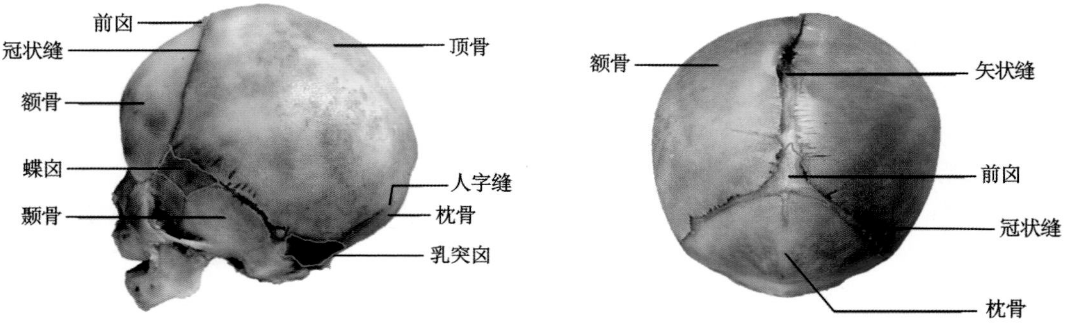

前囟

顶骨

冠状缝

额骨

蝶囟

人字缝

颞骨

枕骨

乳突囟

额骨

矢状缝

前囟

冠状缝

枕骨

1.侧面观

2.上面观

图 3-51　新生儿颅骨(侧面,上面)

二、颅骨的连结

各颅骨之间,大多数为直接连结,唯有下颌骨与颞骨之间形成关节,即颞下颌关节。

颞下颌关节(亦称下颌关节)(temporomandibular joint)由下颌骨的下颌头与颞骨下颌窝以及关节结节构成。关节囊前部松弛而薄弱,后部较厚,外侧有韧带加强。关节囊内有关节盘。可使下颌骨作上提、下降、前进、后退以及侧方运动等各种动作。由于关节囊前方薄弱松弛,所以在张口过大时,下颌头向前可滑到关节结节的前方,而造成下颌关节前脱位(图3-52)。

考点提示　颞下颌关节的组成、特点及运动。

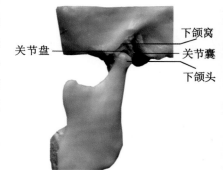

关节盘

下颌窝

关节囊

下颌头

图 3-52　颞下颌关节

第五节　肌　　学

　　患者,男,34岁,2天前无明原因及诱因出现腹部疼痛,呈持续性隐痛,开始以脐周为著。在诊所行抗炎、对症治疗,症状无明显缓解,疼痛逐渐转移至右下腹,随即院就诊,门诊经检查后拟诊为"阑尾炎",收入院手术治疗。阑尾炎手术切口临床常用麦氏斜切口,即在右髂前上棘与脐的连线中、外1/3交点处切开。

　　请问:

　　1. 麦氏斜切口依次需经过腹壁哪些结构?

　　2. 临床上腹部常用手术切口还有腹壁正中切口、经腹直肌切口等,这两种切口分别依次需经过腹壁哪些结构?

一、概述

　　肌(muscle)根据其位置、结构和功能的不同,可分为平滑肌、心肌和骨骼肌三类。运动系统所描述的肌均属骨骼肌,又称随意肌。少数骨骼肌附着于皮肤,称为皮肌,如面部的表情肌等。

　　骨骼肌600余块,占体重的40%。一块肌可视为一个器官。

(一)肌的分类和构造

　　肌的形态多种多样,按其外形大致可分为长肌、短肌、阔肌和轮匝肌四种(图3-53)。长肌多分布于四肢,收缩时能产生较大的运动幅度。短肌多见于躯干深层,收缩时运动幅度较小。阔肌宽扁呈片状,多分布于胸腹壁,除运动功能外,还有保护内脏的功能。轮匝肌呈环形,位于孔裂周围,收缩时使孔裂关闭。

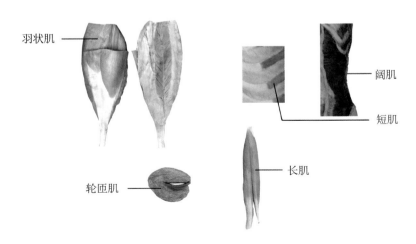

羽状肌

阔肌

短肌

长肌

轮匝肌

图 3-53　肌的形态

　　骨骼肌由肌腹和肌腱两部分组成。肌腹是中间的肌性部分,主要由肌纤维构成,色红、柔软,具有一定的收缩和舒张功能。肌腱为两端的腱性部分,主要由平行的胶原纤维束形成,无收缩能力,但能抵抗很大的拉力。长肌的肌腱呈扁条状,亦称腱索。阔肌的肌腱呈薄片状,称腱膜。

【知识拓展】

　　人工肌腱:人发角蛋白人工肌腱(HHKAT)是继碳纤维人工肌腱之后的新一代人工肌腱组织替代物材料。它的腱体可被逐渐吸收,同时有成纤维细胞和胶原纤维替代形成新的自体肌腱,它和肌腱的缝合部位能够腱性愈合,但远期疗效有待观察。

(二)肌的起止点

　　肌通常以两端附着于骨,中间跨过一个或几个关节。肌收缩时,一骨的位置相对固定,另一骨相对移动。肌在固定骨上的附着点,称起点;在移动骨上的附着点,称止点。一般来说,接近身体正中矢状面或肢体近侧端的附着点作为起点,反之为止点,但在某些运动中起点与止点可以互换。

【知识拓展】

　　肌有 2 种作用,一种是静力作用,即具有一定的张力,使身体保持一定的姿势,取得相对平衡,例如站立、坐位和体操中的静动作;另一种是动力作用,即指肌收缩产生运动,使身体完成各种动作,如伸手取物、行走和跑跳等。肌的配布和运动作用反映了人体直立和从事劳动的特点。为适应直立姿势,克服重力影响,在进化过程中,项背部、臀部、大腿前面和小腿后面的肌肉得到高度发展,变得粗壮有力。劳动促使上、下肢出现了分工,下肢肌比上肢肌粗大,上肢肌比下肢肌灵巧。

(三)肌的辅助结构

　　肌的辅助结构有筋膜、滑膜囊和腱鞘等。

　　1. 筋膜(fascia)　遍布全身,分为浅筋膜和深筋膜两种(图 3-54)。

　　(1)浅筋膜:亦称皮下筋膜,位于真皮之下,包被全身各部,由疏松结缔组织构成,内含脂肪组织、血管、神经、淋巴管等,有些局部还有乳腺和皮肌。临床上常用的皮下注射,即将药物注入浅筋膜内。

　　(2)深筋膜:亦称固有筋膜,位于浅筋膜深面,由致密结缔组织构成。它插入肌群之间,形成肌间隔;包绕大血管、神经则形成血管神经鞘。

　　2. 滑膜囊(synovial bursa)　为封闭的结缔组织小囊,形扁壁薄,内含滑液,位于肌、肌腱与皮肤或骨面相接触处,以减少两者之间的摩擦,具有保护作用。

　　3. 腱鞘(tendinous sheath)　为包围在长肌腱表面的鞘管,位于手足活动性较大的部位,可使肌腱固定于一定的位置,并减少肌腱与骨面的摩擦。腱鞘由外层的腱纤维鞘和内层的腱滑膜鞘组成(图 3-55)。腱滑膜鞘呈双层套管状,分内(脏)、外(壁)两层,内层紧包于肌腱的表面,外层紧贴于腱纤维鞘的内面,两层相互移行的部分称腱系膜,内有营养肌腱的血管、神经通过。滑膜鞘两层之间含有少量滑液。

　　考点提示　肌的辅助结构。

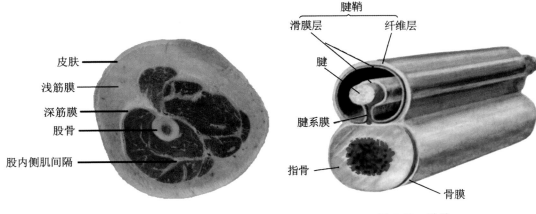

图 3-54　大腿筋膜分布　　　　　　　图 3-55　腱鞘

【知识拓展】

肌的命名

肌可根据其形状、大小、位置、起止点、作用和肌纤维走行方向等命名。

1. 根据肌肉的形态、构造命名　如三角肌、斜方肌和半膜肌、半腱肌等。

2. 根据肌肉的大小长短命名　如长肌、短肌、臀大、中、小肌等。

3. 根据肌肉的位置命名　如冈上肌、冈下肌、肋间肌、枕额肌等。

4. 根据肌肉的起止点命名　如肱桡肌、胸锁乳突肌等。

5. 根据肌肉的作用命名　如屈肌、伸肌、收肌、展肌等。

6. 根据肌肉的纤维方向命名　如直肌、横肌和斜肌等。

7. 综合上述特征而命名　如桡侧腕长伸肌、指浅屈肌、腹外斜肌、肱二头肌、胸大肌等。

了解肌的命名原则有助于对肌的理解和记忆。

二、躯干肌

躯干肌包括背肌、胸肌、膈、腹肌和盆底肌。

(一)背肌

背肌位于躯干背面,分浅、深两群。浅群多为阔肌,如斜方肌、背阔肌、肩胛提肌等(图 3-56)。深群位于棘突两侧的脊柱沟内,其中主要有竖脊肌。

1. 斜方肌(trapezius)　位于项、背部的浅层,一侧呈三角形,两侧合起来呈斜方形。起自枕骨、项韧带和全部胸椎的棘突,上部肌纤维斜向外下,下部肌纤维斜向外上,中部横行,会聚止于锁骨的外侧 1/3 部分、肩峰和肩胛冈。收缩时使肩胛骨向脊柱靠拢,上部肌束可上提肩胛骨,下部肌束则作用相反。肩胛骨固定不动时,收缩可仰头。

2. 背阔肌(latissimus dorsi)　为全身最大的阔肌,位于背下部和胸壁后外侧。起自第 6 胸椎以下的全部棘突、骶正中嵴和髂嵴后份,肌束向外上集中,止于肱骨小结节嵴,收缩时使臂内收、旋内和后伸,如背手姿势。

3. 竖脊肌(erector spinae)　又称骶棘肌,位于背部深层脊柱两侧的纵沟内,为两条强大的纵行肌柱。起自骶骨背面和髂嵴的后份,向上分出多条肌束分别止于椎骨、肋骨,上端达颞骨乳突。

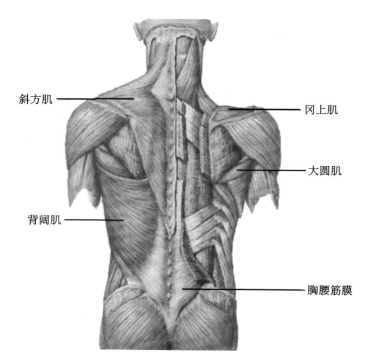

图 3-56 背肌

它收缩时使脊柱后伸和仰头,是维持人体直立的重要肌肉。

4. 胸腰筋膜　包绕竖脊肌,形成该肌的鞘,分前(深)、后(浅)两层,后层在腰部显著增厚,并与背阔肌筋膜紧密结合。

考点提示　斜方肌、背阔肌的位置、起止和功能。

(二)胸肌

胸肌(图 3-57)一部分起自胸廓,止于上肢骨,称为胸上肢肌,收缩时使上肢运动;另一部分起、止均在胸廓上,称为胸固有肌。

1. 胸上肢肌

(1)胸大肌(pectoralis major):位于胸前壁的浅层,呈扇形,起自锁骨内侧半、胸骨和第1～6肋软骨,肌束向外侧集中,止于肱骨大结节嵴。收缩时使肩关节内收、旋内和前屈,如上肢固定时可上提躯干,还可提肋,助吸气。

(2)胸小肌(pectoralis minor):位于胸大肌深面,呈三角形,起自第3～5肋,止于肩胛骨喙突。可牵拉肩胛骨向前下方。

(3)前锯肌(serratus anterior):位于胸廓外侧壁,以数个肌齿起自第1～8(9)肋骨,肌束斜向后内上,止于肩胛骨内侧缘,收缩时可拉肩胛骨向前,下部肌束拉肩胛骨下角外旋,助臂上举;当肩胛骨固定时,可上提肋骨助吸气。

考点提示　胸大肌的位置、起止和功能。

2. 胸固有肌

(1)肋间外肌(intercostales externi):位于肋间隙的浅层,起自上位肋骨下缘,肌纤维斜向前下,止于下位肋骨上缘。在肋软骨间隙处,移行为结缔组织膜,称肋间外膜。收缩可上提肋,助

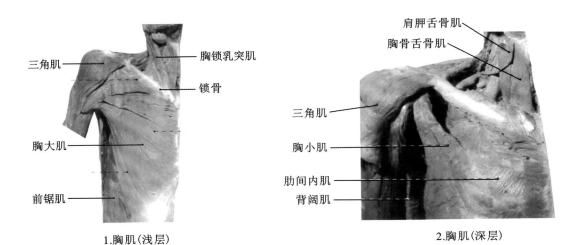

1.胸肌(浅层)　　　　　　　2.胸肌(深层)

图 3-57　胸肌

吸气。

（2）肋间内肌(intercostales interni)：位于肋间外肌的深面，起自下位肋骨上缘，肌纤维方向与肋间外肌交叉，斜向前上方，止于上位肋骨下缘，后部肌纤维自肋角以后消失，被肋间内膜代替。收缩可降肋，助呼气。

（三）膈

膈(diaphragm)（图 3-58）为分隔胸、腹腔的一块阔肌，向上膨隆呈穹隆状。其周围部分为肌性部，附于胸廓下口及其附近的骨面；中央部为腱膜，称中心腱。

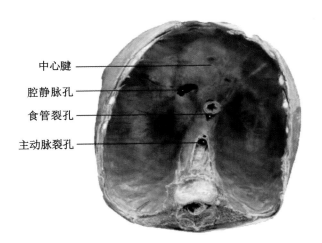

图 3-58　膈肌下面观

膈有 3 个裂孔：位于第 12 胸椎体前方左、右膈脚之间的主动脉裂孔，有主动脉和胸导管通过；位于主动脉裂孔左前方，约平第 10 胸椎的食管裂孔，通过食管和迷走神经；位于食管裂孔右前上方的中心腱上，约平第 8 胸椎的腔静脉孔，有下腔静脉通过。

膈是主要的呼吸肌，收缩时膈穹窿下降，胸腔容积扩大，以助吸气；舒张时膈穹窿上升恢复原位，胸腔容积减小，以助呼气。膈与腹肌同时收缩，能增加腹压，协助排便、呕吐及分娩等活动。

考点提示　膈的形态、位置和三个裂孔的位置及通过的结构。

（四）腹肌

腹肌参与组成腹壁，上附着于胸廓，下附着于骨盆，可分为前外侧群和后群（图 3-59）。前者包括腹外斜肌、腹内斜肌、腹横肌和腹直肌等；后者包括腰大肌和腰方肌。腹肌作用为可增加腹压以协助排便、分娩、呕吐等，还可降肋助呼气，并能使脊柱前屈、侧屈和旋转。

1. **腹直肌**（rectus abdominis）　位于腹前壁正中线的两旁，为上宽下窄的一对带状肌，居腹直肌鞘中，起自耻骨联合与耻骨嵴，向上止于剑突和第 5～7 肋软骨。肌纤维上有 3～4 条横行的腱性结构，称腱划。

2. **腹外斜肌**（obliquus externus abdominis）　位于腹前外侧壁的最浅层，起端呈锯齿状，起自下 8 位肋骨的外面，肌束斜向前下方，靠近腹直肌外缘移行为腱膜，参与构成腹直肌鞘的前层，终于腹前正中的白线。

腹外斜肌腱膜下缘增厚卷曲，连于髂前上棘和耻骨结节之间，构成**腹股沟韧带**（inguinal ligament）。在腹股沟韧带内侧端上方，腹外斜肌腱膜上有一个三角形裂口，为**腹股沟管浅（皮下）环**（superficial inguinal ring）（图 3-59）。

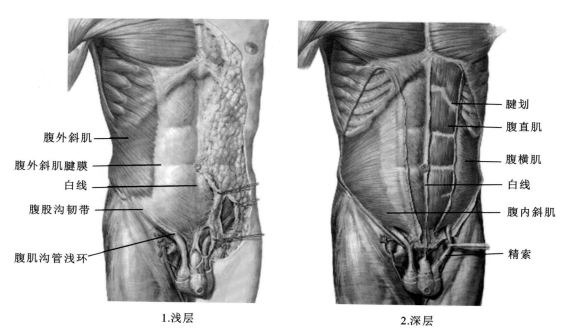

　　　　1.浅层　　　　　　　　　　　　　　　　2.深层

图 3-59　腹肌

3. **腹内斜肌**（obliquus internus abdominis）　位于腹外斜肌深面，起自胸腰筋膜、髂嵴和腹股沟韧带外侧半，肌束呈扇形展开。肌束至腹直肌外侧移行为腱膜，并分为前后两层，包绕腹直肌，终于白线；下部肌束作凸向上的弓形，跨过男性的精索或女性的子宫圆韧带后，延为腱膜，与腹横肌腱膜会合形成**腹股沟镰**（inguinal falx）或称**联合腱**（conjoined tendon），止于耻骨梳。男性腹内斜肌最下部发出一些细散的肌束，向下包绕精索和睾丸，称为**提睾肌**（cremaster）收缩时可上提睾丸。

4. **腹横肌**（transversus abdominis）　位于腹内斜肌深面的一阔肌，较薄弱，起自下位 6 个肋骨、胸腰筋膜、髂嵴和腹股沟韧带外侧 1/3,肌束横行向前延为腱膜,经腹直肌后面,参与组成腹直肌鞘的后层,终于白线。腹横肌最下部肌束亦作弓形跨过精索(或子宫圆韧带)与腹内斜肌会合共同构成腹股沟镰并且也参与构成提睾肌。

考点提示 腹前外侧肌群的层次及各肌形成的结构。

5. 腰方肌 位于腹后壁腰椎两侧,起自髂嵴,止于第 12 肋和第 1~4 腰椎横突,单侧收缩可使脊柱侧屈。

6. 腹部的局部结构

(1)腹直肌鞘(sheath of rectus abdominis):由腹前外侧壁三层阔肌的腱膜包裹腹直肌而成。鞘分前、后两层,前层由腹外斜肌腱膜与腹内斜肌腱膜的前层结合而成;后层由腹内斜肌腱膜的后层与腹横肌腱膜结合而成。但在脐下 4~5 cm 以下没有后层,因为三层阔肌的腱膜全部组成鞘的前层。此处后层的下缘游离,称弓状线(半环线),此线以下腹直肌后面直接与腹横筋膜相贴(图 3-60)。

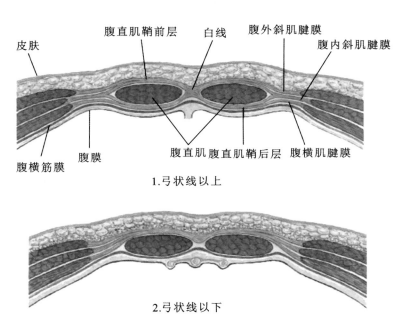

1.弓状线以上

2.弓状线以下

图 3-60 腹直肌鞘

(2)白线(linea alba):由两侧的腹直肌鞘纤维彼此交织而成。上方附于剑突,下方附于耻骨联合。白线上宽下窄,坚韧而少血管,有时作为腹部手术切口。

(3)腹股沟管(inguinal canal):位于腹股沟韧带内侧半的上方,为腹前壁三层阔肌之间的一条斜行的裂隙,长 4~5 cm,男性的精索或女性的子宫圆韧带由此通过。

腹股沟管有两口、四壁:内口称腹股沟管深环(腹环),位于腹股沟韧带中点上方约 1 横指处;外口为腹股沟管浅环(皮下环);管的前壁主要是腹外斜肌腱膜;管的后壁为腹横筋膜和腹股沟镰;上壁为腹内肌和腹横肌的弓状下缘;下壁为腹股沟韧带。腹股沟管是腹壁的薄弱区,是腹股沟管斜疝的好发部位(图 3-61)。

(4)腹股沟三角:又称海氏三角,由腹直肌外侧缘、腹股沟韧带和腹壁下动脉围成。

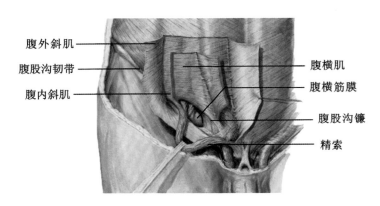

图 3-61　腹股沟管

7. 腹部筋膜

(1)浅筋膜:腹上部为一层,腹下部分为浅、深两层。浅层厚,富含脂肪组织,称 Camper 筋膜;深层薄,为膜性层,称 Scarpa 筋膜。

(2)深筋膜:可分为数层,分别覆盖在腹壁各肌的表面和深面。腹横肌内面有一层广阔的腹横筋膜,它与膈下筋膜、髂腰筋膜和盆筋膜相延续,这些筋膜构成腹壁的内层,统称为腹内筋膜。

考点提示　腹股沟管的位置、结构及男、女性通过的结构,腹股沟三角的构成。

【知识拓展】

腹股沟管斜疝和腹股沟管直疝

腹股沟管和腹股沟三角都是腹壁的薄弱区域,在病理情况下,如腹壁肌薄弱或长期腹压增高等,可导致腹腔内容物突出形成疝。如果腹腔内容物经腹股沟管深环进入腹股沟管,再经过腹股沟管浅环出来下降至阴囊,形成腹股沟管斜疝;如果腹腔内容物直接从腹股沟三角膨出,则形成腹股沟管直疝。

(五)盆底肌

盆底肌位于小骨盆下口附近,数目较多,主要包括肛提肌、会阴深横肌和尿道括约肌等。

1. 肛提肌(levator ani)　呈漏斗形,封闭小骨盆下口大部分。起自骨盆腔的前外侧面,肌束走向内后,止于直肠壁、阴道壁和尾骨尖。有承托脏器,并协助肛门括约肌紧缩阴道、肛门的作用。

肛提肌及其上、下的筋膜共同构成盆膈,其中部有直肠通过(图 3-62)。

2. 会阴深横肌(deep transverse muscle of perineum)　位于盆膈前部的下方,肌束横行附于两侧的坐骨支。

3. 尿道括约肌(sphincter of urethra)　位于会阴深横肌的前部,环绕在尿道周围,在女性环绕尿道和阴道,称尿道阴道括约肌。

会阴深横肌和尿道括约肌及它们上、下的筋膜共同构成尿生殖膈,男性有尿道,女性有尿道和阴道通过。

考点提示　盆膈及尿生殖膈的组成。

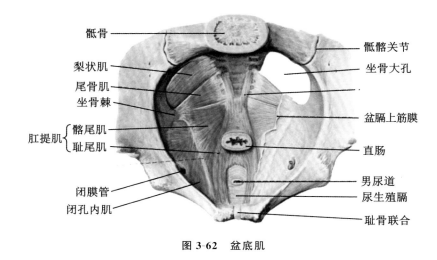

图 3-62　盆底肌

三、头颈肌

包括头肌和颈肌,分别位于头面部和颈部。

(一)头肌

头肌分为**面肌**(facial)和**咀嚼肌**(mastication)两部分(图 3-63)。

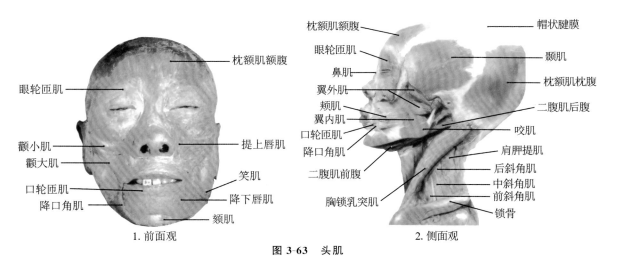

1. 前面观　　　　2. 侧面观

图 3-63　头肌

1. 面肌　面肌为扁薄的皮肌,位置表浅,大多起自颅骨,止于面部皮肤,主要分布在面部孔裂周围,有环形肌和辐射状肌两种,收缩时使孔裂闭合或开大,同时牵动皮肤,显示各种不同的表情。面肌主要有颅顶肌(枕额肌)、眼轮匝肌、口轮匝肌和颊肌等。

颅顶肌:阔而薄,左右各有一块枕额肌,肌腹分别位于额部和枕部皮下,称额腹和枕腹,两肌腹由中间的帽状腱膜连结。额腹收缩提睑扬眉,形成额纹;枕腹收缩牵拉帽状腱膜。

2. 咀嚼肌　咀嚼肌是运动颞下颌关节的肌肉,包括咬肌、颞肌、翼内肌和翼外肌,具有咀嚼运动功能。

咬肌(masseter):起自颧弓,止于下颌支和下颌角外面的咬肌粗隆。

咬肌、颞肌和翼内肌均可上提下颌骨,使牙咬合;翼外肌两侧收缩,使下颌前伸;翼外肌单侧收缩,可使下颌骨向侧方运动;两侧翼内、外肌交替收缩,使下颌骨向左、右移动,作研磨动作。

考点提示　咀嚼肌的位置及功能。

(二)颈肌

颈肌分浅、深两群(3-64)。

1. 浅群

(1)颈阔肌:位于颈部浅筋膜中,为皮肌,收缩时紧张颈部皮肤和拉口角向下。

(2)胸锁乳突肌(sternocleidomastoid):斜列于颈部两侧,起自胸骨柄和锁骨内侧端,止于颞骨乳突,一侧收缩使头偏向同侧,颜面转向对侧,两侧同时收缩使头后仰。

考点提示　胸锁乳突肌的位置、起止及功能。

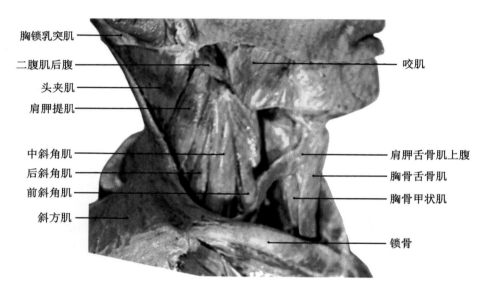

图 3-64　颈肌(侧面观)

2. 深群　主要有前斜角肌、中斜角肌和后斜角肌,均起自颈椎横突,前、中斜角肌止于第 1 肋,后斜角肌止于第 2 肋。前、中斜角肌与第 1 肋围成的三角形的间隙,称斜角肌间隙,有锁骨下动脉和臂丛通过。

考点提示　斜角肌间隙的构成及通过的结构。

四、四肢肌

(一)上肢肌

上肢肌按部位分肩肌、臂肌、前臂肌和手肌(图 3-65)。

1. 肩肌　配布于肩关节周围,能运动肩关节,又能增强肩关节的稳固性。

(1)三角肌(deltoid):位于肩外侧部,起自锁骨的外侧段、肩峰和肩胛冈,肌束从前、后和外侧三面包围肩关节,集中止于肱骨的三角肌粗隆。收缩时,前部肌束可使肩关节前屈并旋内;后部肌束作用相反,使肩关节后伸和旋外;外侧部肌束使肩关节外展。

（2）其他：冈上肌（supraspinatus）、冈下肌（infraspinatus）、小圆肌（teres minor）、大圆肌（teres major）、肩胛下肌（subscapularis）。

肩胛下肌、冈上肌、冈下肌和小圆肌除了有使肩关节运动的作用之外，在经过肩关节的前方、上方和后方时，与关节囊紧贴，且有许多腱纤维编入囊壁，这些肌肉的收缩，对稳定肩关节也起重要作用。

考点提示 三角肌的位置、起止及作用。

2. 臂肌 分前、后两群。前群主要为屈肌，包括肱二头肌、喙肱肌和肱肌；后群为伸肌，仅有肱三头肌。

（1）肱二头肌（biceps brachii）：呈梭形，起端有长短两个头，长头起自肩胛骨关节盂的上方（盂上结节），穿过肩关节囊，经结节间沟下降；短头起自肩胛骨喙突，两头汇合成肌腹，向下经肘关节前方，以一圆腱止于桡骨粗隆。作用为屈肘关节，并使前臂旋后，还可协助屈肩关节。

（2）喙肱肌（coracobrachialis）：起自肩胛骨喙突，止于肱骨体内侧面中部，作用为前屈和内收上臂。

（3）肱肌（brachialis）：起自肱骨下半部前面，止于尺骨粗隆，作用为屈肘关节。

（4）肱三头肌（triceps brachii）：位于肱骨的后方，起端有三个头，长头起自肩胛骨关节盂下方，外侧头和内侧头均起自肱骨背面，三个头会合成肌腹，以坚韧的扁腱止于尺骨鹰嘴。收缩时，伸肘关节，长头尚可后伸和内收上臂。

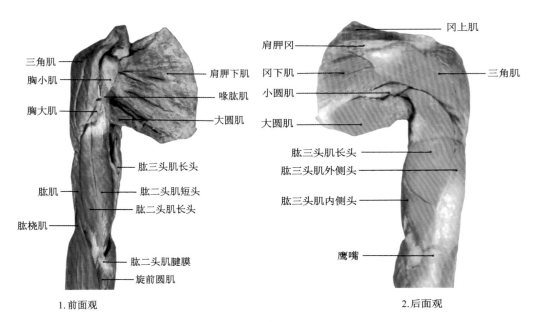

图 3-65 肩肌和臂肌

1. 前面观：三角肌、胸小肌、胸大肌、肱肌、肱桡肌、肩胛下肌、喙肱肌、大圆肌、肱三头肌长头、肱二头肌短头、肱二头肌长头、肱二头肌腱膜、旋前圆肌

2. 后面观：肩胛冈、冈上肌、冈下肌、小圆肌、大圆肌、三角肌、肱三头肌长头、肱三头肌外侧头、肱三头肌内侧头、鹰嘴

考点提示 肱二头肌、肱三头肌的位置、起止及作用。

3. 前臂肌 位于尺、桡骨的周围，分为前、后两群，每群又分浅、深两层。大多数是长肌，肌腹位于近侧，细长的肌腱位于远侧。各肌的作用大致与其名称相同（图 3-66）。

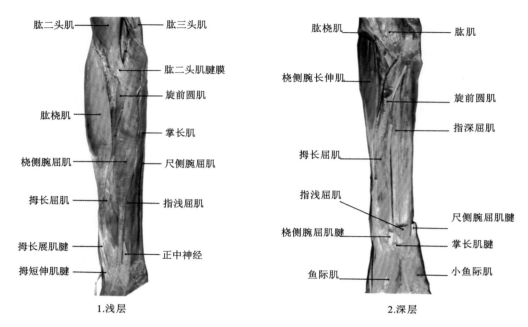

图 3-66　前臂前群肌

（1）前群

1）浅层：肱桡肌、旋前圆肌、桡侧腕屈肌、掌长肌、指浅屈肌、尺侧腕屈肌。

2）深层：拇长屈肌、指深屈肌和旋前方肌。

（2）后群

1）浅层：桡侧腕长伸肌、桡侧腕短伸肌、指伸肌、小指伸肌和尺侧腕伸肌（图 3-67）。

2）深层：旋后肌、拇长展肌、拇短伸肌、拇长伸肌和示指伸肌。

考点提示　前臂肌分群及作用。

4. 手肌　是一些短小的肌，集中配布于手掌，可分为外侧、中间和内侧三群，共 18 块肌（图 3-68）。

（1）外侧群：位于手掌外侧，形成隆起的鱼际（thenar），有 4 块肌，分两层，分别是拇短展肌、拇短屈肌、拇指对掌肌和拇收肌。作用同名称。

（2）内侧群：位于手掌的内侧，也形成一个隆起叫小鱼际，有 3 块肌，分别是小指展肌、小指短屈肌和小指对掌肌。作用同名称。

（3）中间群：位于掌心，有 11 块肌，包括 4 块蚓状肌和 7 块骨间肌，后者又分 3 块骨间掌侧肌和 4 块骨间背侧肌。

5. 上肢的局部结构

（1）腋窝（axillary cavity）：位于胸外侧壁与臂上部之间，是一个四棱锥形的腔隙。腋窝内有血管、神经和淋巴结等。

（2）肘窝（cubital fossa）：位于肘关节前方三角形浅窝，窝内有血管、神经和肱二头肌腱等。

手掌面中间的深筋膜特别厚，呈三角形，与掌长肌相连，称为掌腱膜。

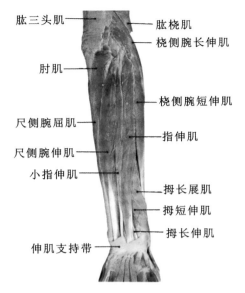

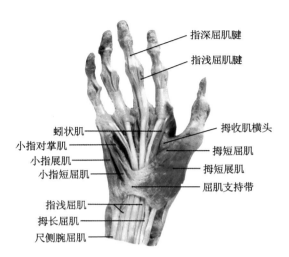

图 3-67　前臂后群肌

图 3-68　手肌

（二）下肢肌

下肢肌可按部位分为髋肌、大腿肌、小腿肌和足肌。

1. 髋肌　配布于髋关节周围，起自骨盆，止于股骨，主要运动髋关节。髋肌分为前、后两群，前者包括髂腰肌和阔筋膜张肌；后者又称臀肌，包括臀大肌、臀中肌、臀小肌以及梨状肌等（图 3-69）。

（1）髂腰肌（iliopsoas）：由腰大肌和髂肌结合而成。腰大肌起自腰椎体侧面。髂肌位于腰大肌外侧，起自髂窝，呈扇形向下与腰大肌合并，经腹股沟韧带深面，止于股骨小转子。其作用主要是使大腿前屈和旋外。下肢固定时，可使躯干和骨盆前屈。

（2）阔筋膜张肌（tensor fasciae latae）：位于大腿上部的外侧，起自髂前上棘，向下被包于阔筋膜两层之间，移行为髂胫束，止于胫骨外侧髁。收缩时紧张阔筋膜并屈大腿。

（3）臀大肌（gluteus maximus）：位于臀部浅层，呈斜方形，大而肥厚，它与臀部的浅筋膜形成特有的臀部隆起。起自骶骨背面和髂骨外面，向外下止于股骨的臀肌粗隆和髂胫束。收缩时使髋关节后伸和旋外，在人体直立时，可防止躯干前倾。

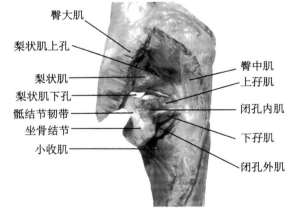

图 3-69　髋肌后群

（4）臀中肌和臀小肌（gluteus medius and gluteus minimus）：均位于臀大肌的深面，起自髂骨翼外面，向下共同止于股骨大转子，作用为使大腿外展、旋内和旋外。

（5）梨状肌（piriformis）：位于臀中肌内下方，起自骨盆内骶骨的前面，穿坐骨大孔出骨盆至臀部，止于股骨大转子，收缩时外旋髋关节。坐骨大孔被梨状肌分隔成梨状肌上孔和梨状肌下孔，孔内有血管、神经通过。

考点提示 臀大肌、梨状肌的位置、起止及作用。

2. 大腿肌（图 3-70、图 3-71）　位于股骨周围，分前、后和内侧三群，共 10 块肌。

（1）前群（图 3-70）

1）缝匠肌（sartorius）：是人体最长的肌，呈扁带状；起自髂前上棘，斜向内下方，止于胫骨上端内侧面；收缩时，可屈大腿和屈小腿。

2）股四头肌（quadriceps femoris）：是人体中体积最大的肌，由四块肌结合而成，分别称股直肌、股内侧肌、股外侧肌和股中间肌。它有 4 个头，除股直肌起于髂前下棘外，其他均起自股骨，四头合并向下移行为腱，包绕髌骨向下延为髌韧带，止于胫骨粗隆。收缩时伸膝关节，股直肌还可屈大腿。

（2）内侧群：位于大腿内侧上部，共有五块肌。分别是耻骨肌、长收肌、股薄肌、短收肌和大收肌，大收肌抵止腱与股骨之间有一裂孔，称收肌腱裂孔，有下肢的大血管穿过。内收肌群的作用使大腿内收及轻度旋外（图 3-70）。

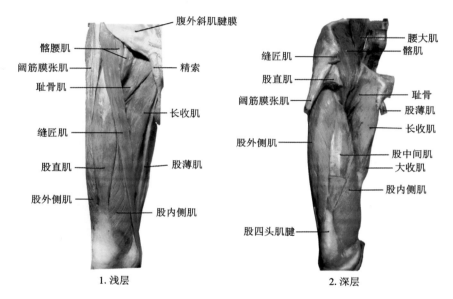

图 3-70　大腿肌前内侧群

（3）后群：位于股骨的后方，包括股二头肌、半腱肌和半膜肌。其主要作用是伸髋关节，屈膝关节（图 3-71）。

1）股二头肌（biceps femoris）：位于股后外侧，长头起自坐骨结节，短头起自股骨背面，两头会合后，以长腱止于腓骨头。

2）半腱肌（semitendinosus）：位于股后内侧，肌腱细长，几乎占肌的一半，起于坐骨结节，止于胫骨上端的内侧。

3）半膜肌（semimembranosus）：在半腱肌深面，以扁腱膜起自坐骨结节，此腱膜几乎占肌的一半，止于胫骨内侧髁的后面。

考点提示 大腿肌分群及作用；股四头肌、股二头肌的位置、起止及作用。

3. 小腿肌　位于胫、腓骨周围，分前、后和外侧三群，共计 10 块。

（1）前群：位于小腿的前面，有三块肌肉，由胫侧向腓侧依次为胫骨前肌、踇长伸肌和趾长伸肌。

三块肌分别起自胫、腓骨上端和骨间膜,下端以长腱分别止于足内缘和趾背。作用为使足背屈和内翻,并能伸趾。

(2)外侧群(图 3-72):位于腓骨外侧,浅层为腓骨长肌、深层为腓骨短肌,二肌腱经外踝后方,腓骨短肌止于足外缘,腓骨长肌达足底斜行向内,止于足内缘。其作用使足外翻和足跖屈。

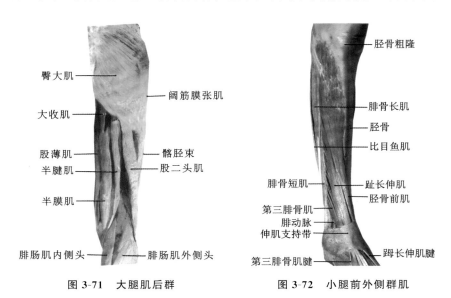

图 3-71 大腿肌后群　　　　图 3-72 小腿前外侧群肌

(3)后群(图 3-73):位于小腿后方,分浅层和深层。

1)浅层肌:为小腿三头肌,很强大,包括腓肠肌和比目鱼肌。腓肠肌(gastrocnemius)以两个头分别起自股骨内、外侧髁后面。比目鱼肌(soleus)起自胫、腓骨上端的后面,二肌会合,向下移行为跟腱止于跟结节。其主要作用为足跖屈和屈膝关节,并维持直立姿势。

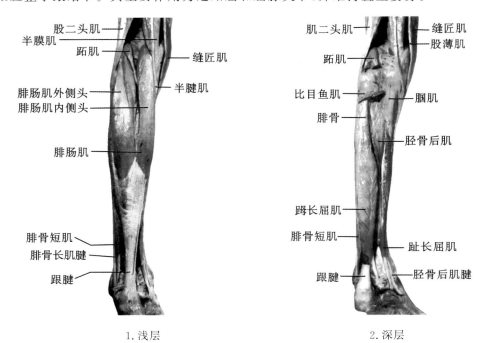

1.浅层　　　　　　　　2.深层

图 3-73 小腿后群肌

2)深层肌:共三块肌,由胫侧向腓侧依次为趾长屈肌、胫骨后肌和拇长屈肌,三肌均起自胫、腓骨后面和骨间膜,各以长腱绕过内踝后方至足底,止于足底内侧和各趾跖面,其作用为使足跖屈、内翻,并能屈趾和加强足弓。

考点提示　小腿肌分群;小腿三头肌的位置、起止及作用。

4. 足肌　分布于足背和足底,可协助足趾运动并参与维持足弓。

5. 下肢的局部结构

(1)股三角:位于大腿前上部,由腹股沟韧带、缝匠肌内侧缘和长收肌内侧缘围成的倒三角形区域,有股动脉、股静脉和股神经通过(图 3-70)。

(2)腘窝:位于膝关节后方,呈菱形,窝内有腘血管、胫神经等通过(图 3-71)。

考点提示　股三角的构成及通过的结构。

扫一扫,练一练

思考题

1. 试述肩关节、肘关节、髋关节和膝关节的组成、结构特点及其运动。

2. 简述膈的位置、形态、通过的结构及运动。

3. 股沟管的两口、四壁分别是什么？管内有什么通过(男性、女性)？

（梅盛平　饶利兵）

第四章

消 化 系 统

病例导学

患者,男性,57岁,因腹痛、纳差1个多月,呕血5小时入院。患者入院前1个多月开始出现胸骨下端及剑突下疼痛,并由进食后发生逐渐转为持续隐痛,伴腹胀、纳差,体重1个月内下降3kg,未曾诊治。入院5小时前突感恶心,既吐出暗红色及鲜红色液体3次,每次约200 ml,伴头晕、心慌,遂来就诊。既往3年前因柏油样便在我院诊断急性糜烂性胃炎。体格检查:T36.6℃,P92次/min,R18次/min,BP130/60mmHg。神志清,皮肤黏膜无出血点或黄疸,浅表淋巴结不大。腹平坦,上腹压痛(+),无反跳痛,全腹未触及包块,肝脾肋下未触及,移动性浊音(-),肠鸣音活跃。辅助检查:胃镜示胃角葡萄珠样黏膜改变,病理:低分化腺癌。诊断:胃癌。

请问:

1. 胃的形态、分部及位置是如何的?

2. 胃壁的结构特点是什么?

消化系统(alimentary system)由消化管和消化腺两部分组成(图4-1),其功能是消化食物,吸收营养,排出食物残渣。

消化管是一条粗细不等的管道,包括口腔、咽、食管、胃、小肠(十二指肠、空肠和回肠)和大肠(盲肠、阑尾、结肠、直肠和肛管)。临床上通常把口腔到十二指肠的这部分管道称为上消化道,空肠以下的部分称为下消化道。消化腺有两种:大消化腺,如大涎腺、肝和胰腺;以及分布于消化管壁内的小消化腺,如唇腺、舌腺、胃腺和肠腺等。

考点提示 消化系统的组成及上、下消化道的概念。

内脏大部分器官在胸、腹腔内占据相对固定的位置。为了便于描述各器官的正常位置及其体表投影,通常在胸、腹部体表确定若干标志线,并将腹部分区。

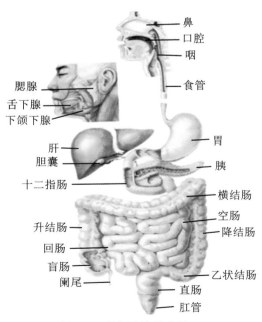

图 4-1 消化系统模式图

(一)胸部的标志线(图 4-2、图 4-3)

1. 前正中线　沿身体前面正中所做的垂线。
2. 胸骨线　沿胸骨外侧缘所做的垂线。
3. 锁骨中线　经锁骨中点所做的垂线。
4. 胸骨旁线　经胸骨线与锁骨中线之间连线的中点所做的垂线。
5. 腋前线　沿腋前襞所做的垂线。
6. 腋后线　沿腋后襞所做的垂线。
7. 腋中线　经腋前、后线之间连线的中点所做的垂线。

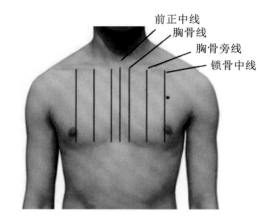

图 4-2　胸腹部标志线(前面)

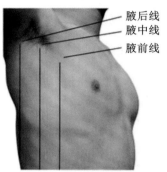

图 4-3　胸腹部标志线(侧面)

8. 肩胛线　经肩胛下角所做的垂线。
9. 后正中线　沿身体后面正中所做的垂线(图 4-4)。

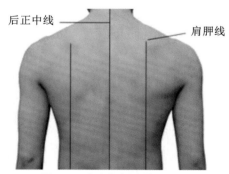

图 4-4　胸腹部标志线(后面)

(二)腹部分区

临床上常用的有两种方法。一是简便四分法,即通过脐作横线和垂线,将腹部分为左上腹、右上腹、左下腹、右下腹 4 个区(图 4-5)。二是实用九分法,即通过两侧肋弓最低点的连线为上横线,两侧髂结节的连线为下横线,两条横线将腹部分成上腹部、中腹部和下腹部;再经两侧腹股沟韧带中点作两条垂直线,上述 4 条线相交将腹部分为 9 个区:上腹部的腹上区和左、右季肋区,中腹部的脐区和左、右腹外侧区(腰区),下腹部的耻区(腹下区)和左、右腹股沟区(髂区)(图4-6)。

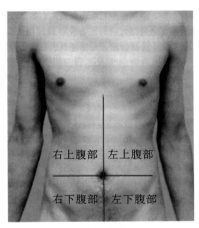

图 4-5 腹部临床四分法

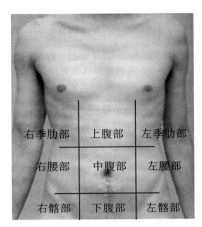

图 4-6 腹部九分法

第一节 消 化 管

一、消化管壁的一般结构

除口腔与咽外,消化管壁一般均可分为 4 层,由内向外依次为:黏膜、黏膜下层、肌层和外膜(图 4-7)。

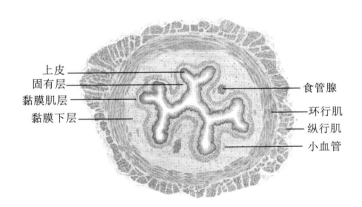

图 4-7 消化管壁一般构造模式图

(一)黏膜

黏膜(mucosa)从内到外由上皮、固有层和黏膜肌层组成。

1. 上皮 口腔、咽、食管及肛门等处为复层扁平上皮,以保护功能为主;胃、肠为单层柱状上皮,以消化吸收功能为主。

2. 固有层 为疏松结缔组织,有丰富的血管和淋巴管。胃、肠固有层内富含腺体和淋巴组织。

3. 黏膜肌层 为薄层平滑肌,其收缩可促进固有层内的腺体分泌物排出和血液运行,利于物质吸收和转运。

（二）黏膜下层

黏膜下层（submucosa）为较致密的结缔组织，内含小血管、淋巴管和黏膜下神经丛。在食管、胃和小肠等部位，黏膜和黏膜下层共同向管腔内突起，形成皱襞。

（三）肌层

除口腔、咽、食管上 1/3 段和肛门外括约肌的肌层为骨骼肌外，其余均为平滑肌。肌层（muscularis）一般分为内环行、外纵行两层，其间有肌间神经丛，可调节肌层的收缩。

【知识拓展】

当由某些先天因素造成结肠的肌间神经丛和黏膜下神经丛的神经元减少或缺如时，局部结肠肌收缩无力，肠管对食物的推进作用减弱或消失，致使肠管呈扩张状态，称为先天性巨结肠症。

（四）外膜

外膜（adventitia）为纤维膜或浆膜。由薄层结缔组织构成者称纤维膜，主要分布于咽、食管和大肠末段等处。由薄层结缔组织及间皮共同构成的为浆膜，分布于其余消化管，其表面光滑，有利于胃肠活动。

考点提示　消化管壁的一般结构特点。

二、口腔

口腔（oral cavity）是消化管的起始部，前壁为上、下唇，两侧壁为颊，上壁为腭，下壁为口腔底。向前经口裂通外界，向后经咽峡与咽相通。口腔内有牙、舌等器官。口腔借上、下牙弓分为口腔前庭和固有口腔两部分。

【知识拓展】

当上、下牙列咬合时，口腔前庭与固有口腔仍可经第 3 磨牙后方相通，临床某些患者牙关紧闭时，可经此处急救插管或灌药。

（一）口唇和颊

口唇分为上、下唇，两唇间的裂隙为口裂，左、右结合处称口角。口唇游离缘是皮肤和黏膜的移行处称唇红，呈红色，当缺氧时则呈绛紫色，临床称为发绀。上唇外面两侧以弧形的鼻唇沟与颊分界。在上唇外面正中有一纵行浅沟称为人中，为人类所特有，昏迷患者急救时常在此处进行指压或针刺。

颊是口腔的两侧壁，并构成颜面的一部分。

（二）腭

腭（palate）是口腔的顶，分隔鼻腔与口腔。前 2/3 以骨腭为基础，表面覆盖黏膜，称硬腭；后 1/3 以肌和肌腱为主，覆以黏膜，称软腭。软腭后部斜向后下方称腭帆，其后缘游离，正中部有一向下突起称腭垂（悬雍垂）。自腭帆两侧向下分别形成两条弓形的黏膜皱襞，前方一对为腭舌弓，延续于舌根外侧;后方一对为**腭咽弓**,延至咽侧壁。

腭垂、腭帆游离缘、两侧腭舌弓及舌根共同围成**咽峡**(isthmus of fauces),它是口腔和咽的分界(图 4-8)。

考点提示 咽峡的构成。

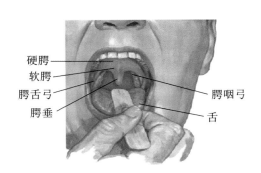

图 4-8 口腔及咽峡

(三)牙

牙(teeth)是人体内最坚硬的器官,镶嵌于上、下颌骨的牙槽内。作用是咀嚼食物和辅助发音等。

1. 牙的种类和排列(图 4-9、图 4-10) 人的一生中,先后有两套牙发生,第一套牙称**乳牙**,第二套牙称**恒牙**。乳牙分为切牙、尖牙和磨牙三类,共 20 颗;恒牙分为切牙、尖牙、前磨牙和磨牙四类,共 32 颗(表 4-1)。

表 4-1 牙的萌出和脱落时间表

乳牙			恒牙	
名称	萌出时间	脱落时间	名称	萌出时间
乳中切牙	6～8 个月	6 岁	中切牙	6～8 岁
乳侧切牙	6～10 个月	8 岁	侧切牙	7～9 岁
乳尖牙	16～20 个月	12 岁	尖牙	9～12 岁
			第 1 前磨牙	10～12 岁
第一乳磨牙	12～16 个月	10 岁	第 2 前磨牙	10～12 岁
			第 1 磨牙	6～7 岁
第二乳磨牙	20～30 个月	11～12 岁	第 2 磨牙	11～13 岁
			第 3 磨牙	17～25 岁或更迟

临床上为了记录牙的位置,以被检查者的方位为准,以"十"记号划分 4 区,并以罗马数字 Ⅰ～Ⅴ 表示乳牙,用阿拉伯数字 1～8 表示恒牙(图 4-9、图 4-10),如"6"表示左上颌第 1 恒磨牙。

2. 牙的形态和构造 每个牙在形态上均可分为牙冠、牙颈和牙根三部分(图 4-11)。暴露于口腔内的称**牙冠**,嵌于牙槽内的称**牙根**,牙冠与牙根交界部分称**牙颈**。

牙由**牙质**、**釉质**、**牙骨质**和**牙髓**构成。牙质构成牙的大部分,呈淡黄色。在牙冠部的牙质表面覆有坚硬洁白的釉质,在牙颈和牙根部的牙质外面包有牙骨质。牙内有一空腔,称**牙腔**,腔内容纳牙髓。牙髓由神经、血管和结缔组织共同构成,发炎时常引起剧烈疼痛。牙腔下部位于牙根内的细管,称牙根管,尖端称根尖孔,是神经和血管进入牙腔的部位。

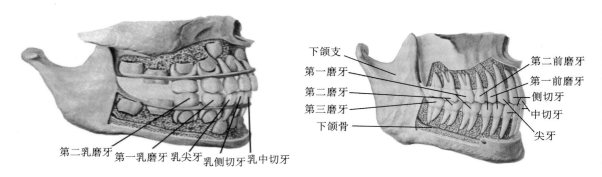

| 图 4-9　乳牙 | 图 4-10　恒牙 |

牙周组织包括牙周膜、牙槽骨和牙龈三部分,对牙起保护、固定和支持作用。

考点提示　牙的形态、结构、分类及牙式。

(四)舌

舌(tongue)邻近口腔底,是肌性器官,表面覆有黏膜。具有协助咀嚼,吞咽食物,感受味觉及辅助发音等功能。

1. 舌的形态　舌分舌尖、舌体和舌根三部分(图 4-12)。舌前 2/3 称舌体,后 1/3 称舌根,两者以向前开放的"V"形的界沟为界。舌体的前端称舌尖。舌有上、下两面,上面称舌背。

2. 舌黏膜　呈淡红色,覆于舌的表面。在舌背黏膜上有许多小突起,称舌乳头,按形态分为四种(图 4-12)。

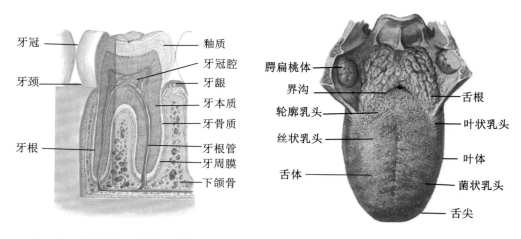

图 4-11　牙的形态与构造(冠状切面)　　　图 4-12　舌(背面)

(1)丝状乳头:数量最多,体积最小,呈白色丝绒状,具有一般感觉功能。

(2)菌状乳头:体积较大,呈鲜红色,散在于丝状乳头之间。

(3)轮廓乳头:最大,排列于界沟前方,7~11 个,其中央隆起,周围有环状沟。

(4)叶状乳头:在人类已退化。

除丝状乳头外,其他舌乳头均含有味觉感受器,称味蕾,能感受甜、酸、苦、咸等味觉刺激。

【知识拓展】

　　舌的丝状乳头浅层的上皮细胞不断角化脱落,脱落的上皮细胞与唾液、食物残渣、细菌等混合在一起,附着于舌黏膜表面,形成白色舌苔,它的色泽、厚薄可反映人体健康与疾病状况。

舌背根部的黏膜表面,可见由淋巴组织组成的大小不等的丘状突起,称舌扁桃体。

舌下面的黏膜在舌的中线上,有一条连于口腔底的黏膜皱襞,称舌系带。在舌系带根部的两侧有一对小圆形隆起,称舌下阜。由舌下阜向后外侧延续成带状皱襞,称舌下襞,其深面藏有舌下腺(图 4-13)。

3. 舌肌　为骨骼肌,分为舌内肌和舌外肌。舌内肌的起、止点均在舌内,其肌纤维分纵行、横行和垂直 3 种,收缩时改变舌的外形。舌外肌起自舌外,止于舌内,共有 4 对,收缩时可改变舌的位置。其中颏舌肌在临床上较重要,起自下颌骨的颏棘,肌纤维呈扇状进入舌内,止于舌中线两侧。两侧颏舌肌同时收缩,舌前伸;一侧收缩时,使舌尖伸向对侧。如一侧颏舌肌瘫痪,伸舌时健侧颏舌肌收缩使舌外伸,而患侧颏舌肌不能收缩,故使舌尖歪向瘫痪侧。

（五）涎腺

涎腺(oral glands)又称唾液腺,分泌唾液。可分大、小二种,小涎腺数目多,如唇腺、颊腺、腭腺等,大涎腺有 3 对(图 4-14)。

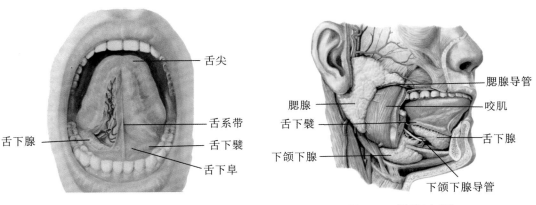

图 4-13　舌（下面）　　　　图 4-14　涎腺（右侧）

1. 腮腺(parotid gland)　是最大的一对,呈不规则的三角形,位于耳郭的前下方,上达颧弓,下至下颌角附近。腮腺管自腮腺前缘发出,在颧弓下方一横指处,横过咬肌表面,穿颊肌,开口于平对上颌第 2 磨牙的颊黏膜处。

2. 下颌下腺(submandibular gland)　呈卵圆形,位于下颌骨体内面的下颌下腺窝内,开口于舌下阜。

3. 舌下腺(sublingual gland)　为最小的一对,位于口腔底舌下襞深面,开口于舌下襞和舌下阜。

考点提示　唾液腺的位置和开口部位。

三、咽

咽（pharynx）是一个上宽下窄、前后略扁的漏斗形肌性管道，长约 12 cm。位于第 1～6 颈椎的前方，上起颅底，下达第 6 颈椎下缘移行于食管。咽是消化道与呼吸道的共同通道，以软腭与会厌上缘为界，分为鼻咽、口咽和喉咽（图 4-15）。

（一）鼻咽

鼻咽位于鼻腔的后方，颅底与软腭之间，向前经鼻后孔与鼻腔相通。在鼻咽的两侧壁上正对下鼻甲后方约 1 cm 处，各有一个咽鼓管咽口，借咽鼓管通中耳鼓室。该口的前、上和后方有明显的弧形隆起，称咽鼓管圆枕，它是寻找咽鼓管咽口的标志。咽鼓管圆枕的后上方有一纵行深窝，称咽隐窝，是鼻咽癌的好发部位。

鼻咽上壁后部的黏膜内有丰富的淋巴组织，称咽扁桃体，幼儿时期较发达，后逐渐萎缩退化。

（二）口咽

口咽位于口腔的后方，软腭与会厌上缘之间，上续鼻咽，下通喉咽，向前经咽峡通口腔。口咽外侧壁前部，位于腭舌弓与腭咽弓之间的凹陷称扁桃体窝，容纳腭扁桃体（图 4-15、图 4-16）。腭扁桃体呈椭圆形，主要由淋巴组织构成，表面覆盖黏膜；其内侧面朝向咽腔，黏膜内陷形成许多个小凹陷，称扁桃体小窝，细菌易在此繁殖。

咽扁桃体、腭扁桃体和舌扁桃体等共同构成咽淋巴环，对消化道和呼吸道具有防御功能。

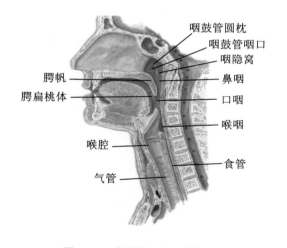

图 4-15　头颈部正中矢状切面

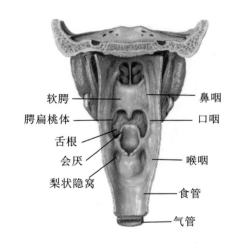

图 4-16　咽腔（后壁切开）

（三）喉咽

喉咽位于喉的后方，上起会厌上缘，下至第 6 颈椎体下缘平面与食管相续，向前经喉口通喉腔。在喉口两侧各有一个深窝，称梨状隐窝（piriform recess），常为异物滞留之处（图 4-16）。

考点提示　咽的形态、位置、分部及主要结构。

四、食管

（一）食管的形态、位置和分部

食管（esophagus）为前后扁窄的肌性管道，全长约 25 cm。上端于第 6 颈椎体下缘平面与咽相续，下行穿过膈的食管裂孔，下端约于第 11 胸椎体左侧与胃连接。按其行程可分为颈部、胸部和腹部三部（图 4-17），颈部长约 5 cm，胸部长 18～20 cm，腹部长 1～2 cm。

（二）食管的狭窄

食管有 3 个生理性狭窄：第 1 狭窄为食管的起始处，距中切牙约 15 cm；第 2 狭窄在食管与左主支气管交叉处，距中切牙约 25 cm；第 3 狭窄为食管穿过膈的食管裂孔处，距中切牙约 40 cm。上述狭窄是食管异物易滞留和食管癌的好发部位。临床上进行食管内插管时，要注意这 3 个狭窄（图 4-17）。

（三）食管的微细结构

食管腔面有纵行皱襞，当食物通过时，管腔扩大，皱襞展平而消失。食管壁结构特点如下（图 4-18）。

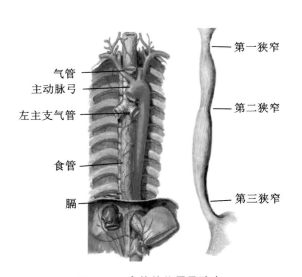

图 4-17 食管的位置及狭窄

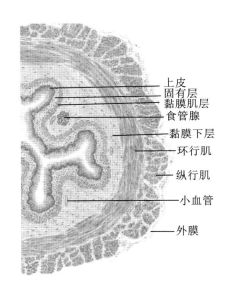

图 4-18 食管壁的微细结构

1. 黏膜　为复层扁平上皮，具有保护功能。
2. 黏膜下层　含有较多食管腺，分泌黏液，润滑食管壁，使食物团易于下行。
3. 肌层　食管上段为骨骼肌，下段为平滑肌，中段由骨骼肌和平滑肌混合而成。
4. 外膜　为纤维膜。

考点提示　食管的位置、分部、三个狭窄及临床意义。

五、胃

胃（stomach）是消化管中最膨大的部分，上接食管，下续十二指肠。成人胃的容量约 1 500 ml。胃除有容纳食物、分泌胃液的作用外，还有内分泌功能。

（一）胃的形态和分部

胃有两口,两壁和两缘(图 4-19)。两口:胃的入口称贲门(cardia),接食管;出口称幽门(pylorus),续十二指肠。两壁:即胃前壁和后壁。两缘:上缘凹而短,朝向右上方,称胃小弯,其最低处有一切迹,称角切迹;下缘凸而长,朝向左下方,称胃大弯。

胃分为 4 部:贲门部、胃底、胃体和幽门部。位于贲门附近的部分称贲门部;贲门左侧,高出贲门平面以上的部分称胃底;胃的中间部分称胃体;位于角切迹与幽门之间的部分称幽门部。在幽门部的大弯侧有一不太明显的浅沟,将幽门部分为左侧的幽门窦和右侧的幽门管。临床上所称的"胃窦"即幽门窦,或是包括幽门窦在内的幽门部。胃溃疡和胃癌多发生于胃的幽门窦近胃小弯处。

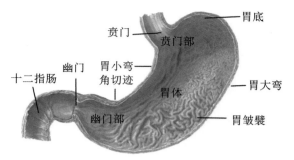

图 4-19　胃的形态和分部

（二）胃的位置和毗邻

胃的位置常因体型、体位和充盈程度不同而有较大变化。通常,胃在中等充盈时,大部分位于左季肋区,小部分位于腹上区。贲门位于第 11 胸椎体左侧,幽门在第 1 腰椎体右侧。

胃前壁右侧与肝左叶相邻;左侧与膈相邻,并被左肋弓所遮盖;中间部分位于剑突下方,直接与腹前壁相贴,该处是临床上胃的触诊部位。胃后壁与胰、横结肠、左肾和左肾上腺相邻。胃底与膈、脾相邻。

考点提示　胃的形态、分部及位置。

（三）胃壁的微细结构

胃壁分黏膜、黏膜下层、肌层、外膜 4 层(图 4-20)。

1. 黏膜　活体胃黏膜柔软,血管丰富,呈红色,空虚时形成许多皱襞,充盈时几乎消失。胃黏膜表面还有许多针孔状小窝,称胃小凹,是上皮凹陷入固有层所形成,每个胃小凹底部有胃腺开口。

（1）上皮:为单层柱状上皮。上皮细胞分泌黏液,覆盖于上皮表面,形成一层胃黏膜屏障,能防止胃酸及胃蛋白酶对胃黏膜的自身消化。

（2）固有层:固有层内含有大量管状腺,称胃腺。根据分布部位和结构的不同,胃腺可分为胃底腺、贲门腺和幽门腺。

1）胃底腺:分布于胃底及胃体,是胃黏膜中数量最多,功能最重要的腺体。胃底腺由壁细胞、主细胞、颈黏液细胞、内分泌细胞和未分化细胞构成,其中以前 2 种细胞为主。

壁细胞(parietal cell)又称盐酸细胞,分布在腺的上半部。此细胞体积大,多呈圆锥形,核圆,位于中央,细胞质嗜酸性(图 4-21)。壁细胞分泌盐酸和内因子:盐酸能激活胃蛋白酶原,使之变成胃蛋白酶,并有杀菌作用;内因子能促进回肠吸收维生素 B_{12} 入血而供

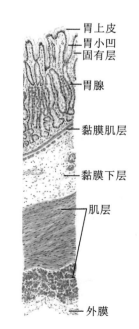

图 4-20　胃壁微细结构
模式图（纵切）

红细胞生成所需。

主细胞(chief cell)又称胃酶细胞,数量最多,多位于腺的下半部。细胞呈柱状,核圆形,靠近基底部,细胞质嗜碱性,顶部充满酶原颗粒(图 4-22)。主细胞分泌胃蛋白酶原,经盐酸激活后成为有活性的胃蛋白酶,可消化蛋白质。

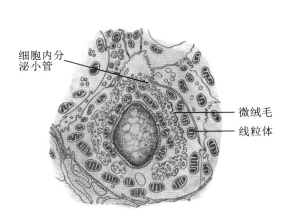

图 4-21　壁细胞超微结构模式图　　　　图 4-22　主细胞超微结构模式图

颈黏液细胞较少,位于腺的顶部,常呈楔形夹在其他细胞之间。其核扁圆,位于基底部,细胞质内有黏原颗粒。此细胞分泌黏液,参与胃黏膜表面黏液层的形成。

内分泌细胞分泌组胺和生长抑素,主要作用于壁细胞而影响其功能。

未分化细胞可分化成胃黏膜的上皮细胞或其他胃底腺细胞。

2)贲门腺:分布于贲门部,为黏液性腺,主要分泌黏液。

3)幽门腺:分布于幽门部,主要分泌黏液和胃泌素。

(3)黏膜肌层:由内环行、外纵行两薄层平滑肌组成。

2.黏膜下层　为较致密的结缔组织,内含较粗的血管、淋巴管和神经。

3.肌层　较厚,一般由内斜行、中环行、外纵行三层平滑肌构成。其环行肌在贲门和幽门部增厚,分别形成贲门括约肌和幽门括约肌。

4.外膜　为浆膜。

考点提示　胃底腺的细胞种类及功能。

六、小肠

小肠(small intestine)是消化管中最长的一段,成人长 5～7m,是消化吸收食物的主要部位,并具有某些内分泌功能。上端起于幽门,下端连盲肠,分十二指肠、空肠和回肠三部分。

(一)十二指肠

十二指肠(duodenum)介于胃与空肠之间,长约 25 cm,呈"C"形包绕胰头,分为上部、降部、水平部和升部 4 部(图 4-23)。

1.上部　起自胃的幽门,水平行向右后方,至肝门下方急转向下,移行为降部,转折处称十二指肠上曲。上部与幽门相连接的一段肠管,长约 2.5 cm,肠壁薄,管径大,黏膜光滑无环行皱襞,称十二指肠球,是十二指肠溃疡的好发部位。

2.降部　起自十二指肠上曲,垂直下行于第 1～3 腰椎体和胰右侧,至第 3 腰椎水平,弯向左行,续接水平部,转折处称十二指肠下曲。降部黏膜形成发达的环行皱襞,在其中部后内侧壁上有一纵行皱襞,下端的圆形隆起称十二指肠大乳头,是肝胰壶腹的开口处,它距中切牙约 75 cm。

3. 水平部　又称下部,起自十二指肠下曲,向左横行至第 3 腰椎体左侧,移行于升部。

4. 升部　最短,起自水平部末端,斜向左上方,至第 2 腰椎体左侧急转向前下方,形成十二指肠空肠曲,移行于空肠。

十二指肠空肠曲被十二指肠悬肌连于右膈脚上。十二指肠悬肌和包绕于其表面的腹膜皱襞共同构成十二指肠悬韧带,临床上称为 Treitz 韧带,是手术中确认空肠起始的重要标志。

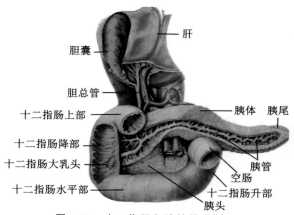

图 4-23　十二指肠和胰的前面观

考点提示　十二指肠分部及结构特点。

(二)空肠和回肠

空肠(jejunum)和回肠(ileum)在腹腔内迂曲盘旋形成肠袢。空肠上端起自十二指肠空肠曲,回肠下端接盲肠。空、回肠的形态结构不完全一致,但变化是逐渐发生的,故二者之间无明显界线,一般空肠占空回肠全长近侧的 2/5,回肠占远侧的 3/5。空肠位于左上腹,管径较粗,管壁较厚,血管较多,颜色较红,肠系膜内血管弓少,黏膜环行皱襞密而高,有散在的孤立淋巴滤泡。回肠位于右下腹,管径较细,管壁较薄,血管较少,颜色较淡,环行皱襞疏而低,肠系膜内血管弓多,除有孤立淋巴滤泡外,还有集合淋巴滤泡(图 4-24、表 4-2)。

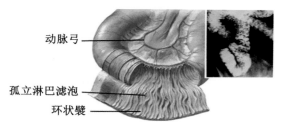

（1）空肠　　　　　　　　　　　　　（2）回肠

图 4-24　空、回肠的比较

表 4-2　空肠与回肠的区别

	空肠	回肠
位　置	左上腹	右下腹
长　度	占全长的 2/5	占全长的 3/5
管　腔	较粗	较细
管　壁	较厚	较薄
颜　色	较红	较淡
环行皱襞	密而高	疏而低
淋巴滤泡	孤立	集合、孤立
血管弓	少,1～2 级弓	多,3～4 级弓

【知识拓展】
　　约 2% 的成人，在回肠末端 0.3～1m 范围的回肠壁上，有一囊状突起，自肠壁向外突出，称 Meckel 憩室，是胚胎时期卵黄蒂的遗迹。Meckel 憩室易发炎或合并溃疡穿孔，因其位置靠近阑尾，故症状与阑尾炎相似。

（三）小肠的微细结构特点

　　小肠壁也由黏膜、黏膜下层、肌层和浆膜 4 层构成。小肠的结构特点主要表现在黏膜，管壁有环行皱襞，黏膜有绒毛，上皮细胞游离面有发达的微绒毛，三者使小肠的表面积扩大约 600 倍，有利于小肠的吸收功能。绒毛根部的上皮下陷至固有层，形成管状的肠腺，直接开口于肠腔（图 4-25）。

　　1. 皱襞　除十二指肠起始处和回肠末端较光滑外，其余小肠腔面的皱襞多为环行或半环行皱襞。由黏膜和黏膜下层共同突入管腔内形成。

　　2. 绒毛　小肠黏膜表面有很多细小的指状突起，称绒毛，长 0.5～1.5 mm，由上皮和固有层向肠腔突起而成（图 4-25、图 4-26）。

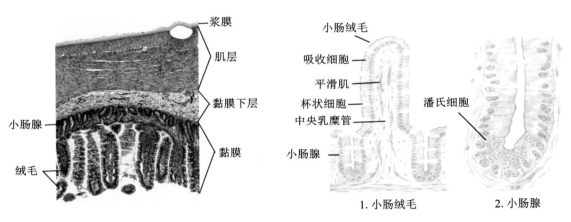

图 4-25　小肠壁光镜结构图　　　　图 4-26　小肠绒毛与肠腺模式图

　　（1）上皮：为单层柱状上皮。由吸收细胞、杯状细胞和少量内分泌细胞组成。

　　1）吸收细胞：又称柱状细胞，数量最多，约占小肠上皮细胞的 90%。细胞呈高柱状，核椭圆形，位于基底部，细胞游离面有明显的纹状缘，是由密集且排列整齐的微绒毛构成，可使细胞游离面的表面积扩大约 30 倍。

　　2）杯状细胞：散在于吸收细胞之间，分泌黏液，有润滑和保护作用。从十二指肠至回肠末端，杯状细胞逐渐增多。

　　3）内分泌细胞：分泌激素，可调节消化功能。

　　（2）固有层：含有丰富的毛细血管、毛细淋巴管和少量的平滑肌。绒毛中轴内有 1～2 条纵行的毛细淋巴管，称中央乳糜管，可收集和运送脂肪。中央乳糜管周围有丰富的毛细血管，肠上皮吸收的氨基酸和单糖等经此入血。平滑肌纤维的收缩，有利于血液和淋巴运行。

　　3. 肠腺　构成肠腺的细胞为柱状细胞、杯状细胞、内分泌细胞、潘氏细胞和未分化细胞（图 4-25）。其中柱状细胞分泌多种消化酶；潘氏细胞位于腺底部，呈锥体形，细胞质内含有粗大嗜酸性颗粒，可分泌防御素和溶菌酶，杀灭肠道微生物。

　　4. 小肠的淋巴组织　小肠固有层及黏膜下层中有许多淋巴组织，具有防御功能。尤其是回肠,若干淋巴小结聚集,形成丰富的集合淋巴滤泡(图4-27)。患肠伤寒时,细菌常侵入集合淋巴滤泡,引起局部溃疡,严重时可并发肠穿孔。

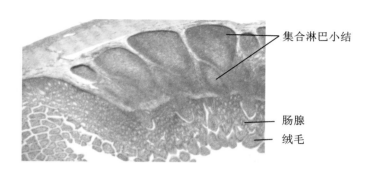

图 4-27　回肠壁光镜结构图

考点提示　小肠壁的结构特点及功能联系。

【知识拓展】

　　有趣的小肠:我们在想象中将小肠翻转,它便成为一棵空心的树,上面长着一层层的"环行树枝"(**皱襞**),树枝上长满细小的枝条(**绒毛**),进一步再分枝就是吸收细胞游离面的**微绒毛**。通过这样的结构,小肠的吸收表面积扩大到 600 倍,达 $200m^2$,多么神奇而聪明啊!

七、大肠

大肠(large intestine)起端接回肠,止于肛门,全长约 1.5m,可分为盲肠、阑尾、结肠、直肠和肛管 5 部分。其功能是吸收水分和无机盐,分泌黏液,将食物残渣形成粪便排出体外。

结肠和盲肠具有 3 种特征性结构,即结肠带、结肠袋和肠脂垂(图4-28)。结肠带有 3 条,由肠壁的纵行肌增厚而成,沿大肠的纵轴平行排列,3 条结肠带均汇集于阑尾根部。结肠袋是由于结肠带较肠管短,使肠管皱缩形成许多向外膨出的囊状突出。肠脂垂为沿结肠带两侧分布的许多脂肪小突起。这 3 个形态特点可作为区别大肠和小肠的标志。

考点提示　大肠与小肠的形态区别。

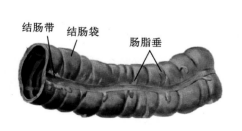

图 4-28　结肠的特征性结构

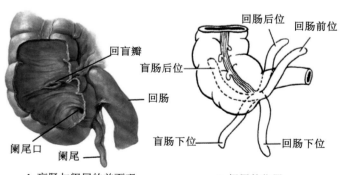

1. 盲肠与阑尾的前面观　　2. 阑尾的位置

图 4-29　盲肠和阑尾

（一）盲肠

盲肠（cecum）是大肠的起始部，一般位于右髂窝内，长 6～8 cm。其下端为盲端，上续升结肠，左接回肠。回肠末端开口于盲肠，开口处有上、下两片半月形的黏膜皱襞，称回盲瓣（图 4-29）。此瓣既可阻止小肠内容物过快地流入盲肠，以便食物在小肠内充分消化吸收，又可防止盲肠内容物逆流到回肠。在回盲瓣下方约 2 cm 处，有阑尾的开口。

（二）阑尾

1. 形态与结构

阑尾（vermiform appendix）是一条细管状器官，形似蚯蚓，一般长 5～7 cm，根部开口于盲肠下端后内侧壁。阑尾末端游离，位置变化多，中国人以回肠下位和盲肠后位多见，其次是盆位。阑尾根部位置较固定，为三条结肠带的汇集点，临床做阑尾手术时，可沿结肠带向下寻找阑尾（图 4-29）。

阑尾根部的体表投影，通常在脐与右髂前上棘连线的中、外 1/3 交点处，称 **McBurney 点**。急性阑尾炎时，此点附近有明显压痛，具有一定的诊断价值。

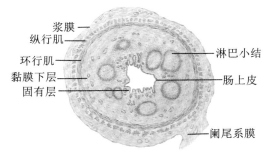

图 4-30　阑尾的微细结构模式图（横切）

浆膜 ——
纵行肌 ——
环行肌 ——
黏膜下层 ——
固有层 ——
—— 淋巴小结
—— 肠上皮
—— 阑尾系膜

2. 微细结构特点

阑尾的管腔狭小而不规则，肠腺短而少，无绒毛，杯状细胞也减少。固有层内有丰富的弥散淋巴组织和淋巴小结，并可侵入黏膜下层而使黏膜肌层不完整。肌层很薄，外覆浆膜（图 4-30）。

考点提示　阑尾的位置、阑尾根部体表投影及远端常见体表投影。

【知识拓展】

急性阑尾炎腹痛特征：多起始于脐周或上腹部，呈阵发性，然后逐渐加重，经数小时后转移并固定在右下腹，呈持续性。据调查，80% 的急性阑尾炎患者具有这种典型的转移性右下腹痛特点。

（三）结肠

1. 结肠的位置与分部

结肠（colon）介于盲肠与直肠之间，整体呈"M"形，包绕于空、回肠周围，可分为升结肠、横结肠、降结肠和乙状结肠 4 部（图 4-31）。

（1）升结肠（ascending colon）：是盲肠的直接延续，沿右侧腹后壁上升，至肝右叶下方，转向左形成结肠右曲，或称肝曲。

（2）横结肠（transverse colon）：起自结肠右曲，向左横行，至脾下方转折向下形成结肠左曲，或称脾曲，续于降结肠。横结肠活动度大，其中间部分下垂。

（3）降结肠（descending colon）：起自结肠左曲，沿左侧腹后壁向下，至左髂嵴处移行为乙状结肠。

（4）乙状结肠（sigmoid colon）：在左髂窝内，呈"乙"字形弯曲，转入盆腔内，至第 3 骶椎平面移行为直肠。乙状结肠活动度较大，易造成扭转。

2. 结肠的微细结构特点

结肠黏膜表面光滑，无绒毛，可见半月形皱襞；固有层内大肠腺排列很密，杯状细胞数量多，分泌大量黏液，有保护黏膜、润滑粪便以利于排出的作用；固有层内还含有淋巴组织，参与局部免疫功能。肌层的纵行肌增厚形成三条结肠带。外膜多为浆膜（图 4-32）。

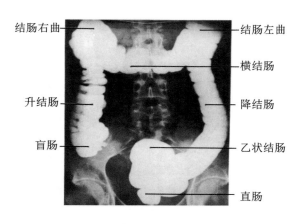

图 4-31　大肠的 X 线

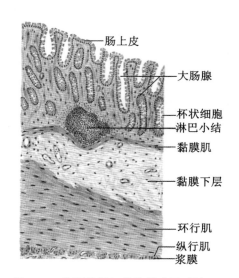

图 4-32　结肠壁微细结构模式图（纵切面）

（四）直肠

直肠（rectum）位于盆腔内，长 10～14 cm，上端在第 3 骶椎前方续接乙状结肠，沿骶、尾骨前面下行，穿过盆膈移行于肛管。直肠并不直，在矢状面上有 2 个弯曲，即骶曲和会阴曲：骶曲凸向后，是直肠上段沿骶尾骨的盆面下降而形成；会阴曲凸向前，是直肠末段绕过尾骨尖弯向后所形成（图 4-33）。临床上进行直肠镜或乙状结肠镜检查时，应注意以上弯曲，以免损伤肠壁。

直肠下端肠腔膨大，称**直肠壶腹**（ampulla of rectum）。直肠腔面有三个直肠横襞，由黏膜及环行肌构成，具有阻挡粪便下移的作用。中间的直肠横襞大而明显，位置恒定，在直肠右侧壁上，距肛门约 7 cm，可作为直肠镜检时的定位标志（图 4-34）。男性直肠的前方有膀胱、前列腺、精囊，女性直肠的前方有子宫及阴道。直肠指诊可触到这些器官。

考点提示　直肠的位置及主要结构。

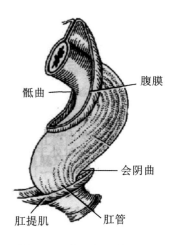

图 4-33　直肠与肛管外形

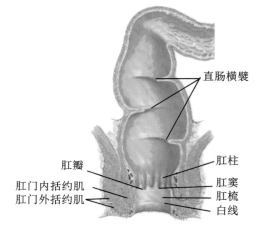

图 4-34　直肠和肛管腔面的形态

（五）肛管

肛管(anal canal)长 3～4 cm,上续直肠,末端终于肛门(anus)。肛管被肛门括约肌所包绕,平时处于收缩关闭状态,有控制排便的作用。

肛管内面(图 3-34)有 6～10 条纵行的黏膜皱襞,称肛柱(anal columns),内有血管和纵行肌。各肛柱下端彼此借半月形黏膜皱襞相连,称肛瓣(anal valves)。每一肛瓣与其相邻的两个肛柱下端形成开口向上的小隐窝,称肛窦(anal sinuses),窦内易积存粪屑而诱发感染。

所有肛柱下端与肛瓣边缘连成一锯齿状环形线,称齿状线(dentate line)。齿状线为黏膜与皮肤的分界线:齿状线以上肛管内表面为黏膜;齿状线以下肛管内表面为皮肤。此外,齿状线上、下肠管在动脉来源、静脉回流、淋巴引流和神经支配上都不相同,具有重要临床意义。

齿状线下方有一宽约 1 cm、光滑的环形区域称肛梳,其下缘有一不太明显的环形线称白线,活体指诊时可触得一环形浅沟,是肛门内、外括约肌的分界处。

肛管周围有肛门内、外括约肌环绕。肛门内括约肌属平滑肌,是肠壁环行肌增厚而成,有协助排便的作用,但无括约肛门作用。肛门外括约肌为骨骼肌,位于肛门内括约肌周围,可分为皮下部、浅部和深部 3 部(图 4-34),其中浅部与深部是控制排便的重要肌束,手术时应防止损伤,以免造成大便失禁。

> **【知识拓展】**
>
> 　　肛管的黏膜和皮下含有丰富的静脉丛,有时可形成静脉曲张,向肛管腔内突起,称为痔。痔发生在齿状线以上称内痔,发生在齿状线以下称外痔,也有跨越齿状线上、下相连的称混合痔。由于神经分布的不同,所以内痔不疼,而外痔疼痛剧烈。

考点提示　肛管内腔的结构及齿状线的构成及意义。

第二节　消　化　腺

消化腺除分散于消化管壁内的小消化腺外,还有位于消化管壁之外的大消化腺,如 3 对大涎腺、胰腺和肝。

一、肝

肝(liver)是人体最大的消化腺,我国成人肝的平均重量男性为 1 300 g,女性为 1 220 g。肝具有分泌胆汁,参与代谢,贮存糖原,解毒和吞噬防御等功能。

（一）肝的形态

肝的血管十分丰富,故活体肝呈红褐色,质软而脆,易因暴力而破裂出血。肝呈楔形,可分为上、下两面和前后两缘。

肝上面隆凸,贴于膈下,故又称膈面(图 4-35)。膈面的前部借矢状位的镰状韧带分为肝右叶和肝左叶;膈面的后部没有腹膜被覆的部分称裸区。

肝下面凹凸不平,与腹腔脏器邻接,又称脏面(图 4-36)。脏面中部有一近似"H"形的沟,由左、右纵沟和横沟构成。横沟位于脏面正中,称为肝门(portis hepatic),是肝管、肝固有动脉、肝门静脉、神经和淋巴管等出入之处。出入肝门的这些结构被结缔组织包绕,构成肝蒂。左纵沟的前部有肝圆韧带,是胎儿时期脐静脉闭锁后的遗迹;后部有静脉韧带,是胎儿时期静脉导管的遗迹。右纵沟的前部为一浅窝,称胆囊窝,容纳胆囊;后部为腔静脉沟,有下腔静脉经过。在腔静脉沟的上端处,肝静脉出肝后立即注入下腔静脉,故临床上常称此处为第 2 肝门。肝的脏面借"H"形沟分为四叶:左纵沟左侧为左叶,右纵沟右侧为右叶,左、右纵沟之间的横沟前方为方叶,横沟后方为尾状叶。

肝前缘(也称下缘)是肝的膈面与脏面的分界线,薄而锐利。肝后缘钝圆,朝向脊柱。

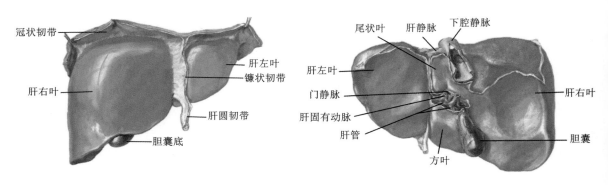

图 4-35　肝的膈面　　　　　　　　图 4-36　肝的脏面

(二)肝的位置与毗邻

肝大部分位于右季肋区及腹上区,小部分位于左季肋区。肝上界与膈穹隆一致,即在右锁骨中线平第 5 肋,前正中线平胸骨体下端,左锁骨中线平第 5 肋间隙。肝下界即肝下缘,右侧与右肋弓一致,中部超出剑突下约 3 cm。因此,成人在在体检时,右肋弓下缘不应触到肝。但 7 岁以前的儿童,肝下界可超过右肋弓下缘,但不超过 2 cm。肝随呼吸运动上下移动,平静呼吸时,肝上下移动范围为 2~3 cm。

肝的上面为膈,膈上有右侧胸膜腔、右肺及心。肝的脏面中,肝右叶下面从前向后依次邻接结肠右曲、十二指肠、右肾和右肾上腺;肝左叶下面与胃前壁相邻,后上方邻接食管的腹部。

考点提示　肝脏的形态特点、结构及位置。

(三)肝的微细结构

肝表面覆以致密结缔组织被膜,在肝门处结缔组织随肝管、血管和神经的分支伸入肝内,将肝实质分成许多肝小叶(图 4-37)。肝小叶之间各种管道密集的部位为门管区。

1. 肝小叶(hepatic lobule)　是肝的基本结构和功能单位,呈多面棱柱体,高约 2 mm,宽约 1 mm,成人肝有 50 万~100 万个肝小叶。人的肝小叶之间结缔组织较少,故小叶分界不清,常连成一片。每个肝小叶中央有一条中央静脉,肝板、肝血窦、窦周隙和胆小管以中央静脉为中轴,向周围呈放射状排列,共同构成肝小叶的复杂立体结构(图 4-37、图 4-38)。

(1)中央静脉:位于肝小叶中央,管壁不完整,上面有通向肝血窦的许多开口。

(2)肝板:肝细胞单层排列,形成有孔的板状结构,称肝板。肝板以中央静脉为中心,呈放射状排列,相邻肝板吻合连接成网状。在肝切片中,肝板呈索状,故又称肝索。

肝细胞(hepatocyte)是构成肝实质的主要成分。肝细胞呈多面体形,直径 20~30 μm,核大而圆,位于细胞中央,核仁明显,可见双核。电镜下,肝细胞质内含有丰富的各种细胞器,这与肝细胞功能的多样性有关:粗面内质网和核糖体能合成多种血浆蛋白质;滑面内质网能合成胆汁,参与脂类、糖和激素的代谢;高尔基复合体与肝细胞的分泌活动有密切关系。此外,肝细胞还富含线粒体、溶酶体、过氧化物酶以及糖原、脂滴等内含物。

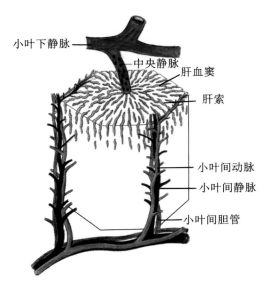

图 4-37　肝小叶模式图

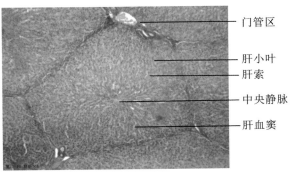

图 4-38　肝小叶与门管区微细结构(低倍)

(3)肝血窦:是位于肝板之间的不规则腔隙,互相通连成网状管道(图 4-39)。肝血窦壁主要由内皮细胞围成,有孔,通透性大。血液从肝小叶的周边经肝血窦缓慢流向中央,血浆与肝细胞得以充分的物质交换,后汇入中央静脉。肝血窦内还有散在的肝巨噬细胞,又称 Kupffer 细胞,体积较大,形状不规则,可吞噬血液中的异物和衰老的红细胞。

(4)窦周隙:又称 Disse 腔,是肝血窦内皮细胞与肝细胞之间的狭小间隙,宽约 0.4 μm。光镜下难以辨认,电镜下可见窦周隙内充满从肝血窦内渗出来的血浆,肝细胞的微绒毛伸入并浸泡其中(图 4-40)。窦周隙是肝细胞与血液之间进行物质交换的场所。

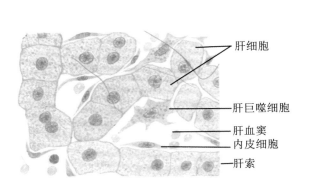

图 4-39　肝索与肝血窦模式图

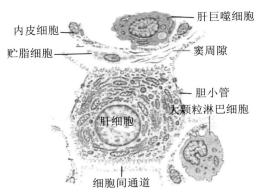

图 4-40　肝索、肝血窦、窦周隙和胆小管关系模式图

窦周隙内还有散在的贮脂细胞,形状不规则,胞质内有大小不等的脂滴,其主要功能是贮存脂肪和维生素 A。

(5)胆小管:是相邻两个肝细胞膜局部内陷形成的微细小管(图 4-41),在肝板内连接成网,然后出肝小叶汇集成小叶间胆管。胆小管周围的相邻肝细胞膜形成紧密连接,封闭胆小管腔(图

4-41),防止胆汁外溢入窦周隙。当患黄疸性肝炎或胆道阻塞时,紧密连接破裂,胆汁溢入窦周隙,进入血液循环,形成黄疸。

【知识拓展】
　　每个肝细胞都有三种不同的面:即与窦周隙相邻的血窦面,形成胆小管的胆小管面,以及相邻肝细胞的连接面。肝细胞通过这些不同的邻接面实现其多种多样的功能。

　　2. 门管区　相邻的肝小叶之间呈三角形或椭圆形的结缔组织小区,称门管区,其内有小叶间动脉、小叶间静脉和小叶间胆管(图 4-42)。小叶间动脉是肝动脉的分支,管腔小、管壁厚;小叶间静脉是门静脉的属支,管腔较大而不规则,管壁薄。小叶间胆管管壁为单层立方上皮,它们向肝门方向汇集,最后形成左、右肝管出肝。

考点提示　肝小叶的结构组成;肝门管区的概念。

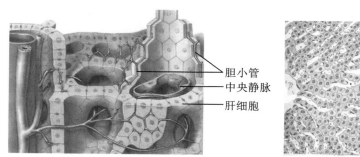
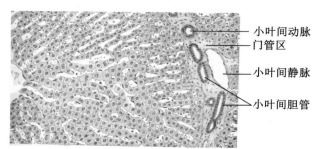

图 4-41　胆小管模式图　　　　　　　　图 4-42　肝门管区微细结构模式图

(四)肝内的血液循环

　　肝有 2 套血管。门静脉是肝的功能性血管,它将胃肠吸收的营养物质送入肝内供肝细胞代谢和转化;肝固有动脉血含氧量高,所以是肝的营养性血管。血液在肝内循环途径如下:

门静脉→小叶间静脉
　　　　　　　　　　　　→肝血窦→中央静脉→小叶下静脉→肝静脉→下腔静脉
肝固有动脉→小叶间动脉

考点提示　肝内血液循环途径。

(五)胆囊和输胆管道

　　1. 胆囊(gallbladder)　为贮存和浓缩胆汁的器官,呈长梨形,容量 40～60 ml。位于肝的胆囊窝内,上面借结缔组织与肝相连,易于分离。

　　胆囊可分为底、体、颈、管 4 部分(图 4-43):前端钝圆称胆囊底,中间称胆囊体,后端变细称胆囊颈,颈移行于胆囊管。胆囊底常在肝前缘露出,贴近腹前壁,胆囊底的体表投影在右锁骨中线与右肋弓交点附近,胆囊炎时此处有压痛。胆囊内面衬有黏膜,其中胆囊颈和胆囊管的黏膜形成螺旋襞,可控制胆汁的进出。

　　胆囊管、肝总管和肝的脏面围成的三角形区域称胆囊三角(Calot 三角),内常有胆囊动脉通过,是胆囊手术中寻找胆囊动脉的标志(图 4-44)。

　　2. 输胆管道　简称胆道,是将肝细胞分泌的胆汁输送到十二指肠的管道,可分为肝内和肝外两部分。肝内部分包括胆小管和小叶间胆管,肝外部分由左、右肝管、肝总管和胆总管构成。肝内胆小管先合成小叶间胆管,再逐渐汇合形成左、右肝管,出肝门后合成肝总管,肝总管下行与胆囊管汇合成胆总管。

胆总管(common bile duct)长 4～8 cm，直径 0.3～0.6 cm，在肝十二指肠韧带内下降，经十二指肠上部的后方，下行至胰头与十二指肠降部之间，斜穿十二指肠降部的后内侧壁，在此处与胰管汇合形成膨大的肝胰壶腹(Vater 壶腹)，开口于十二指肠大乳头。肝胰壶腹周围有增厚的环行平滑肌，称肝胰壶腹括约肌(Oddi 括约肌)，可控制胆汁和胰液的排出。

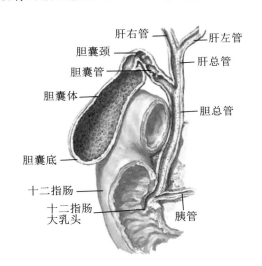

图 4-43　胆囊及肝外胆道

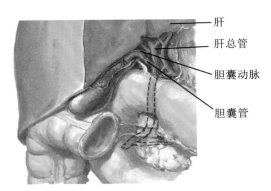

图 4-44　胆囊三角(calot 三角)

胆汁的分泌和排出途径如下：

肝细胞分泌胆汁→胆小管→小叶间胆管→左、右肝管→肝总管━━→胆总管→十二指肠
　　　　　　　　　　　　　　　　　　　　　　　　　┃
　　　　　　　　　　　　　　　　　　　　　　　　胆囊

考点提示　肝外胆管的构成及结构特点；胆囊的位置、形态及胆囊底的体表投影；胆汁的产生及排出途径。

二、胰

胰(pancreas)是人体第二大消化腺，有内、外两个分泌部。内分泌部即胰岛，主要分泌激素，参与调节糖代谢；外分泌部分泌胰液，内含多种消化酶。

(一)胰的位置、形态及分部

胰位于腹上区和左季肋区，横贴腹后壁，平对第 1～2 腰椎体。胰呈长条形，质软，色灰红，全长 17～20 cm，重 82～117 g。分头、体、尾 3 部分：胰头较膨大，在第 2 腰椎体右侧，被十二指肠围绕；胰体位于胰头和胰尾之间，占胰的大部分；胰尾向左上方伸向脾门。胰的实质内，有一条自胰尾向胰头，贯穿胰的全长的管道，称胰管，它最后与胆总管汇合成肝胰壶腹，开口于十二指肠大乳头。

由于胰的位置较深，前方有胃、横结肠和大网膜等遮盖，故胰病变时，早期腹壁体征常不明显，从而增加了诊断的难度。

考点提示　胰的位置、形态及分部。

（二）胰的微细结构

胰表面有薄层结缔组织被膜，结缔组织伸入胰内，将实质分隔成许多小叶。胰实质由外分泌部和内分泌部构成（图4-45）。

1. 外分泌部　外分泌部占胰的大部分，由腺泡和导管组成。腺泡由浆液性腺细胞组成，该细胞呈锥体形，核圆形，位于基底部，能分泌多种消化酶。导管起始于腺泡腔，管壁为单层扁平或立方上皮，逐级汇合形成胰管。腺泡分泌消化酶，导管将其排出。

2. 内分泌部　即胰岛（pancreas islet），是由内分泌细胞组成的细胞团，散在于腺泡之间。胰岛细胞主要有4种。

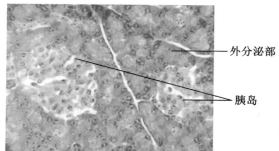

图4-45　胰腺微细结构

（1）A细胞：约占胰岛细胞总数的20%，分布于胰岛外周部。分泌胰高血糖素，能促进糖原分解，使血糖升高。

（2）B细胞：数量多，约占胰岛细胞总数的70%，多位于胰岛中央部。分泌胰岛素，促进血糖合成糖原，使血糖降低。

（3）D细胞：约占胰岛细胞总数的5%，分泌生长抑素，可调节A、B细胞的分泌功能。

（4）PP细胞：最少，分泌胰多肽，有抑制胃肠运动、胰液分泌及胆囊收缩等作用。

考点提示　胰岛中的各种细胞组成及功能。

【知识拓展】

1. 急性胰腺炎　常见的急腹症。是消化酶被激活后对胰腺和周围组织自身消化所引起的急性炎症。临床上分为轻型急性胰腺炎和重症急性胰腺炎，前者预后良好；后者病情危重并发症多，病死率高。

2. 糖尿病　是由于胰岛素分泌缺陷和（或）作用障碍所致的以高血糖为特征的代谢性疾病。从胰岛B细胞合成和分泌胰岛素，经血循环到达各组织器官的靶细胞，与特异受体结合，引发细胞内物质代谢的效应，在这整个过程中任何一个环节发生变异，均可导致糖尿病的发生。

第三节　腹　　膜

一、腹膜与腹膜腔

腹膜（peritoneum）为覆盖于腹、盆腔壁内面和腹、盆腔脏器表面的一层薄而光滑的浆膜，由间皮和少量结缔组织构成，呈半透明状。

衬于腹、盆腔壁内的腹膜称为壁腹膜（parietal peritoneum），覆盖于腹、盆腔脏器表面的腹膜称为脏腹膜（visceral peritoneum）。壁腹膜和脏腹膜相互延续、移行，共同围成不规则的潜在性腔隙，称为腹膜腔（peritoneal cavity）。男性腹膜腔为一封闭的腔隙；女性腹膜腔则借输卵管腹腔口，经输卵管、子宫、阴道与外界相通（图4-46）。

　　腹腔和腹膜腔在解剖学上是两个不相同的概念。腹腔是指骨盆上口以上,由腹壁和膈围成的腔;而腹膜腔则指脏腹膜和壁腹膜之间的潜在性腔隙,腔内仅含少量浆液。实际上,腹膜腔是套在腹腔之内的。

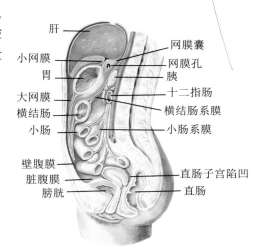

图 4-46　腹盆部正中矢状切面(女性)示意图

【知识拓展】

　　腹膜具有分泌、吸收、支持、修复和防御等功能:①分泌少量浆液,起润滑和减少脏器间摩擦的作用。②支持和固定脏器。③吸收腹膜腔内的液体和空气等,上腹部腹膜吸收能力比下腹部的强,所以腹腔炎症或手术后的患者多采取半卧位,使有害液体流至下腹部,减缓腹膜对其的吸收。④防御功能:腹膜和腹膜腔内浆液中含有大量的巨噬细胞,可吞噬细菌和有害物质。⑤腹膜有较强的修复和再生能力,所分泌的浆液可促进伤口的愈合。但若手术操作粗暴,或腹膜在空气中暴露时间过久,也可造成肠袢纤维性粘连等后遗症。

考点提示　腹膜和腹膜腔的概念。

二、腹膜与脏器的关系

　　根据脏器被腹膜覆盖的范围大小,可将腹、盆腔脏器分为三类,即腹膜内位、间位和外位器官(图 4-47)。

(一)腹膜内位器官

　　指表面都被腹膜所覆盖的器官,有胃、十二指肠上部、空肠、回肠、盲肠、阑尾、横结肠、乙状结肠、脾、卵巢和输卵管。这类器官活动度较大。

(二)腹膜间位器官

　　指表面大部分被腹膜覆盖的器官,有肝、胆囊,升结肠、降结肠、子宫、充盈的膀胱和直肠上段。这类器官活动度较小。

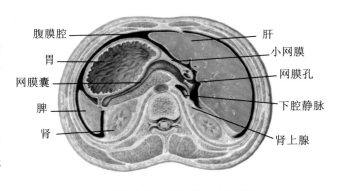

图 4-47　腹膜腔通过网膜孔的横断面

(三)腹膜外位器官

　　指仅有一面被腹膜所覆盖的器官,有肾、肾上腺、输尿管、空虚的膀胱、十二指肠降部、水平和升部、直肠中、下段及胰。这类器官位置固定,几乎不能活动。

　　了解脏器与腹膜的关系,有重要的临床意义,如腹膜内位器官的手术必须通过腹膜腔,而肾、输尿管等腹膜外位器官则不必打开腹膜腔便可进行手术,从而避免腹膜腔的感染和术后粘连。

考点提示　腹膜与脏器的关系。

三、腹膜形成的主要结构

腹膜在器官与腹、盆壁之间,以及器官与器官之间互相返折移行,形成许多结构,这些结构不仅对器官起着连接和固定的作用,也是血管、神经等出入脏器的途径。

(一)网膜

网膜包括小网膜、大网膜(图4-48)。

1. 小网膜(lesser omentum)　是肝门至胃小弯和十二指肠上部之间的双层腹膜结构。从肝门连于胃小弯的部分称肝胃韧带(hepatogastric ligament),内含胃左、右血管,淋巴结、神经等。从肝门连于十二指肠上部的部分称肝十二指肠韧带(hepatoduodenal ligament),内有胆总管、肝固有动脉和肝门静脉。小网膜的右缘游离,其后方为网膜孔(omental foramen),经此孔可进入网膜囊。

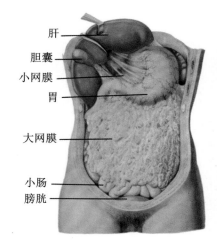

图4-48　网膜

2. 大网膜(greater omentum)　连于胃大弯和横结肠之间,形似围裙,覆盖于空、回肠和横结肠的前方。大网膜由四层腹膜构成,前两层是由胃前、后壁的脏腹膜下垂而成;当降至脐平面稍下方后返折向上,形成大网膜的后两层,连于横结肠并叠合成横结肠系膜。大网膜中含有丰富的血管、脂肪和巨噬细胞,后者有重要的防御功能。大网膜的下垂部分常可移动位置,当腹膜腔内有炎症时,大网膜可向病变处移动,并包围病灶以防止炎症扩散蔓延。小儿的大网膜较短,因此当阑尾炎或其他下腹部炎症时,病灶不易被大网膜包裹局限,常导致弥漫性腹膜炎。

3. 网膜囊和网膜孔　网膜囊(omental bursa)是位于小网膜和胃后方的扁窄间隙,又称小腹膜腔。网膜囊以外的腹膜腔称大腹膜腔。网膜囊的前壁主要为小网膜和胃后壁;后壁主要为覆盖在胰、左肾、左肾上腺等处的腹膜。网膜囊的右侧为网膜孔,是网膜囊与大腹膜腔的唯一通道。网膜孔高度约在第12胸椎至第2腰椎体的前方,成人可容1~2指通过,手术时可经网膜孔指诊探查胆道。

网膜囊位置较深,当胃后壁穿孔或某些炎症导致网膜囊内积液(脓)时,早期常积于囊内,晚期可经网膜孔流出、扩散。

考点提示　网膜的组成及结构特点。

(二)系膜

系膜由双层腹膜形成,将肠管连于腹后壁,其内含有进出该器官的血管、神经及淋巴管。主要的系膜有肠系膜、阑尾系膜、横结肠系膜和乙状结肠系膜等(图4-49)。

1. 肠系膜　指空肠、回肠的系膜,呈扇形。肠系膜附着于腹后壁的部分称为肠系膜根,长约15 cm,起自第2腰椎左侧,斜向右下,止于右骶髂关节前方。因肠系膜长而宽阔,故有利于空、回肠的活动和吸收,但也容易发生肠扭转、肠套叠等急腹症。

2. 阑尾系膜(mesoappendix)　将阑尾连于肠系膜

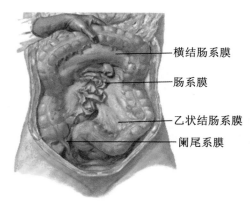

图4-49　系膜

下方,呈三角形,其游离缘有阑尾的血管,故阑尾切除时,应从系膜游离缘进行血管结扎。

3. 横结肠系膜(transverse mesocolon)　是将横结肠连于腹后壁的横行双层腹膜结构,其根部起自结肠右曲,止于结肠左曲。

4. 乙状结肠系膜(sigmoid mesocolon)　是将乙状结肠连于左下腹的双层腹膜结构,其根部附着于左髂窝和骨盆左后壁。该系膜较长,故乙状结肠活动度较大,易发生肠扭转。

（三）韧带

腹膜形成的韧带是连于腹、盆壁与脏器之间,或连接相邻脏器之间的腹膜结构,多数为双层,少数为单层腹膜构成,对脏器有固定作用。

1. 肝的韧带　有肝胃韧带、肝十二指肠韧带、镰状韧带、冠状韧带、左、右三角韧带等。

镰状韧带呈矢状位,是位于膈穹窿下方与肝上面之间的双层腹膜结构,下缘游离,内含肝圆韧带。冠状韧带呈冠状位,由前、后两层腹膜构成,前层向前移行为镰状韧带。

2. 脾的韧带　主要有胃脾韧带和脾肾韧带。胃脾韧带是连于胃底和脾门之间的双层腹膜结构,内含胃短血管和胃网膜左血管等。脾肾韧带为脾门至左肾前面的双层腹膜结构,内含胰尾、脾血管等。

（四）隐窝和陷凹

腹膜在腹、盆腔脏器之间移行返折形成的腹膜凹陷称隐窝,较大的隐窝称陷凹。

肝肾隐窝(hepatorenal recess)位于肝右叶与右肾之间,在仰卧时是腹膜腔的最低部位,腹膜腔内的液体易积存于此。

陷凹主要位于盆腔内。男性在直肠与膀胱之间有直肠膀胱陷凹(rectovesical pouch);女性在膀胱与子宫之间有膀胱子宫陷凹(vesicouterine pouch),在直肠与子宫之间有直肠子宫陷凹(rectouterine pouch),又称Douglas腔。站立或坐位时,男性直肠膀胱陷凹和女性的直肠子宫陷凹是腹膜腔的最低部位,故腹膜腔内的积液多聚集于此。

考点提示　腹膜形成的主要结构:网膜、系膜及陷凹。

扫一扫,练一练

思考题

1. 请分别描述并比较胃和小肠的微细结构特点。
2. 请说出肝的位置与形态。
3. 试说明胆汁的产生及排出途径。
4. 男、女性腹膜形成的陷凹有哪些?其临床意义是什么?

（黎　硕　吕在乾）

第五章

呼 吸 系 统

病例导学

患儿,男,2岁,半小时前,在边吃边玩时,突然出现哭闹、阵发性高声呛咳、明显喘鸣、面色发绀、呼吸困难,继而窒息、神志不清和昏迷。

请问:

1. 该患儿可能发生什么情况?

2. 如果手术,重点应该检查哪个部位?为什么?

呼吸系统(respiratory system)由呼吸道和肺两部分组成,其主要功能是从外界吸入氧,呼出二氧化碳,进行气体交换(图 5-1)。呼吸道是通气管道,包括鼻、咽、喉、气管和各级支气管。临床上把鼻、咽、喉称上呼吸道,把气管和各级支气管称下呼吸道。肺是气体交换器官,由肺实质和肺间质组成。除呼吸功能外,鼻还是嗅觉器官;喉还有发音功能。

考点提示 呼吸道的组成及上、下呼吸道的概念。

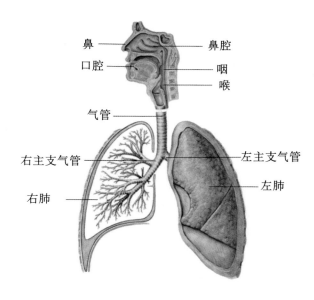

图 5-1 呼吸系统模式图

第一节　呼　吸　道

一、鼻

鼻(nose)是呼吸道的起始部,又是嗅觉器官,可分外鼻、鼻腔和鼻旁窦三部分。

(一)外鼻

外鼻(external nose)位于面部中央,呈锥体形,以鼻骨和软骨作支架,外覆皮肤和少量皮下组织。其上端位于两眼之间的狭细部分,称鼻根,向下延伸成鼻背,其下端向前方隆起为鼻尖,鼻尖两侧的弧状隆起称鼻翼,该部只有软骨作支架,故较软且有一定的弹性和活动性。呼吸困难时,可见鼻翼翕动。从鼻翼向外下方到口角的浅沟称鼻唇沟。

(二)鼻腔

鼻腔(nasal cavity)以骨和软骨作基础,内面覆以黏膜和皮肤。鼻腔被鼻中隔分成左、右两腔,向前以鼻孔通外界,向后以鼻后孔通鼻咽。每侧鼻腔均分为前下部的鼻前庭和后部的固有鼻腔(图 5-2)。

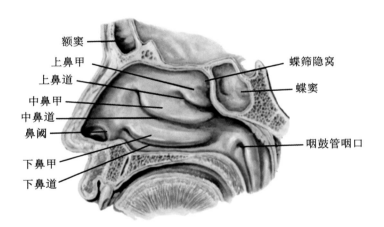

图 5-2　鼻腔外侧壁(右侧)

鼻前庭(nasal vestibule)是鼻翼包绕的空腔部分,由皮肤覆盖,内有鼻毛,可挡住吸入灰尘,滤过和净化空气。鼻前庭无黏膜下组织,皮肤直接与软骨膜紧密相连,故发生鼻疖时疼痛剧烈。

固有鼻腔(proper nasal cavity)是鼻腔的主要部分,由骨性鼻腔覆以黏膜而成。鼻中隔(nasal septum)(图 3-36)由筛骨垂直板、犁骨、鼻中隔软骨部组成,是左右鼻腔的共同内侧壁,常偏向一侧。其前下部黏膜内有丰富的毛细血管,易受外伤或干燥空气刺激而破裂出血,因此称为易出血区(Little 区)。在外侧壁有上、中、下 3 个鼻甲,及各鼻甲下方的上、中、下 3 个鼻道。在上鼻甲的后方有蝶筛隐窝,上、中鼻道处有鼻旁窦的开口;下鼻道的前部有鼻泪管的开口。鼻腔顶壁的上方为颅前窝,当颅前窝骨折时,脑脊液或血液可由鼻腔流出。

固有鼻腔黏膜按生理功能分为嗅部和呼吸部。嗅部(olfactory region)位于上鼻甲和相对的鼻中隔上部及鼻腔顶部,活体的嗅黏膜呈棕黄色或苍白色,有嗅觉功能。呼吸部(respiratory region)

包括下鼻甲、中鼻甲、鼻道及鼻中隔中下部等黏膜。黏膜呈淡红色,起净化、润湿、加温空气的作用。

考点提示 　鼻腔的分部及固有鼻腔的形态结构。

(三)鼻旁窦

鼻旁窦(paranasal sinuses)是位于鼻腔周围颅骨内的含气空腔,内衬黏膜而成。能温暖和湿润空气,且对发音产生共鸣(图5-2、图5-3)。

鼻旁窦共有4对,即上颌窦、额窦、筛窦和蝶窦,分别位于同名的颅骨内。鼻旁窦均开口于鼻腔,上颌窦、额窦、前筛窦和中筛窦都开口于中鼻道;后筛窦开口于上鼻道;蝶窦开口于蝶筛隐窝。由于各鼻旁窦黏膜与鼻腔黏膜相延续,故当鼻腔黏膜有炎症时,常引起鼻旁窦炎。上颌窦是鼻旁窦中最大的一对,其开口位于内侧壁最高处,窦口相对较低,引流不畅,同时窦腔大,窦底与上颌磨牙牙根紧密相邻,此处骨质较薄,牙根感染容易侵入窦内,引起上颌窦炎。

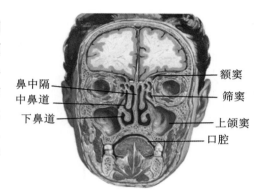

图5-3　头部冠状切面

考点提示 　鼻旁窦的组成及其开口部位。

二、喉

喉(larynx)既是呼吸道,也是发音器官。它以软骨为基础,借关节、韧带和肌肉连结,可随吞咽和发音而上下移动。喉位于颈前正中,上界为会厌上缘,借甲状舌骨膜与舌骨相连;下界达环状软骨下缘接气管;前被皮肤、颈筋膜、舌骨下肌群覆盖;后紧邻咽,两侧为大血管、神经及甲状腺侧叶。

(一)喉软骨

喉软骨构成喉的支架,包括单块的会厌软骨、甲状软骨、环状软骨和成对的杓状软骨(图5-4)。

1. 会厌软骨(epiglottic cartilage)　会厌软骨形如树叶,上端宽阔,游离于喉口上方,下端缩细借韧带附着于甲状软骨前角的后面。会厌软骨表面覆以黏膜,构成会厌。当吞咽时,喉上提,喉口即被会厌关闭,以防止食物和唾液误入喉腔。

2. 环状软骨(cricoid cartilage)　环状软骨位于甲状软骨下方,为前窄后高的软骨环,是喉软骨中唯一完整呈环形的软骨。其上连甲状软骨,下接气管,主要是维持呼吸道通畅。前为环状软骨弓,平对第6颈椎体;后为环状软骨板。

3. 甲状软骨(thyroid cartilage)　甲状软骨是喉软骨中最大的一块,位于舌骨下方,构成喉的前外侧壁。甲状软骨由左右对称的方形软骨板构成,两板前缘在中线相互融合构成前角。前角上端向前方突出处称喉结,成年男性特别明显,在颈前皮下可看到,是颈部的重要体表标志。两板的后缘游离,彼此分开,向上下均有一对突起,上方一对叫上角,借韧带与舌骨大角相连;下方的一对叫下角,与环状软骨构成关节。

4. 杓状软骨(arytenoid cartilage)　杓状软骨1对,呈三棱形,位于环状软骨上缘两侧,可分为尖、底和二突,即声带突和肌突。底与环状软骨板上缘关节面构成环杓关节,可沿垂直轴做旋转运动,内旋使声带突互相靠近,缩小声门,反之开大声门。

(二)喉的连结

喉的连结(图 5-4、图 5-5)包括喉软骨间以及喉与舌骨和气管间的连结。

1. 环杓关节(cricoarytenoid joint)　环杓关节由杓状软骨与环状软骨板上缘的关节面构成。杓状软骨在垂直轴上可做旋转运动,从而使两侧声带接近或分开,即声门裂缩小或开大。

2. 环甲关节(cricothyroid joint)　环甲关节由甲状软骨下角与环状软骨两侧的关节面构成。甲状软骨在冠状轴上可做前倾和复位的运动,从而使声带紧张或松弛。

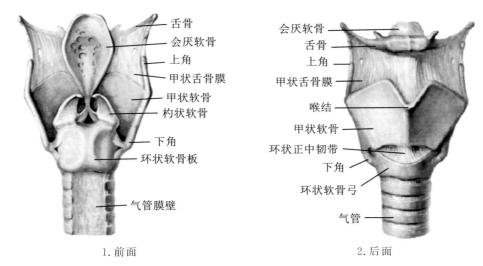

1.前面　　　　　　　2.后面

图 5-4　喉软骨及连结

3. 弹性圆锥(conus elasticus)(图 5-5)　又称环甲膜,为圆锥形的弹力纤维膜,上缘游离,紧张于甲状软骨前角后面中央与杓状软骨声带突出之间,称**声韧带**,是声带的基础,下缘附着于环状软骨上缘。弹性圆锥前部较厚,由甲状软骨下缘中部起始,向下止于环状软骨弓上缘中部,称**环甲正中韧带**。此膜位置表浅,在临床遇急性喉阻塞而来不及行气管切开术的患者,可在此处作穿刺或切开进行急救。

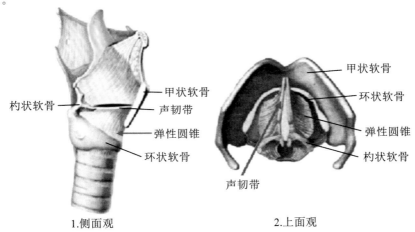

1.侧面观　　　　　　2.上面观

图 5-5　弹性圆锥

4. **甲状舌骨膜**(thyrohyoid membrane)　是连于甲状软骨上缘与舌骨之间的一层薄膜。

(三)喉肌

喉肌均为细小的横纹肌,按其功能可分为两群。一群作用于环杓关节,使声门裂开大或缩小;另一群作用于环甲关节,使声带紧张或松弛,因此,喉肌的运动可控制发声强弱并调节声调高低(图 5-6)。

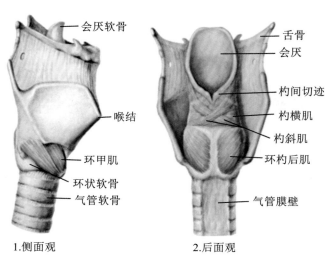

1.侧面观　　　2.后面观

图 5-6　喉肌

(四)喉腔

喉腔(laryngeal cavity)上经喉口通喉咽,下通气管(图 5-7)。喉腔的上口称喉口。喉口(aditus laryngis)的界限,前界是会厌软骨上缘,两侧界为连于会厌软骨和杓状软骨尖的杓状会厌襞,后界为两杓状软骨之间的杓间切迹。

喉腔内面覆以黏膜,与咽和气管的黏膜相延续。在喉腔中部的两侧壁有两对前后方向的黏膜皱襞,上一对称**前庭襞**,与发音无直接关系,左右前庭襞间的裂隙称**前庭裂**;下一对称**声襞**,左右声襞之间的裂隙称**声门裂**又称声门,是喉腔最狭窄的部位。**声带**(即声襞)由声韧带、声带肌和喉黏膜构成,当气流通过时,振动声带而发出声音(图 5-8)。喉腔可借前庭裂和声门裂分为上、中、下三部分。前庭裂以上的部分称**喉前庭**;前庭裂和声门裂之间的部分称**喉中间腔**,喉中间腔向两侧突出的囊状间隙,称**喉室**;声门裂以下的部分称**声门下腔**,此区黏膜下组织比较疏松,炎症时易引起水肿。婴幼儿喉腔较窄小,喉水肿容易引起喉阻塞,出现呼吸困难。

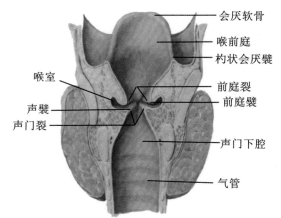

图 5-7　喉腔冠状切面(后面观)

考点提示　喉的位置;喉软骨的名称;喉腔黏膜特点和分部。

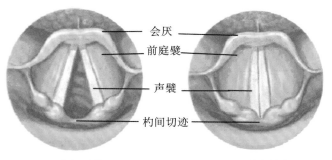

会厌
前庭襞
声襞
构间切迹

1.声门开放　　　　　　2.声门关闭

图 5-8　声门裂（喉镜检查所见）

【知识拓展】
　　急性喉炎是喉黏膜的急性卡他性炎症。小儿患急性喉炎易发生急性喉阻塞，因为小儿喉腔小，炎症时黏膜稍微肿胀就可致声门阻塞。又因小儿喉软骨软，咳痰能力差，喉气管内的分泌物不易排除，小儿神经系统不稳定，容易发生喉痉挛等特点都使小儿急性喉阻塞机会多于成人。临床表现为轻者仅有声嘶，可逐渐加重，甚至可完全失音，喉部疼痛和全身不适。

三、气管及主支气管

（一）气管

　　气管（trachea）为后壁扁平的圆筒状管道，成人长约 11～13 cm，上端平第 6 颈椎体下缘，向下入胸腔，至胸骨角平面分为左、右主支气管。分叉处称气管杈，在气管杈内面，有一向上凸起的半月状嵴，称气管隆嵴。

　　气管依所在部位可分为颈部和胸部两部分。颈部较短，沿颈前正中线下行，在颈静脉切迹处可以触及。胸部较长，位于后纵隔内，其前面与胸骨柄之间有胸腺及大血管，后面全长均与食管紧密相贴。

　　气管由 16～20 个半环状气管软骨环组成，缺口处由平滑肌、结缔组织封闭，称膜壁。环状软骨可作为向下检查气管软骨环的标志，临床上常在第 3～5 气管软骨环处进行气管切开术（图 5-9）。

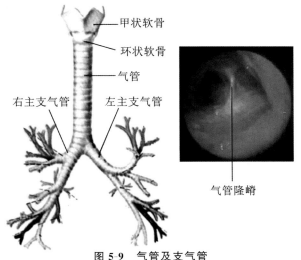

甲状软骨
环状软骨
气管
右主支气管　左主支气管

气管隆嵴

图 5-9　气管及支气管

（二）主支气管

主支气管（principal bronchi）为气管权至肺门之间的管道。气管在胸骨角平面分为左、右主支气管。左主支气管细长，长 4～5 cm，它与气管间夹角较小，走行近于水平。右主支气管短粗，长 2～3 cm，它与气管间夹角较大，走行较为垂直。故临床上气管异物多坠入右主支气管。

（三）气管及主支气管的微细结构

其管壁由内向外分为黏膜、黏膜下层和外膜（图 5-10）。

1. 黏膜　黏膜由上皮及固有层构成。上皮为假复层纤毛柱状上皮，杯状细胞多，基膜较厚；固有层由结缔组织构成，含较多的弹性纤维、小血管、腺的导管及散在的淋巴组织。

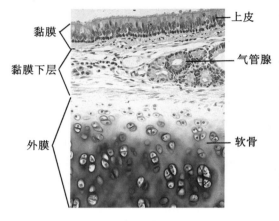

图 5-10　气管壁光镜图

2. 黏膜下层　黏膜下层为疏松结缔组织，与固有层和外膜无明显分界。除有血管、淋巴管和神经外，还有较多混合性腺。

3. 外膜　外膜较厚，为疏松结缔组织，含 16～20 个"C"字形透明软骨环，软骨环之间以弹性纤维构成的膜状韧带连接，共同构成管壁的支架，使气管保持通畅并有一定弹性。软骨环的缺口朝向气管后壁，缺口被弹性纤维组成的韧带和平滑肌束所封闭。咳嗽反射时平滑肌收缩，使气管腔缩小，有助于清除痰液。

考点提示　气管的位置；左、右支气管的形态区别及临床意义。

第二节　肺

一、肺的位置和形态

肺（lungs）位于胸腔内，左、右两肺分居膈的上方和纵隔两侧。右肺由于膈下有肝向上隆起，故较宽短，左肺因心脏位置偏左，较狭长（图 5-11）。

肺表面覆有脏胸膜，光滑润泽，透过脏胸膜可见多边形的肺小叶轮廓。幼儿肺呈淡红色，随着年龄的增长，肺泡内吸入空气中的尘埃沉积增多，致使肺的颜色逐渐变为灰暗或蓝黑色。肺组织呈海绵状富有弹性，质软而轻，内含有一定量空气，比重小于1，故浮水不沉。而未经呼吸的肺，其内不含空气，质实而重，比重大于1，入水则沉。法医常用此特点来判断新生儿的死亡时间。

肺的外形近似半圆锥形，有一尖、一底、二面和三缘。

肺尖圆钝，由胸廓上口突至颈根部，高出锁骨内侧 1/3 上方 2～3 cm。肺底也称膈面，位于膈上面，稍

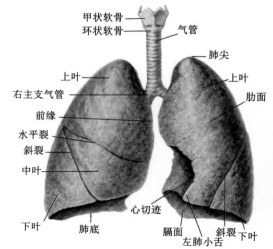

图 5-11　气管、支气管与肺（前面观）

向上凹。前面圆凸，与胸廓内面形态一致，与肋和肋间肌相邻。内侧面亦称纵隔面，邻贴纵隔，此面中部凹陷处是主支气管、血管、淋巴管和神经等进出之处，称肺门。进出肺门的诸种结构被结缔组织包绕成束，称肺根。肺的前缘薄而锐，左肺前缘下半有左肺心切迹，切迹下方的舌状突起，称左肺小舌。肺的后缘圆钝，贴于脊柱两侧。肺的下缘亦较薄锐（图 5-12）。

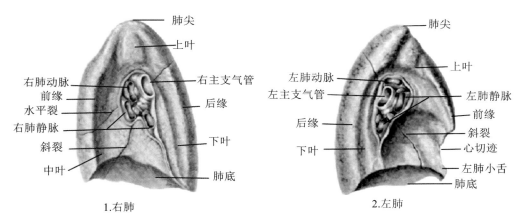

图 5-12　肺内侧面

左肺被一条斜裂分为上、下二叶。右肺被斜裂和水平裂分为上、中、下三叶。

考点提示　肺的位置与形态。

二、肺内支气管和支气管肺段

主支气管入肺后反复分支，呈树枝状，称支气管树。左、右主支气管分出肺叶支气管，进入肺叶。肺叶支气管在各肺叶再分出数支肺段支气管，每一肺段支气管及其所属的肺组织，称支气管肺段，简称肺段。肺段一般呈圆锥形，尖向肺门，底朝向肺表面。

按照肺段支气管的分支和分布，左右肺各分为 10 个肺段。临床上常以肺段为单位进行定位诊断或肺切除手术。

考点提示　肺段的概念。

【知识拓展】

肺段切除术：由于每一肺段均有自己独立的肺段支气管分布，且相邻肺段间有结缔组织分隔，故仅限于一个肺段内的某些良性病变，可有选择地施行肺段切除术，以最大限度地保留有功能的肺组织。但肺段间的界面并不十分清楚，手术时可先将病灶肺段的段支气管钳夹，经麻醉机加压吹气，使其余肺段膨胀以利辨认，并以段间静脉为标志进行分离。

三、肺的微细结构

肺表面被覆浆膜，即胸膜脏层，深部为结缔组织。肺组织分实质和间质两部分。实质由肺内各级支气管分支及肺泡组成，间质为结缔组织及血管、淋巴管和神经等（图 5-13、图 5-14）。

主支气管经肺门进入肺内，依次分支为肺叶支气管、肺段支气管、小支气管、细支气管、终末细支气管、呼吸性细支气管、肺泡管、肺泡囊和肺泡。从肺叶支气管到终末细支气管为肺的导气部。

从呼吸性细支气管至肺泡称为呼吸部。每一细支气管及其分支和相连的肺泡组成一个肺小叶（pulmonary lobule）。肺小叶呈锥形，直径为 0.5～2 cm，尖朝向肺门，底向肺表面，小叶之间有结缔组织间隔。每叶肺有 50～80 个肺小叶，炎症仅累及若干肺小叶时为小叶性肺炎。

考点提示   肺导气部和呼吸部的组成及肺小叶的概念。

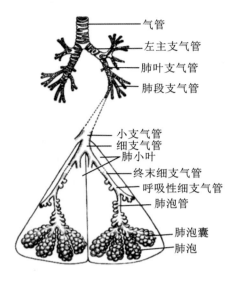

图 5-13   肺实质模式图

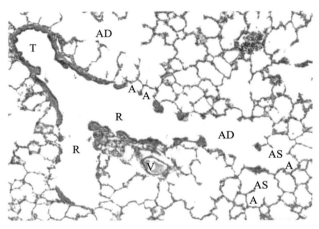

图 5-14   肺光镜图

T:终末细支气管；R:呼吸性细支气管；AD:肺泡管；AS:肺泡囊；
A:肺泡；V:静脉

（一）导气部

肺导气部是输送气体的管道而无气体交换作用，随着不断分支，管径变小，管壁变薄，虽仍有与支气管壁相似的三层结构，但分界不清。

1. 肺叶支气管至小支气管   肺叶支气管至小支气管管壁结构与支气管基本相似，但管径渐细，管壁渐薄，管壁三层分界也渐不明显，其结构的主要变化是：①上皮均为假复层纤毛柱状上皮，上皮逐渐变薄，杯状细胞渐少；②腺体逐渐减少；③软骨呈不规则片状，并逐渐减少；④平滑肌相对增多，从分散排列渐成环形肌束环绕管壁。

2. 细支气管和终末细支气管

（1）细支气管（bronchiole）:内径约 1mm，上皮由假复层纤毛柱状渐变成单层纤毛柱状上皮，杯状细胞、腺体和软骨片逐渐减少或消失，黏膜常形成皱襞，环行平滑肌则更为明显。

（2）终末细支气管（terminal bronchiole）:细支气管分支形成终末细支气管，内径约0.5mm，上皮为单层（纤毛）柱状上皮，杯状细胞、腺体和软骨片全部消失，黏膜皱襞也明显，平滑肌形成完整的环行层。

细支气管和终末细支气管的环行平滑肌，在自主神经的支配下收缩或舒张，以调节进出肺泡的气流量。正常情况下，吸气时平滑肌松弛，管腔扩大；呼气时，平滑肌收缩，管腔变小。在支气管哮喘等病理情况下，细支气管和终末细支气管的平滑肌发生痉挛性收缩，以致呼吸困难。

考点提示   支气管哮喘发生的组织学基础。

（二）呼吸部

呼吸部包括呼吸性细支气管、肺泡管、肺泡囊和肺泡。该部具有气体交换功能。

1. 呼吸性细支气管(respiratory bronchiole)　呼吸性细支气管是肺导气部和呼吸部之间的过渡性管道,管壁不完整,管壁上有少许肺泡相连。

2. 肺泡管(alveolar duct)　肺泡管是呼吸性细支气管的分支,管壁上有许多肺泡开口,在切片上只可见相邻肺泡开口之间的结节状膨大,称平滑肌小结。

3. 肺泡囊(alveolar sac)　肺泡囊为若干肺泡的共同开口处。在肺泡开口处无环行平滑肌,故在切片中的肺泡隔末端无结节状膨大。

4. 肺泡(pulmonary alveolus)　肺泡呈半球形或多面形囊泡状、、开口于呼吸性细支气管、肺泡管或肺泡囊,成人有3亿~4亿个肺泡,总面积$100m^2$,使肺呈海绵状,是进行气体交换的部位。相邻肺泡之间的组织称肺泡隔。肺泡内表面覆以肺泡上皮及基膜(图5-15)。

(1)肺泡上皮:由Ⅰ型和Ⅱ型两种细胞组成。

Ⅰ型肺泡细胞(type Ⅰ alveolar cell)覆盖了肺泡约97%的表面积,细胞扁平,表面较光滑,含核部分略厚,无核部位极薄,仅厚$0.2\ \mu m$,有利于气体交换。

Ⅱ型肺泡细胞(type Ⅱ alveolar cell)覆盖了肺泡约3%的表面积,是一种分泌细胞,呈立方形或圆形,散在嵌于Ⅰ型细胞之间。光镜下观察,核圆形,胞质着色浅,呈泡沫状,细胞略凸向肺泡腔。电镜下可见胞质内较多分泌颗粒,颗粒内含有同心圆或平行排列的板层结构,称嗜锇性板层小体。其分泌物呈薄膜状铺展在肺泡上皮表面,称表面活性物质(surfactant),具有降低肺泡的表面张力、稳定肺泡直径的作用。

考点提示　肺泡上皮的细胞组成及功能。

(2)肺泡隔(alveolar septum):由相邻肺泡之间的薄层结缔组织构成,属肺的间质。肺泡隔内含密集的连续型毛细血管网,弹性纤维较丰富,也有少量胶原纤维和网状纤维,并有成纤维细胞、巨噬细胞、浆细胞、肥大细胞、淋巴管和神经纤维等(图5-15)。隔内丰富的弹性纤维有助于保持肺泡的弹性,老年人弹性纤维退化、炎症等病变可破坏弹性纤维,使肺泡弹性减弱,肺泡渐扩大,导致肺气肿,肺换气功能减低。

肺巨噬细胞(pulmonary macrophage)由单核细胞分化而来,具有吞噬尘粒、细菌或衰老红细胞等能力,吞噬尘粒后的肺泡巨噬细胞又称尘细胞(dust cell),在心力衰竭患者出现肺瘀血时,大量红细胞从毛细血管溢出,被肺巨噬细胞吞噬,此种肺巨噬细胞又称心力衰竭细胞(heart failure cell)。

(3)肺泡孔(alveolar pore):是相邻肺泡之间气体流通的小孔,直径$10\sim15\ \mu m$。它是沟通相邻肺泡的孔道,有平衡肺泡间气压的作用,在某个终末细支气管或呼吸细支气管阻塞时,肺泡孔起侧支通气作用,防止肺泡萎缩。但当肺部感染时,也可使炎症经肺泡孔扩散蔓延。

(4)气-血屏障(blood-air barrier):是肺泡内气体与肺泡隔毛细血管内血液之间进行气体交换所通过的结构,包括肺泡表面液体层、Ⅰ型肺泡细胞与基膜、薄层结缔组织、毛细血管基膜与内皮。气-血屏障很薄,利于气体迅速交换。间质性

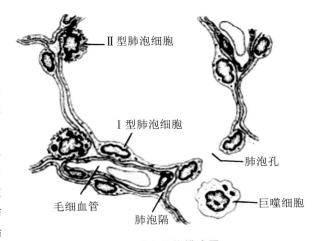

图5-15　肺泡结构模式图

肺炎和矽肺时,肺泡隔结缔组织增生,气-血屏障增厚,导致肺气体交换功能障碍。

考点提示　气－血屏障的概念。

【知识拓展】

　　新生儿呼吸窘迫综合征:又称为肺透明膜病。是因为缺乏肺泡表面活性物质(PS),呼气末肺泡萎陷,致使生后不久出现进行性加重的呼吸窘迫和呼吸衰竭。该病主要见于早产儿,胎龄越小,发病率越高。

第三节　胸　　膜

一、胸膜与胸膜腔的概念

　　胸膜(pleura)是一层薄而光滑的浆膜,可分为互相移行的脏、壁两部分(图 5-16)。脏胸膜紧贴肺表面,与肺实质紧密结合而不能分离,并深入肺叶间裂内;壁胸膜贴附于胸壁内面、膈上面和纵隔两侧。脏、壁胸膜两层在肺根处互相移行,并在肺根下方前后重叠,形成一条胸膜皱襞称肺韧带,连于纵隔与肺内之间,对肺有固定作用,也是肺手术的标志。

　　胸膜腔(pleural cavity)是由壁胸膜与脏胸膜在肺根处相互移行,围成的一个密闭的腔隙。左右各一,互不相通,腔内呈负压状态,有少量浆液,可减少摩擦。由于胸膜腔内是负压,脏胸膜和壁胸膜相互贴附在一起,但实际上胸膜腔是两个潜在性的腔隙。

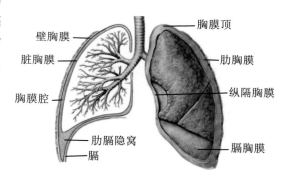

图 5-16　胸膜与胸膜腔示意图

考点提示　胸膜与胸膜腔的概念。

二、胸膜的分部及胸膜隐窝

　　壁胸膜依其所附着部位不同可分为 4 部分:①胸膜顶突出胸廓上口达颈根部,覆盖于肺尖上方。②肋胸膜紧贴胸壁内面。③膈胸膜覆盖在膈的上面。④纵隔胸膜依附于纵隔的两侧面。壁胸膜相互移行转折处的胸膜腔处,即使在深呼吸时肺缘也不能充满其内,胸膜腔的这些部分称胸膜隐窝。其中较大的是在肋胸膜和膈胸膜相互转折形成的肋膈隐窝,肋膈隐窝是胸膜腔的最低部位,胸膜腔积液首先积聚于此处,同时也是易发生粘连的部位。其深度一般可达 2 个肋及其间隙。

考点提示　壁胸膜的分部及肋膈隐窝的结构特点。

三、胸膜与肺的体表投影

　　壁胸膜各部相互移行之处,形成了胸膜的返折线。胸膜的体表投影就是胸膜的返折线在体表的投影位置,它标志着胸膜腔的范围(图 5-17)。

　　胸膜前界的体表投影即肋胸膜和纵隔胸膜前缘之间的返折线。两侧均起自胸膜顶,斜向内下方经胸锁关节后方至胸骨柄后面,约在第 2 胸肋关节水平,左右侧靠拢,并沿中线稍左垂直下行。左侧前返折线在第 4 肋软骨处弯转向外下,沿胸骨缘附近下行至第 6 肋软骨后方移行于胸膜下返折线,右侧在第 6 胸肋关节处右转,移行于胸膜下返折线。由于左、右胸膜前返折线上、下两端彼此分开,所以在胸骨后面形成两个三角形间隙,上方的间隙称胸腺区,下方的间隙称心包区。

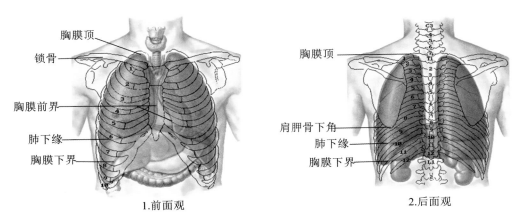

1.前面观　　　　　　　　　　　　　　　　2.后面观

图 5-17　胸膜和肺的体表投影

　　胸膜下界的体表投影是肋胸膜与膈胸膜的返折线。两侧大致相同,右侧起自第 6 胸肋关节处,左侧起自第 6 肋软骨后方,起始后两侧均行向下外方,在锁骨中线与第 8 肋相交,在腋中线与第 10 肋相交,在肩胛线与第 11 肋相交,在脊柱旁平第 12 胸椎棘突高度。

　　肺的体表投影:肺前界体表投影几乎与胸膜前界相同,肺尖与胸膜顶体表投影一致,高出锁骨内侧 1/3 上方 2～3 cm;肺下界体表投影比胸膜下界的返折线高出约 2 个肋骨,即在锁骨中线与第 6 肋相交,在腋中线与第 8 肋相交,在肩胛线与第 10 肋相交,在脊柱旁平第 10 胸椎棘突高度(表 5-1)。

　　考点提示　肺及胸膜下界的体表投影。

表 5-1　肺和胸膜下界的体表投影

位置	锁骨中线	腋中线	肩胛线	后正中线
肺下界	第 6 肋	第 8 肋	第 10 肋	第 10 胸椎棘突
胸膜下界	第 8 肋	第 10 肋	第 11 肋	第 12 胸椎棘突

【知识拓展】

　　1. 胸膜腔积液　正常胸膜腔内仅有少量液体,在呼吸运动时起润滑作用。胸膜腔内的液体的生成和吸收处于动态平衡,由于全身或局部因素使得液体形成过快或吸收过缓,造成胸膜腔内的液体量增加,就会产生胸膜腔积液,引起呼吸困难。

　　2. 气胸　正常胸膜腔内压是负压。由于各种原因使得胸膜破裂,空气进入胸膜腔内,内压升高,以致胸膜腔积气。常引起呼吸困难,可出现突发胸痛、气促、憋气等症状。

第四节　纵　　隔

纵隔(mediastinum)是左右侧纵隔胸膜之间所有器官、结构和结缔组织的总称。其前界为胸骨,后界为脊柱胸段,两侧界为纵隔胸膜,上方到胸廓上口,下方至膈。

通常将纵隔以胸骨角平面分为上纵隔与下纵隔,下纵隔再以心包为界,分为前纵隔、中纵隔和后纵隔(图 5-18)。

上纵隔内主要内容为胸腺或胸腺遗迹,头臂静脉、上腔静脉、主动脉弓及其分支、气管、食管、淋巴结、胸导管,另外还有神经。

前纵隔位于胸骨和心包之间。含胸腺下部、结缔组织及少数淋巴结。前纵隔是胸腺瘤、皮样囊肿和淋巴瘤的好发部位。

中纵隔位于前后纵隔之间,内有心包、心脏和出入心脏的大血管根部、膈神经、奇静脉弓、淋巴结。中纵隔是心包囊肿的好发部位。

后纵隔位于心包后壁与脊柱之间,内有主支气管、食管、胸主动脉、奇静脉、半奇静脉,胸交感干段;胸导管和淋巴结。后纵隔是支气管囊肿、神经瘤、胸主动脉瘤及膈疝的好发部位。

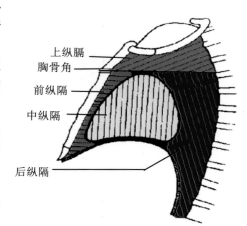

图 5-18　纵隔的分部

考点提示　纵隔的概念及分区。

扫一扫,练一练

思考题

1. 简述肺泡的结构特点及功能。
2. 试述氧由外界进入肺内毛细血管的途径。

（许劲雄　向　宇）

第六章

泌 尿 系 统

病例导学

患者,女,33岁,尿急、尿频、尿痛一天,伴发热、乏力。已婚,既往身体健康,近一周有过会阴部皮肤感染。体格检查:急性病容,体温 39.2℃,血压 120/70mmHg,左肾区叩击痛阳性。辅助检查示:白细胞 $12×10^9/L$,中性粒细胞 90%,尿常规镜检可见大量白细胞,红细胞少许。诊断:急性尿路感染。

请问:

1. 诊断依据是什么?

2. 试分析其解剖学基础。

泌尿系统(urinary system)由肾、输尿管、膀胱及尿道组成(图 6-1)。它的主要功能是排泄机体产生的溶于水的代谢产物,如尿素、尿酸、多余的无机盐和水分等,从而保持机体内环境的相对稳定和新陈代谢的正常进行。在肾内形成的尿液,经输尿管输送到膀胱贮存,当尿液达到一定量后,再经尿道排向体外。当肾功能障碍时,代谢产物蓄积于体内,改变了内环境的理化性质,从而发生相应的病变,严重时可出现尿毒症,甚至危及生命。

考点提示 泌尿系统的组成。

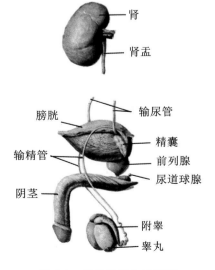

肾

肾盂

膀胱

输尿管

精囊

输精管

前列腺

尿道球腺

阴茎

附睾

睾丸

图 6-1 男性泌尿生殖系统

第一节　肾

一、肾的形态和位置

肾(kidney)是成对的实质器官,形似蚕豆。新鲜时呈红褐色,质柔软,表面光滑。肾的大小因人而异,男性的肾略大于女性。肾可分为上、下两端,前、后两面,内、外侧两缘。肾的上、下端钝圆。前面较凸,朝向前外侧;后面较扁平,紧贴腹后壁。外侧缘隆凸;内侧缘中部凹陷,称肾门(renal hilum),是肾动脉、肾静脉、肾盂、淋巴管、神经等出入的部位。出入肾门的结构被结缔组织包裹称为肾蒂(renal pedicle)。肾蒂主要结构的排列关系,由前向后依次为肾静脉、肾动脉和肾盂;从上向下依次为肾动脉、肾静脉和肾盂。右侧肾蒂较左侧短,在肾脏手术时可造成一定的困难。肾门向肾内凹陷形成一个较大的腔,称肾窦(renal sinus),内含肾动脉的分支、肾静脉的属支、肾大盏、肾小盏、肾盂及脂肪组织等。

肾位于脊柱的两侧,腹膜后方,紧贴腹后壁的上部(图6-2)。肾的长轴向外下倾斜,略呈八字形排列。左肾上端平第11胸椎下缘,下端平第2腰椎体下缘,第12肋斜过左肾中部的后方;右肾因为受肝的影响,比左肾位置略低,上端平第12胸椎上缘,下端平第3腰椎上缘,第12肋斜过右肾上部的后方。肾门约平第1腰椎体(图6-3)。竖脊肌外侧缘与第12肋所形成的夹角区称肾区(肋脊角)。在一些肾脏疾病患者,叩击或触压此区可引起疼痛。肾的位置有个体和性别差异,一般女性低于男性,儿童低于成人。

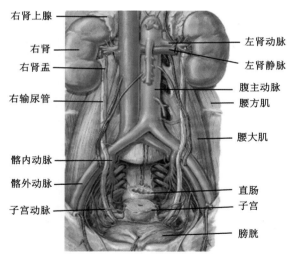

右肾上腺
右肾
右肾盂
右输尿管
髂内动脉
髂外动脉
子宫动脉
左肾动脉
左肾静脉
腹主动脉
腰方肌
腰大肌
直肠
子宫
膀胱

图6-2　肾、输尿管和膀胱的位置

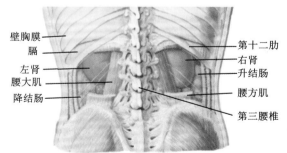

壁胸膜
膈
左肾
腰大肌
降结肠
第十二肋
右肾
升结肠
腰方肌
第三腰椎

图6-3　肾与肋骨、椎骨的位置关系(后面观)

二、肾的构造

在肾的冠状切面上,肾实质分为皮质和髓质两部分(图6-4)。

肾皮质(renal cortex)主要位于肾的浅层,血管丰富,新鲜标本呈红褐色,主要由肾小体和肾小管组成。前者肉眼可见,呈密布的红色点状颗粒,肾皮质伸入肾髓质的部分称肾柱(renal columns)。肾髓质(renal medulla)位于肾皮质的深部,血管较少,色淡,由许多肾小管组成,它们形成 15～20 个肾锥体(renal pyramids)。肾锥体呈圆锥形,其底朝向肾皮质,尖端钝圆,伸入肾窦,称肾乳头(renal papillae),有的 2～3 个肾锥体合成一个肾乳头。肾乳头上有许多乳头管的开口,称乳头孔(papillary foramina),肾生成的尿液经乳头孔流入肾小盏(minor renal calices)内。肾窦内有 7～8 个漏斗状的肾小盏,每个肾小盏包绕在肾乳头的周围。2～3 个肾小盏合成一个肾大盏(major renal calices),2～3 个肾大盏再汇合成一个肾盂(renal pelvis)。肾盂呈扁漏斗状,出肾门后逐渐变细,移行为输尿管。

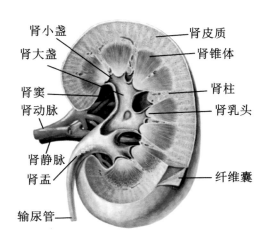

图 6-4 右肾冠状切面

三、肾的被膜

肾有 3 层被膜,由内向外依次为纤维囊、脂肪囊和肾筋膜(图 6-5)。

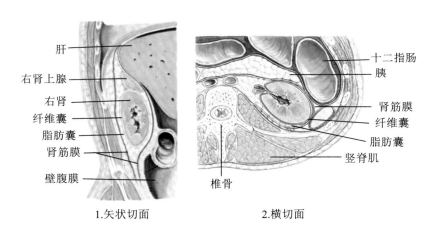

1.矢状切面　　　　2.横切面

图 6-5 肾的被膜

(一) 纤维囊

纤维囊(fibrous capsule)紧贴肾实质的表面,薄而坚韧,由致密结缔组织和少量弹性纤维构成。正常情况下,易与肾实质分离,但在病理情况下,则与肾实质粘连。当肾破裂或肾部分切除时,需缝合此膜。

（二）脂肪囊

脂肪囊（adipose capsule）为包在纤维囊外周的脂肪组织层,并通过肾门与肾窦内的脂肪组织相延续。脂肪囊对肾起弹性垫的保护作用。临床进行肾囊封闭时,即将药物注入此层。

（三）肾筋膜

肾筋膜（renal fascia）位于脂肪囊的外周,由腹膜外组织发育而来。肾筋膜分前、后两层,两层在肾的上方和外侧相融合;在肾的下方,两层分离,其间有输尿管通过;在肾的内侧,前层与对侧的互相连续,后层与腰大肌筋膜融合。肾筋膜向深部发出许多结缔组织小束,穿过脂肪囊连于纤维囊,对肾起固定作用。

肾的正常位置除主要靠肾的被膜之外,腹膜、肾血管、肾的邻近器官及腹压等对肾也起一定固定作用。当肾的固定装置不健全时,则可造成肾下垂或游走肾。

考点提示　肾的形态、位置及构造。

四、肾的微细结构

肾实质由大量泌尿小管（uriniferous tubule）和球旁复合体组成。泌尿小管是一系列形成尿的结构,由肾单位和集合管两部分组成（图 6-6）。

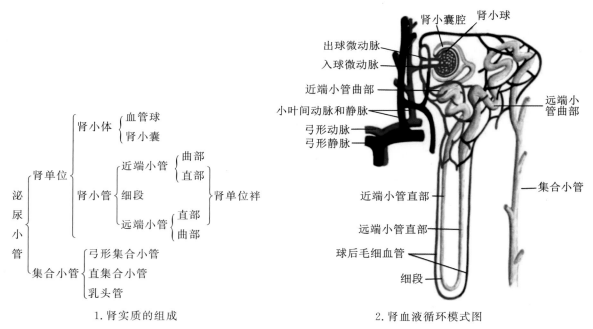

1.肾实质的组成　　　　2.肾血液循环模式图

图 6-6　肾实质组成与肾血液循环模式图

（一）肾单位

肾单位（nephron）由肾小体和肾小管组成,是肾的基本结构和功能单位。每个肾有100 万～150 万个肾单位。

1. **肾小体**（renal corpuscle）　也称肾小球,呈圆形或卵圆形,直径约 200 μm。每个肾小体有 2 个极:血管极为血管进出的部位,此极有 2 条小血管,分别为入球微动脉和出球微动脉;与血管极相对的为尿极,与肾小管相连。肾小体由血管球和肾小囊组成。

血管球是入球微动脉与出球微动脉之间的一团毛细血管。一条入球微动脉经血管极进入肾小体后,分成4~5个初级分支,各支再分成几条互相吻合的毛细血管袢,毛细血管袢在血管极处再吻合成一条出球微动脉。入球微动脉较出球微动脉粗,因而可维持血管球内较高的滤过压,有利于原尿的形成。电镜下血管球毛细血管属有孔型。围绕在毛细血管周围的间质为球内系膜,它由基质和球内系膜细胞组成。球内系膜细胞呈星形、核小、染色深,细胞的突起可伸入内皮与基膜之间。目前认为球内系膜细胞可能有合成基质、吞噬血管内皮基膜上的大分子物质,参与基膜的更新与修复、调节血管球血流量等功能。在肾小球炎症时,球内系膜细胞分裂增生,数量增多。

肾小囊是肾小管的起始部膨大并凹陷形成的双层囊状结构。外层(壁层)为单层扁平上皮,在尿极处与肾小管起始部相连;内层(脏层)紧包在血管球外面。内、外层之间的腔隙为肾小囊腔。内层上皮细胞称足细胞(podocyte),胞体大,从细胞体伸出几个较大的初级突起,每个初级突起又伸出许多指状的次级突起,相邻的次级突起相互穿插嵌合,形成栅栏状。次级突起之间有宽约25 nm的裂隙称裂孔,其上覆盖有一层极薄的裂孔膜。足细胞及其裂孔膜紧贴在血管球毛细血管基膜外。

血液中除红细胞、大分子以外的物质从血管球的毛细血管渗入肾小囊腔形成原尿,必须经过毛细血管内皮、基膜和裂孔膜,这3层结构称为滤过膜(filtration membrane),或称滤过屏障(filtration barrier)(图6-7)。若滤过膜受损,则大分子物质如蛋白质,甚至血细胞能漏出,形成蛋白尿或血尿。

考点提示 肾单位的组成;滤过膜的概念及组成。

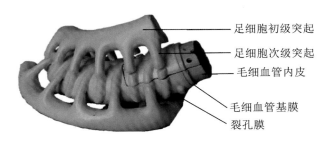

足细胞初级突起
足细胞次级突起
毛细血管内皮
毛细血管基膜
裂孔膜

图6-7 肾小体足细胞与毛细血管电镜模式图

【知识拓展】
1. 蛋白尿 滤过膜受损,血液中的蛋白质漏出,当尿蛋白超过150mg/d,尿蛋白定性阳性,称为蛋白尿。
2. 血尿 离心后尿沉渣镜检每高倍视野红细胞超过3个为血尿,1L尿含1 ml血即呈现肉眼血尿。

2. 肾小管(renal tubule) 根据结构、功能不同可分为近端小管、细段和远端小管三部分。

近端小管是肾小管的起始部分,是肾小管内最粗最长的一段,分为曲部和直部。近端小管曲部(近曲小管)位于皮质内,起于肾小体尿极,蟠曲在肾小体附近。光镜下,管壁由单层立方或锥体形细胞组成,细胞界限不清,胞质嗜酸性,腔面有刷状缘,基底有纵纹。电镜下,腔面有大量密集排列的微绒毛;细胞侧面有许多侧突,且互相交错;细胞基底部有发达的质膜内褶,内褶之间的胞质内有大量的线粒体(图6-8)。近端小管直部位于髓质内,其结构与曲部相似,只是上皮细胞较矮,微绒毛、侧突及质膜内褶不及曲部发达(图6-9)。

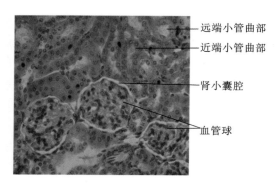

远端小管曲部
近端小管曲部
肾小囊腔
血管球

图 6-8　肾皮质的微细结构

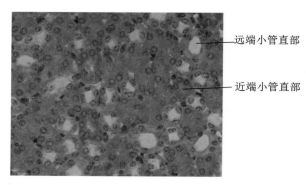

远端小管直部
近端小管直部

图 6-9　肾髓质的微细结构

近端小管的功能主要是重吸收。成人一昼夜共产生原尿180L，原尿中几乎全部的葡萄糖、氨基酸和蛋白质及65%的钠离子和50%的尿素都在近端小管中被重吸收。同时，近端小管的上皮细胞还能向管腔内分泌 H^+、氨、肌酐和马尿酸等代谢产物。微绒毛、侧突和质膜内褶等结构可扩大细胞表面积，有利于重吸收和物质交换。

细段主要位于髓质内，呈"U"字形，管径细，由单层扁平上皮构成，上皮甚薄，有利于水和电解质的重吸收。

远端小管直部位于髓质内，管壁由单层立方上皮构成；细胞质弱嗜酸性，着色淡，细胞分界较清楚，游离面无刷状缘，基底纵纹明显。电镜下，细胞微绒毛短而少，质膜内褶发达，此外线粒体细长，数量多，具有发达的 Na^+-K^+-ATP 酶，其功能为重吸收 Na^+，但水不能通过，因而造成该处间质的渗透压比肾小管内的高，从而有利于相邻集合小管中尿液的浓缩。由近端小管直部、细段和远端小管直部共同构成的"U"形结构称肾单位袢。肾单位袢的功能主要是减缓原尿在肾小管内的流速，吸收原尿中的水和部分无机盐。

远端小管曲部(远曲小管)位于皮质内，其结构与直部基本相似，但上皮细胞较直部略大，基底纵纹、质膜内褶和线粒体不如直部发达。由于远曲小管和近曲小管都位于皮质内，管壁均为单层立方上皮，故在光镜下两者易混淆，为便于区分，特列表6-1。

表 6-1　两种肾小管光镜结构的区别

	远曲小管	近曲小管
细胞嗜酸性	弱,色淡	强,色深
细胞分界	清楚	不清楚
管壁	薄	厚
管腔	大而规则	小而不规则
刷状缘	无	明显
基底纵纹	不清楚	清楚

远曲小管的功能是继续重吸收水和 Na^+，向管腔分泌 K^+、H^+ 和氨，维持体液酸碱平衡的功能。肾上腺皮质分泌的醛固酮和垂体的抗利尿激素对该段具有调节作用。

考点提示　肾小管各段的结构特点及功能。

（二）集合管

集合小管（collecting tubule）续接于远曲小管，自肾皮质行向肾髓质，分为弓状集合小管、直集合小管和乳头管 3 段。管壁上皮由单层立方逐渐变为高柱状，细胞特点是胞质染色清明、分界清楚，核圆着色较深。集合小管也有重吸收 Na^+ 和水、排出 K^+ 和氨的功能，也受醛固酮和抗利尿激素的调节。

成人一昼夜两肾的肾小体共产生原尿约 180L。原尿流经肾小管各段和集合小管后，其中许多有用的成分（如葡萄糖等）和 99％ 的水均被重吸收回血，同时小管上皮细胞还分泌排出机体部分代谢产物，最终形成的终尿从乳头孔排入肾小盏。终尿量仅为原尿的 1％，即每昼夜排出的尿量 1～2L。

（三）球旁复合体

球旁复合体（juxtaglomerular complex）又称近血管球复合体，由球旁细胞、致密斑和球外系膜细胞组成（图 6-10）。

1. 球旁细胞（juxtaglomerular cell）它是入球微动脉靠近血管极处，由管壁平滑肌细胞演变成的上皮样细胞。细胞呈立方形，核圆形，胞质内有分泌颗粒，球旁细胞能分泌肾素和促红细胞生成因子，前者使血管收缩、血压升高，还能促进肾小管保 Na^+ 排 K^+；后者可刺激红细胞生成。

2. 致密斑（macula densa） 是远曲小管近血管极的一侧，其管壁上皮细胞分化而成的椭圆形结构，该处细胞呈高柱状，排列紧密，核位于细胞的顶部。其功能是感受远曲小管内尿液的 Na^+ 浓度变化，当 Na^+ 浓度降低时，将信息传给球旁细胞，促进球旁细胞分泌肾素。

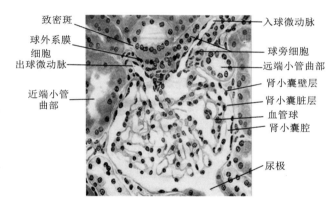

图 6-10 肾小体和球旁复合体微细结构

3. 球外系膜细胞（extraglomerular mesangial cell） 又称极垫细胞。是入球微动脉、出球微动脉和致密斑构成的三角形区域内的一群细胞，其功能不详。

考点提示 球旁复合体的组成及功能。

五、肾的血液循环

肾动脉在近肾门处分为前、后支，其分支为肾段动脉。肾段动脉分布呈节段性，每支分布到一定区域的肾皮质，即肾段（renal segments）（图 6-11）内。肾段包括上段、上前段、下前段、下段和后段。肾段间组织的血管分布和吻合支较少，是手术切口的适合部位。

肾段动脉的分支为叶间动脉，叶间动脉在肾柱内上行至皮质和髓质交界处，分支呈弓状，称弓形动脉。弓形动脉分出若干小叶间动脉，呈放射状走行于皮质迷路内，其末端达被膜下形成毛细血管网。小叶间动脉沿途向两侧分出许多入球微动脉，进入肾小体形成血管球，继而汇合成出球微动脉。浅表肾单位的出球微动脉离开肾小体后，分支形成球后毛细血管网，分布在肾小管周围。球

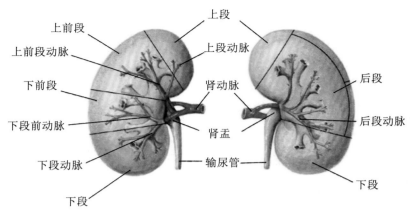

图 6-11 肾段动脉及肾段

后毛细血管网依次汇合成小叶间静脉、弓形静脉和叶间静脉,它们与相应动脉伴行,最后形成肾静脉出肾。髓旁肾单位的出球微动脉不仅形成球后毛细血管网,而且还发出若干直小动脉直行进入髓质,而后折返直行上升为直小静脉,构成"U"形的直血管袢,与髓袢伴行(图 6-6)。

肾的血液循环与功能密切相关,表现在:①肾动脉直接起于腹主动脉,短而粗,因而血流量大、流速快,约占心输出量的 1/4。②肾内血管走行较直,血液能很快到达血管球,90% 的血液供应皮质,进入肾小体后被滤过。③入球微动脉较出球微动脉粗大,血管球内压力较高,有利于滤过。④两次形成毛细血管网,即入球微动脉分支形成血管球,出球微动脉在肾小管周围形成球后毛细血管网。血液流经血管球时大量的水等小分子被滤出,球后毛细血管网内血液的胶体渗透压很高,有利于肾小管上皮细胞重吸收的物质进入血液。⑤髓质内的直血管袢与髓袢伴行,有利于肾小管和集合管系的重吸收和尿液浓缩。

【知识拓展】

慢性肾衰竭

慢性肾衰竭不是一个疾病,是肾脏受损、肾功能低下,体内的代谢废物不能排出体外,水、电解质、酸碱平衡紊乱,伴有促红细胞生成素、活性维生素 D 缺乏、调节钙磷代谢和调节血压的物质分泌紊乱的一种状态。以肾小球滤过率下降,血肌酐、尿素氮升高程度为标志评价肾功能损害的程度。当这种状态逐渐发展达到需要进行血液透析的终末期时称为尿毒症。

第二节　输　尿　管

输尿管(ureter)(图 6-2)是一对细长的肌性管道,长 25～30 cm,管径 0.5～0.7 cm,起自肾盂,终于膀胱。管壁平滑肌的节律性蠕动,可使尿液不断流入膀胱。如因结石阻塞而过度扩张,可产生痉挛性收缩而产生疼痛即肾绞痛。

一、输尿管的分部

输尿管根据其行程可分为三部,即腹部、盆部和壁内部。

（一）腹部

位于腹膜后方，沿腰大肌前面下降，至小骨盆入口处，左侧越过左髂总动脉，右侧越过右髂外动脉，进入盆腔移行于盆部。

（二）盆部

沿盆壁弯曲向前，在膀胱底处，男性输尿管与输精管交叉后斜穿膀胱底；女性输尿管入盆腔后，行经子宫颈两侧达膀胱底，距子宫颈外侧 1.5～2.0 cm 处，有子宫动脉越过其前上方。在子宫切除术中结扎子宫动脉时，应该注意此关系，以免误伤输尿管。

（三）壁内部

为输尿管斜穿膀胱壁的部分，长 1.5～2.0 cm，以输尿管口开口于膀胱内面。当膀胱充盈时，膀胱内压增高，压迫壁内部，使管腔闭合，以阻止尿液逆流入输尿管。

二、输尿管的狭窄

输尿管全长有 3 处狭窄：①肾盂与输尿管移行处；②跨越骨盆入口处；③壁内部。这些狭窄处常是输尿管结石的滞留部位。

考点提示 输尿管的三个狭窄及临床意义。

第三节 膀 胱

膀胱（urinary bladder）（图 6-12）是贮存尿液的肌性囊状器官，其大小、形态、位置及壁的厚薄均随尿液的充盈程度而变化。一般正常成人的膀胱容量为 300～500 ml，最大容量可达 800 ml。

一、膀胱的形态

膀胱充盈时呈卵圆形，空虚时呈三棱锥体形。其顶朝向前上方，称膀胱尖；底朝向后上方，称膀胱底；尖、底之间的部分称膀胱体；膀胱的最低部称膀胱颈，以尿道内口与尿道相接。膀胱各部之间无明显界限。

膀胱壁内面，空虚时黏膜由于肌层的收缩而形成许多皱襞，充盈时皱襞可全部消失。但在膀胱底内面有一三角形的区域，位于两输尿管口与尿道内口之间，无论

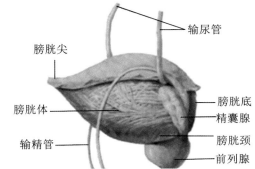

图 6-12 男性膀胱侧面观

膀胱充盈或空虚时，黏膜均保持平滑状态，此区称为膀胱三角（trigone of bladder）（图 6-13）。膀胱三角是肿瘤和结核的好发部分。两输尿管口之间的横行皱襞，呈苍白色，称输尿管间襞。输尿管间襞是膀胱镜检时寻找输尿管口的标志。

二、膀胱的位置和毗邻

成人膀胱位于盆腔的前部。其前方为耻骨联合，后方男性为精囊腺、输精管壶腹和直肠（图 6-14）；女性为子宫和阴道。膀胱颈的下方，男性邻接前列腺；女性则邻接尿生殖膈。

膀胱空虚时，膀胱尖不超过耻骨联合上缘，而充盈时，膀胱尖可高出耻骨联合以上，腹前壁折

向膀胱的腹膜也随之上移。此时沿耻骨联合上缘进行膀胱穿刺术,穿刺针可不经腹膜腔而直接进入膀胱,从而减少腹膜腔的感染。

考点提示　膀胱的形态、位置及膀胱三角的概念、临床意义。

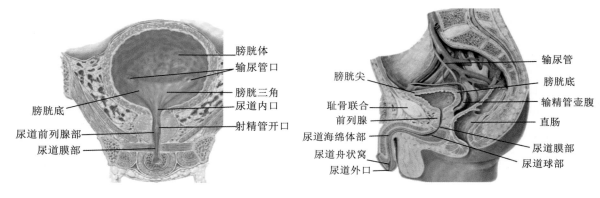

图 6-13　男性膀胱和尿道的冠状切面　　　　图 6-14　男性盆部正中矢状切面

第四节　尿　　道

尿道(urethra)是膀胱与体外相通的一段管道。男女尿道的构造和功能不完全相同。

女性尿道(female urethra)仅有排尿功能,较男性尿道短、宽且较直,长约 5 cm。起自膀胱的尿道内口,经耻骨联合与阴道之间斜向前下,穿尿生殖膈以尿道外口开口于阴道前庭。穿尿生殖膈时,周围有尿道括约肌环绕。由于女性尿道的特点,故易引起逆行性尿路感染。

男性尿道兼有排尿和排精功能,故在男性生殖系统中叙述。

考点提示　女性尿道的结构特点及临床意义。

扫一扫,练一练

思考题

1. 试述肾的冠状切面上,可以见到哪些结构。
2. 简述输尿管的分段、狭窄部位及其临床意义。
3. 试述尿液的产生及排出途径。

(陈保华　程　炜)

第七章

生 殖 系 统

病例导学

患者,女性,26 岁。白带异常伴下腹痛及低热 2 天,加重 1 天。患者因流产不全于 5 天前行刮宫术,近 2 天白带为脓血样,味臭,同时伴下腹痛及低热。高热伴腹痛加重 1 天来诊。刮宫术前妇科检查未见异常。体格检查:患者呈急性病容,T 39℃,P 108 次/min,R 24 次/min,BP 110/70 mmHg。下腹部有肌紧张、压痛及反跳痛。妇科检查:外阴(一),阴道内少量脓血性分泌物,有臭味;宫颈充血水肿,宫颈举痛(+),子宫略大略软,压痛明显;双侧附件区增厚有压痛。辅助检查:WBC 13.6×10⁹/L,N80%,Hb 125 g/L,PLT 230×10⁹/L。临床诊断:急性盆腔炎。

请问:

1. 急性盆腔炎的诊断依据是什么?

2. 女性子宫及其附件的形态和结构特点有哪些?

生殖系统(reproductive system)分男性生殖系统和女性生殖系统。男、女性生殖系统各包括内生殖器和外生殖器两部分。内生殖器多位于盆腔内,由能产生生殖细胞的生殖腺和输送生殖细胞的生殖管道及附属腺体组成,外生殖器则露于体表,主要为性的交接器官。

生殖系统的主要功能是产生生殖细胞,分泌性激素。

第一节　男性生殖系统

男性生殖系统由内生殖器和外生殖器两部分组成,主要功能是产生精子,分泌雄性激素。男性内生殖器由生殖腺(睾丸)、生殖管道(附睾、输精管、射精管、男性尿道)和附属腺体(精囊、前列腺、尿道球腺)组成。睾丸为男性生殖腺,是产生精子和分泌男性激素的器官。睾丸产生的精子,先贮存于附睾内,当射精时经输精管、射精管和尿道排出体外。前列腺、精囊和尿道球腺分泌的液体与精子合成精液,供给精子营养并有利于精子的活动。外生殖器包括阴囊和阴茎(图 7-1)。

考点提示　男性内生殖器的组成。

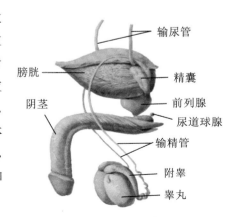

图 7-1　男性生殖系统概况图

一、内生殖器

(一)睾丸

1. 睾丸的位置和形态　睾丸(testis)位于阴囊内,左右各一,呈扁椭圆形,表面光滑。分上、下两端,前、后两缘和内、外侧两面。前缘游离,后缘有血管、神经和淋巴管出入并与附睾和输精管睾丸部相接触。上端被附睾头遮盖,下端游离。外侧面较隆凸,与阴囊壁相贴。内侧面较平坦与阴囊隔相依。睾丸在性成熟期以前发育较慢,随着性的成熟而迅速生长,老年人的睾丸随性功能的衰退而萎缩变小(图7-2)。

2. 睾丸的结构　睾丸表面包有一层坚厚的纤维膜,称白膜。白膜在睾丸后缘增厚并突入睾丸内形成睾丸纵隔。从睾丸纵隔发出许多呈放射状的睾丸小隔,将睾丸实质分成100～200个睾丸小叶。每个睾丸小叶内含有1～4条盘曲的精曲小管。小管之间的结缔组织内有分泌男性激素的间质细胞。精曲小管汇合成精直小管,进入纵隔内交织成睾丸网。从睾丸网发出12～15条睾丸输出小管,经睾丸后缘的上方进入附睾头(图7-3)。

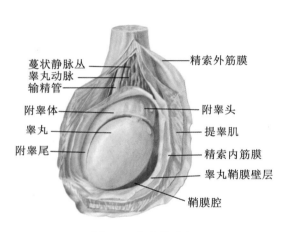

图 7-2　睾丸及附睾

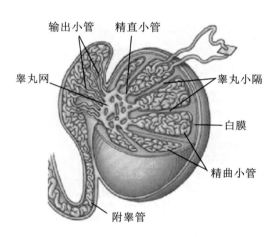

图 7-3　睾丸及附睾的结构及排精径路

考点提示　睾丸的位置、结构。

3. 睾丸的微细结构　精曲小管是弯曲的上皮性管道,是产生精子的场所,主要由特殊生精上皮构成。生精上皮由支持细胞和5～8层生精细胞组成,上皮下的基膜明显,基膜外侧有一些梭形的肌样细胞,收缩时有助于精子和液体的排出(图7-4)。

(1)生精细胞(spermatogenic cell):生精细胞包括精原细胞、初级精母细胞、次级精母细胞、精子细胞和精子。青春期开始,在脑垂体促性腺激素的刺激下,生精细胞不断增殖分化,形成精子,因此管壁上可见处于不同发育阶段的生精细胞,而且排列有序。从精原细胞到形成精子的过程叫精子发生(spermatogenesis)。

1)精原细胞(spermatogonium):是精子发生的干细胞,细胞呈圆形或椭圆形,胞质染色浅,核染色质深染。精原细胞不断分裂,一部分仍作为干细胞,继续产生精原细胞,另一部分分化为初级精母细胞。

2)初级精母细胞(primary spermatocyte):位于精原细胞的内侧,体积较精原细胞大,直径约18 μm,核大而圆,核型46,XY,DNA经过复制,量已达到双倍(4nDNA)。初级精母细胞进行第一

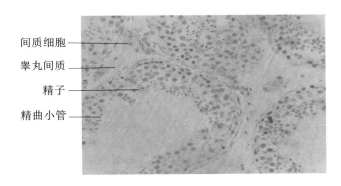

间质细胞

睾丸间质

精子

精曲小管

图 7-4　精曲小管光镜图

次成熟分裂,形成两个次级精母细胞。

3)次级精母细胞(secondary spermatocyte):位于初级精母细胞的内侧,体积较小,直径约 12 μm,核圆形,染色较深,核型为 23,X 或 23,Y,为单倍体细胞(2nDNA)。次级精母细胞不再进行 DNA 复制,立即进入第二次成熟分裂,形成两个精子细胞。

4)精子细胞(spermatid):位置靠近管腔,体积更小,直径约 8 μm ,胞质少,核圆着色深,核型为 23,X 或 23,Y,为单倍体细胞(1nDNA)。精子细胞不再分裂,而经过一系列复杂的形态变化,逐渐由圆形转变为蝌蚪形的精子,这个过程称精子形成。此过程的主要变化为核浓缩构成精子头,高尔基复合体产生囊泡形成顶体,中心粒形成鞭毛,线粒体形成精子颈部的线粒体鞘。

5)精子(spermatozoon):形似蝌蚪,全长约 60 μm ,分头、尾两部。头部正面观为卵圆形,侧面观为梨形,长 4～5 μm,宽 2～3 μm,头部主要为浓缩的细胞核,藏有父系的遗传物质。核的前 2/3 有顶体覆盖,顶体是双层帽状扁囊,内含透明质酸酶等多种酶类,当精子遇到卵子时,顶体酶释放,这些酶能溶解卵细胞外围的放射冠及透明带,以利于精子进入卵内,对受精起重要作用。尾部是精子的运动装置,可分为颈段、中段、主段、末段四部分。构成尾部全长的轴心叫轴丝。颈段短;中段较长,中央有轴丝,轴丝外围有一层由线粒体螺旋排列成的鞘,为精子提供摆动而快速向前的能量;主段最长,轴丝外围是纤维鞘;末段短,仅有轴丝(图 7-5)。

(2)支持细胞(sustentacular cell):呈高锥体形,位于各期生精细胞之间,细胞基底面与基膜相接,顶端直达管腔表面,侧面有增殖分化的生精细胞嵌入,致使细胞境界不清。相邻支持细胞在基部以侧突在精原细胞上方形成紧密连接,将精原细胞与其他生精细胞分隔在不同的微环境中发育(图 7-6)。生精小管与睾丸间质的毛细血管之间的结构叫血-睾屏障,其组成包括血管内皮及基膜、结缔组织、生精上皮基膜和支持细胞的紧密连接,可阻止某些物质进出生精上皮,形成并维持有利于精子发生的微环境,还可防止精子抗原物质逸出生精小管而发生自身免疫。

支持细胞对生精细胞有支持、保护、营养作用外,还能分泌一种雄激素结合蛋白和少量雌激素。这种结合蛋白与雄激素有高度亲和力,因而可保持生精上皮内较高的雄激素水平,以保证精子的正常发育。

(3)睾丸间质:生精小管之间的疏松结缔组织称睾丸间质,富含血管和淋巴管。其内有睾丸间质细胞,常成群分布,体积较大,呈多边形或圆形,核大而圆,染色质少,有 1～2 个核仁,胞质嗜酸性强。该细胞分泌雄激素,有促进精子发生和男性生殖器官发育及维持第二性征等作用。

考点提示　精曲小管管壁的结构及精子发生的过程;间质细胞的功能。

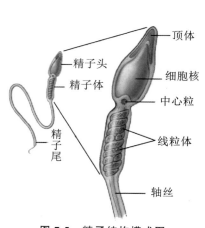

图 7-5　精子结构模式图

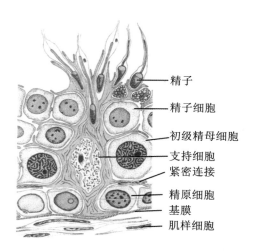

图 7-6　支持细胞与生精细胞关系模式图

（二）附睾

附睾（epididymis）呈新月形，紧贴睾丸的后缘和上端。上端膨大为**附睾头**，中部为**附睾体**，下端较细为**附睾尾**（图 7-3）。附睾头由睾丸输出小管盘曲而成，末端汇成一条附睾管。附睾管盘曲构成附睾体和尾。管的末端续连输精管。

附睾为暂时储存精子的器官，其分泌的液体还供精子的营养，促进精子进一步成熟。附睾为结核的好发部位。

考点提示　附睾的位置及分部。

（三）输精管和射精管

输精管（ductus deferens）是附睾管的直接延续，平均长度为 50 cm，管径约 3mm，管壁较厚，肌层较发达而管腔细小，活体触摸时呈坚实的圆索状。输精管行程较长，可分为四部（图 7-1）。①睾丸部：较短，为输精管的起始部，行程迂曲，自附睾尾端沿睾丸后缘及附睾内侧上升，至睾丸上端进入精索移行为精索部。②精索部：介于睾丸上端与腹股沟管的皮下环之间，此段输精管位置表浅，容易触及，输精管结扎术常在此部进行。③腹股沟管部：输精管位于腹股沟管内。④盆部：为最长的一段，输精管穿过腹股沟管深环，向下沿盆侧壁行向后下，经输尿管末端的前方至膀胱底的后面，在此两侧输精管逐渐靠近并扩大成输精管壶腹。输精管壶腹下端变细，与精囊的排泄管汇合成射精管。

射精管（ejaculatory duct）长约 2 cm，穿前列腺实质，开口于尿道的前列腺部。

精索（spermatic cord）为较柔软的圆索状结构，从腹股沟腹环经腹股沟管，出腹股沟皮下环后延至睾丸上端。其内主要有输精管、睾丸动脉、蔓状静脉丛、输精管动、静脉、神经丛、淋巴管等。自皮下环以下，精索表面包有 3 层被膜，从内向外依次为精索内筋膜、提睾肌和精索外筋膜（图 7-2）。

（四）精囊

精囊（seminal）又称精囊腺，为长椭圆形的囊状器官，表面凹凸不平。位于膀胱底的后方，输精管壶腹的下外侧，左右各一，由迂曲的管道组成，其排泄管与输精管壶腹的末端合并成射精管。精囊腺分泌的液体参与精液的组成（图 7-7）。

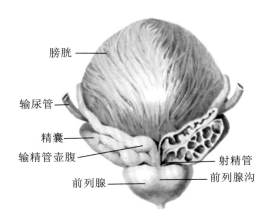

膀胱

输尿管

精囊

输精管壶腹

射精管

前列腺沟

前列腺

图 7-7　膀胱、前列腺、精囊（后面）

（五）前列腺

前列腺（prostate）为不成对的实质性器官，位于膀胱与尿生殖膈之间，包绕尿道的起始部（图 7-7）。呈前后稍扁的栗子形。上端宽大称前列腺底，与膀胱颈相接，有尿道通过。下端尖细称前列腺尖，与尿生殖膈相邻，尿道由此穿出。底与尖之间的部分称前列腺体。体的后面较平坦，正中有一纵形的浅沟称前列腺沟，活体直肠指诊时可扪及此沟。患前列腺肥大时，此沟消失。男性尿道在前列腺底近前处穿入前列腺即为尿道前列腺部，该部经腺实质前部下行，由前列腺尖穿出。近底的后缘处有一对射精管穿入前列腺，开口于尿道的前列腺部。前列腺一般分为五

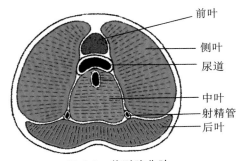

前叶

侧叶

尿道

中叶

射精管

后叶

图 7-8　前列腺分叶

个叶：前叶、中叶、后叶和两个侧叶。前叶很小，位于尿道前方；中叶呈楔形，位于尿道与射精管之间；后叶位于射精管以下和侧叶的后方；两侧叶紧贴在尿道的侧壁（图 7-8）。

小儿的前列腺较小，性成熟期腺体迅速生长。中年以后腺部逐渐退化，结缔组织增生。老年人因激素平衡失调，前列腺结缔组织增生而引起的前列腺肥大，常发生在中叶和侧叶，从而压迫尿道，造成排尿困难甚至尿潴留。后叶是前列腺肿瘤的好发部位。

考点提示　前列腺的形态、位置及分叶。

（六）尿道球腺

尿道球腺（bulbourethral gland）是一对豌豆大的球形腺体，位于会阴深横肌内。尿道球腺以细长的排泄管开口于尿道球部。

精液由输精管道各部及附属腺体，特别是前列腺和精囊的分泌液组成，内含大量精子，精液呈乳白色，弱碱性，适于精子的生存和活动。

二、外生殖器

（一）阴囊

阴囊（scrotum）为一皮肤囊袋，悬垂于阴茎的后下方。皮肤薄而柔软，成人生有少量的阴毛，

颜色深暗。阴囊壁由皮肤和肉膜组成。肉膜为浅筋膜,含有平滑肌纤维。平滑肌可随外界温度变化而舒缩,以调节阴囊内的温度,有利于精子的发育与生存。阴囊皮肤表面沿中线有一纵行的阴囊缝,其对应的肉膜向深部发出阴囊中隔,将阴囊腔分为左、右两部,各容纳一侧的睾丸、附睾和精索等。

　　阴囊的肉膜深面包有睾丸和精索的被膜,由外向内为:①精索外筋膜,是腹外斜肌腱膜的延续;②提睾肌,来自腹内斜肌和腹横肌的纤维束,排列稀疏呈袢状,有反射性地上提睾丸的作用;③精索内筋膜,来自腹横筋膜的延续,较薄弱;④睾丸鞘膜,来源于腹膜,只包睾丸和附睾,分脏、壁两层。脏层紧贴睾丸和附睾表面,壁层衬于精索内筋膜的内面,两层在睾丸后缘互相移行,共同围成封闭的鞘膜腔,内有少量浆液。腔内可因炎症液体增多,形成睾丸鞘膜积液。

【知识拓展】

　　隐睾:为先天性阴囊内没有睾丸,它包括睾丸下降不全、睾丸异位和睾丸缺如。无论单侧还是双侧的隐睾,均可影响生育,导致男性不育,而且也可能发生睾丸扭转和睾丸恶变以及造成心理障碍。因此,1岁以内隐睾有下降的可能,可暂时观察,并使用内分泌制剂。疗效不佳的应尽早手术治疗。

(二)阴茎

　　阴茎(penis)可分为头、体、根3个部分。后端为阴茎根,附于耻骨下支、坐骨支及尿生殖膈。中部为阴茎体,呈圆柱形,悬于耻骨联合的前下方。前端膨大为阴茎头,其尖端有矢状位的尿道外口。在头与体交界处为阴茎颈(图7-9)。阴茎主要由两个阴茎海绵体和一个尿道海绵体组成,外面包以筋膜和皮肤。阴茎海绵体为两端细的圆柱体,左、右各一,位于阴茎的背侧。左、右两侧紧密结合,向前延伸,前端变细嵌入阴茎头内面的凹陷内。阴茎海绵体后端左、右分开,形成左、右阴茎脚,分别附于两侧的耻骨下支和坐骨支。尿道海绵体位于阴茎海绵体的腹侧,尿道贯穿其全长。尿道海绵体中部呈圆柱形,其前端膨大为阴茎头,后端膨大为尿道球。尿道球位于两阴茎脚之间,固定于尿生殖膈的下面。

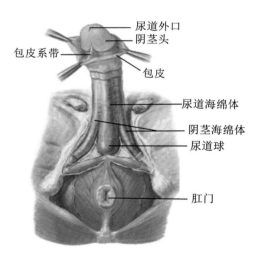

图7-9　阴茎结构

　　每个海绵体的表面均包有一层坚厚而致密的纤维膜,分别称为阴茎海绵体白膜和尿道海绵体白膜。海绵体由许多海绵体小梁和腔隙组成,腔隙是与血管相通的窦隙。当腔隙充血时,阴茎即变粗变硬而勃起。3个海绵体外面共同包有阴茎深、浅筋膜和皮肤。阴茎浅筋膜疏松而无脂肪组织。阴茎皮肤薄而柔软,富有伸展性。皮肤在阴茎颈处游离,向前延伸并返折成双层的皮肤皱襞包绕阴茎头,称阴茎包皮。在阴茎头腹侧中线上,包皮与尿道外口下端相连的皮肤皱襞,称包皮系带。作包皮环切手术时,注意勿伤及包皮系带,以免影响阴茎的正常勃起。

　　幼儿的包皮较长,包着整个阴茎头,包皮口也小。随着年龄的增长,由于阴茎的不断增大而包皮逐渐向后退缩,包皮口逐渐扩大。若包皮盖住尿道外口,但能够上翻露出尿道外口和阴茎头时,称包皮过长。若包皮口过小,包皮完全包着阴茎头不能翻开时,称包茎。在这两种情况下,都易因包皮腔内污垢的刺激而发生炎症,也是诱发阴茎癌的一个因素。

(三)男尿道

男尿道(male urethra)(图7-9、图7-10)兼有排尿和排精功能。起自于膀胱的尿道内口,终止于阴茎头的尿道外口,成年男性尿道长16~22 cm,管径平均5~7mm。男性尿道可分三部分:即前列腺部、膜部和海绵体部。临床上称前列腺部和膜部为后尿道,海绵体部为前尿道。

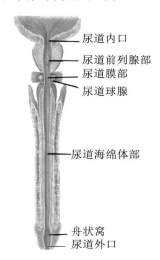

图 7-10　男性尿道

1. 前列腺部　为尿道贯穿前列腺的部分,长约3 cm,管腔中部扩大呈梭形,是尿道中最宽和最易扩张的部分。其后壁上有射精管和前列腺排泄管的开口。

2. 膜部　为尿道贯穿尿生殖膈的部分,短而窄,长约1.5 cm,其周围有尿道括约肌(骨骼肌)环绕,可控制排尿。

3. 海绵体部　为尿道贯穿尿道海绵体的部分,长约15 cm,尿道球内的尿道较宽阔,称尿道球部,尿道球腺管开口于此。在阴茎头内尿道扩大成尿道舟状窝。

男尿道在行径中粗细不一,它有3处狭窄、3处扩大和2个弯曲。3处狭窄分别位于尿道内口、膜部和尿道外口,其尿道外口最为狭窄。3处扩大分别位于前列腺部、尿道球部和尿道舟状窝。2个弯曲:一为耻骨下弯,在耻骨联合下方,凹向前上方,位于前列腺部、膜部和海绵体部的起始段,此弯恒定无变化;另一个弯曲为耻骨前弯,在耻骨联合前下方,凹向后下方,位于海绵体部,如将阴茎向上提起,此弯曲可以消失。临床上给男患者行膀胱镜检查或导尿时应注意男性尿道的3处狭窄和2个弯曲的解剖特点。

考点提示　男性尿道的分部、狭窄、扩大、弯曲及其临床意义。

第二节　女性生殖系统

女性生殖系统包括内生殖器和外生殖器两部分(图7-11)。女性内生殖器由卵巢和输送管道组成。卵巢为女性生殖腺,是产生卵子、分泌女性激素的器官;输送管道包括输卵管、子宫和阴道。卵子在输卵管内受精后,输送到子宫,植入子宫内膜发育成胎儿,成熟后经阴道娩出。女性外生殖器即女阴。

此外,女性乳房也与生殖功能有关,故在本节叙述。

考点提示　女性内生殖器的组成。

一、内生殖器

(一)卵巢

1. 卵巢的位置和形态　卵巢(ovary)左右各一,位于小骨盆腔侧壁,髂内、外动脉分叉处所夹成的卵巢窝内。卵巢呈扁卵圆形,可分为上、下两端,前、后两缘和内、外侧两面。

2. 卵巢的固定　卵巢上端与输卵管伞相邻,又称输卵管端,借卵巢悬韧带连于小骨盆侧缘。卵巢悬韧带为腹膜形成的皱襞,其内含有卵巢的血管、淋巴管、神经丛、少量结缔组织和平滑肌纤维。卵巢下端借卵巢固有韧带连于子宫底两侧,又称子宫端。卵巢固有韧带由结缔组织和平滑肌构成,表面覆以腹膜。卵巢前缘借卵巢系膜连于子宫阔韧带,又称系膜缘,其中部有血管、神经等出入称卵巢门(hilum of ovary)。后缘游离,又称独立缘。其外侧面与卵巢窝相贴,内侧面朝向盆腔,与小肠相邻(图7-12、图7-14)。

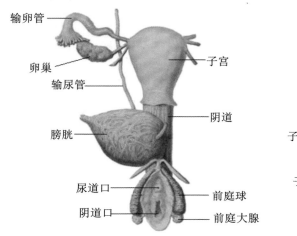

图 7-11　女性生殖系统组成模式图　　　　图 7-12　女性内生殖器(后面)

考点提示　卵巢的位置和固定装置。

3. **卵巢的微细结构**　卵巢表面覆盖一层单层扁平或单层立方上皮,上皮下方是一薄层致密结缔组织,称为白膜。卵巢的实质可分为皮质和髓质两部分(图7-13)。皮质很厚在周围,占卵巢大部分,含有不同发育阶段的卵泡以及黄体和退化的闭锁卵泡等。髓质位于中央,范围较小,由疏松结缔组织构成,内含丰富的血管、淋巴管和神经,与皮质无明显分界。近卵巢门处有少量平滑肌束和门细胞。门细胞(hilus cell)为卵圆形,常聚集成群,类似睾丸的间质细胞,可分泌雄性激素。

(1)卵泡的发育与成熟:卵泡发育从胚胎时期已经开始,两侧卵巢约含700万个原始卵泡,以后逐渐减少,出生时有100万～200万个。青春期后约有4万个,在垂体分泌的卵泡刺激素(FSH)和黄体生成素(LH)作用下,每月有15～20个卵泡生长发育,一般只有一个卵泡发育成熟,并排出一个卵。女子一生共排卵约400个,其余卵泡在发育不同阶段,先后退化为闭锁卵泡。绝经期后,排卵停止。

卵泡由卵母细胞(primary oocyte)和卵泡细胞(follicular cell)组成。

卵泡发育是一个连续的生长过程,其结构发生一系列变化,一般可分为原始卵泡、初级卵泡、次级卵泡和成熟卵泡四个阶段。初级卵泡和次级卵泡又合称生长卵泡。

1)原始卵泡(primordial follicle):位于皮质浅层,呈球形,体积小,数量多,由中央的一个初级卵母细胞和周围一层扁平的卵泡细胞组成。初级卵母细胞呈圆形,较大,直径约为 40 μm,胞质嗜酸性,核大而圆,核仁明显,染色质细小,胞质内含有一般细胞器。初级卵母细胞是在胚胎时期由卵原细胞分裂分化而成,长期停滞在第一次减数分裂前期,排卵前才完成分裂。

2)初级卵泡(primary follicle):从青春期开始,原始卵泡在卵泡刺激素(FSH)作用下,开始生长发育,形成生长卵泡。早期,初级卵母细胞增大,细胞表面有不规则微绒毛伸出,卵泡细胞由扁平变成立方或柱状,进而迅速分裂增生,由一层变成多层,同时,在初级卵母细胞的周围出现一层富含糖蛋白的嗜酸性均质膜,称为透明带(zona pellucida)。此带由卵泡细胞和初级卵母细胞共同

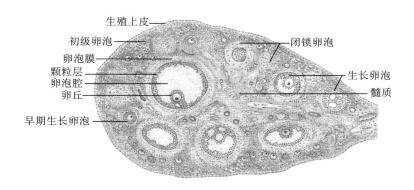

生殖上皮
初级卵泡
卵泡膜
颗粒层
卵泡腔
卵丘
早期生长卵泡
闭锁卵泡
生长卵泡
髓质

图 7-13　卵巢的微细结构

分泌产生,透明带内有卵泡细胞的细长突起伸入和初级卵母细胞的微绒毛伸入,卵泡细胞的细长突起可穿过透明带与卵母细胞膜相连接,形成缝管连接,同时卵泡细胞间亦有缝管连接,这些连接有利于卵泡细胞将营养物质输送给卵母细胞以及细胞间离子、激素和小分子物质的交换,沟通信息,协调发育。

3)次级卵泡(secondary follicle):卵泡继续发育,当卵泡细胞增至 6～12 层时,细胞间出现一些含有液体的小腔隙,小腔互相融合逐渐合并成一个大腔,称卵泡腔(follicular antrum),腔内充满了由卵泡细胞分泌的卵泡液。由于卵泡液不断增多,卵泡腔相继扩大,初级卵母细胞及其周围的一些卵泡细胞被挤压至一侧,形成一丘状隆起,称为卵丘(cumulus oophorus)。紧贴卵丘的一层柱状卵泡细胞呈放射状排列,细胞界限不清,称放射冠(corona radiata),分布在卵泡腔周边的卵泡细胞较小,构成卵泡壁,称为颗粒层(stratum granulosum),卵泡细胞称颗粒细胞(granulosa cell)。

在卵泡生长过程中,其周围的结缔组织逐渐形成卵泡膜(theca folliculi),并分为内、外两层。内层毛细血管丰富含有较多的多边形或梭形的膜细胞(theca cell),膜细胞合成分泌雌激素。外层有环形排列的胶原纤维和平滑肌纤维,与周围结缔组织无明显界限,纤维多而血管少,细胞无分泌功能。

4)成熟卵泡(mature follicle):是卵泡发育的最后阶段,在 FSH 作用的基础上,经黄体生成素(LH)的刺激,卵泡体积最大,直径可达 2 cm,并向卵巢表面突出。排卵前初级卵母细胞已完成第一次成熟分裂,形成一个次级卵母细胞和很小的第一极体(first polar body),第一极体位于次级卵母细胞和透明带之间的卵周间隙。次级卵母细胞随即进入第二次成熟分裂,停滞于分裂中期。

考点提示　各级卵泡的结构特点。

(2)排卵(ovulation):当成熟卵泡内卵泡液继续剧增时,其内压升高,且进一步向卵巢表面突出,突出部分的卵泡壁、白膜、表面上皮均变薄,终至破裂,于是次级卵母细胞连同透明带、放射冠随同卵泡液一起从卵巢排出,这一过程叫排卵。成人的卵巢每隔 28 天排卵一次,排卵发生在月经周期的第 12～14 天。一般左右卵巢交替排卵,每次排一个卵,有时一侧卵巢可连续排卵,偶尔一次可排 2 个或 2 个以上的卵。卵排出后若在 24 小时内不受精,次级卵母细胞即退化消失,若与精子相遇受精,次级卵母细胞即完成第二次成熟分裂,形成 1 个单倍体(23X)的卵细胞和 1 个第二极体。

考点提示　排卵的概念。

(3)黄体的形成和退化:成熟卵泡排卵后残留的卵泡壁塌陷,卵泡膜和血管也随之陷入,在 LH

的影响下,逐渐发育成一个体积较大而富有血管的内分泌细胞团,新鲜时呈黄色,称黄体(corpus luteum)。其中的颗粒细胞分化为颗粒黄体细胞(granular lutein cell),膜细胞改称为膜黄体细胞(theca lutein cell)。黄体能分泌孕激素(progesterone)及少量的雌激素。孕激素有促进子宫内膜增生、子宫腺分泌、乳腺发育和抑制子宫平滑肌收缩等作用。

黄体维持的时间取决于排出的卵是否受精,如未受精,2周后黄体即开始退化,这种黄体叫月经黄体。如果受精,黄体继续发育生长,直至妊娠5～6个月后才开始退化,这种黄体称妊娠黄体。妊娠黄体除分泌大量孕激素和雌激素外,还分泌一种肽类的松弛素(relaxin),这些激素促使子宫内膜增生,子宫平滑肌松弛,以维持妊娠。月经黄体和妊娠黄体退化时黄体细胞发生脂肪变性,萎缩退化,最后由增生的结缔组织取代,形成白色瘢痕,称白体(corpus albicans)。

考点提示　黄体的形成、退化及功能。

(4)闭锁卵泡:卵巢的绝大部分卵泡不能发育成熟,它们在卵泡发育的各阶段逐渐退化,退化的卵泡称为闭锁卵泡(atretic follicle)。闭锁卵泡是一种细胞凋亡过程。

4. 年龄变化　幼女的卵巢较小,表面光滑,性成熟期卵巢最大。此后由于多次排卵表面出现瘢痕,呈凸凹不平状;35～40岁卵巢开始缩小,50岁左右逐渐萎缩。

【知识拓展】

卵巢肿瘤会影响生育吗?

我们知道,怀孕与生育的物质基础是卵子和精子,卵子是由女性的卵巢产生的,就目前情况所知,卵巢癌的病因是多因素的,包括遗传、环境、激素及病毒等方面,如炎症、肿瘤等可使卵巢发生病变,病变可以发生于一侧,亦可双侧同时发病。一般情况下,一侧卵巢的病变对生育没有太大的影响。如卵巢囊肿蒂扭转行一侧卵巢切除术,而对侧卵巢正常者,亦可正常排卵。如卵巢肿瘤是恶性的,即卵巢癌,卵巢癌往往累及双侧卵巢,医生就不会考虑患者有无生育要求,切除双侧卵巢和子宫,即卵巢癌根治术,这样就完全丧失了生育能力。

(二)输卵管

1. 输卵管的形态与分部　输卵管(uterine tube)是一对细长弯曲的肌性管道,左、右各一,长10～14 cm,位于子宫阔韧带上缘内,子宫底的两侧(图7-14)。其内侧端以输卵管子宫口(uterine orifice of uterine tube)开口于子宫腔,外侧端以输卵管腹腔口(abdominal orifice of uterine tube)开口于腹膜腔,输卵管全长由内侧向外侧可分四部。

(1)输卵管子宫部(uterine part):或称子宫间质部(uterine interstitial part),为输卵管贯穿子宫壁的部分,直径最细,以输卵管子宫口,开口于子宫腔。

(2)输卵管峡(isthmus of uterine):是由子宫底向两侧延伸的比较细直的一段,输卵管结扎术常在此部进行。

(3)输卵管壶腹(ampulla of uterine tube):管径粗、弯曲而较长,约占输卵管全长的2/3。卵子通常在此处受精。若受精卵未能移入子宫腔而在输卵管或腹膜腔内发育,临床上称为宫外孕。

(4)输卵管漏斗(infundibulum of uterine tube):是输卵管外侧端膨大的部分,呈漏斗状,其周缘有细长的指状突出,称输卵管伞(fimbriae of uterine tube),是临床手术识别输卵管的标志。漏斗的底有输卵管腹腔口,与腹膜腔相通。

临床上将卵巢和输卵管称为子宫附件,附件炎即指卵巢炎和输卵管炎。

2. 输卵管的微细结构　输卵管管壁由内向外分黏膜、肌层和浆膜3层组成(图7-15)。

（1）黏膜：由单层柱状上皮和固有层构成，黏膜突向管腔形成许多纵行、分支的皱襞。黏膜上皮为单层柱状，由纤毛细胞和分泌细胞组成。纤毛细胞的纤毛向子宫方向摆动，使卵移向子宫并阻止病菌进入腹膜腔。分泌细胞顶部胞质内有分泌颗粒，其分泌物构成输卵管液，可营养、辅助卵的运行。黏膜固有层为薄层的结缔组织，含有丰富的毛细血管和散在的平滑肌纤维。

（2）肌层：以峡部最厚，由内环、外纵排列的两层平滑肌组成。

（3）浆膜：由间质和富含血管的疏松结缔组织组成。

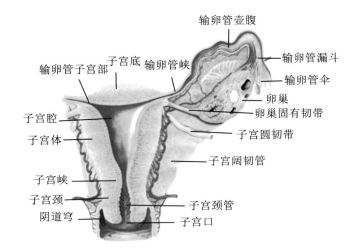

图 7-14　女性内生殖器（冠状切）

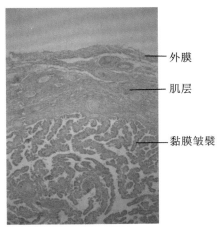

图 7-15　输卵管壁微细结构

（三）子宫

子宫（uterus）是壁厚腔窄的肌性器官，有产生月经和孕育胎儿的功能。

1. 子宫的形态　成年未产妇的子宫呈前后略扁的倒置的梨形，长 7～9 cm，最宽为 4～5 cm，厚为 2～3 cm，可分为底、体、颈三部。两侧输卵管子宫口以上宽而圆凸的部分称子宫底（fundus of uterus）。子宫的下端缩细呈圆柱状的部分称子宫颈（neck of uterus），子宫颈由突入阴道的子宫颈阴道部（vaginal part of cervix）和阴道以上的子宫颈阴道上部（supravaginal part of cervix）两部分组成。子宫底与颈之间称子宫体（body of uterus）。子宫体与子宫颈阴道上部的上端之间的部分稍狭细称子宫峡（isthmus of uterus），长约 1 cm，妊娠末期可延至 7～11cm，产科常在此处进行剖宫术，以减少腹膜腔感染。子宫的内腔较为狭窄，可分为子宫腔和子宫颈管两部分，子宫腔（cavity of uterus）狭窄呈前后略扁的倒置三角形，子宫颈管（canal of cervix of uterus）位于子宫颈内，子宫腔上部的两侧角与输卵管相通，子宫颈管呈棱形，上口通子宫腔，下口通阴道称子宫口（orifice of uterus），未产妇的子宫口是圆形，经产妇的子宫口为横裂形。

2. 子宫的位置　子宫位于骨盆腔中央，介于膀胱和直肠之间，下端接阴道，两侧有输卵管和子宫阔韧带相连。子宫呈轻度的前倾、前屈位（图 7-16）。前倾即整个子宫向前的倾斜，子宫长轴与阴道长轴之间形成一个向前开放的钝角，略大于 90°；前屈是指子宫体与子宫颈之间凹向前的弯曲钝角，约为 170°。人体的体位及膀胱和直肠的充盈量程度均可影响子宫的位置。由于子宫与直肠紧密相邻，临床上可经直肠检查子宫及其周围的结构。

3. 子宫的固定装置　子宫依靠盆底肌的承托和韧带的牵拉维持其正常位置。维持子宫固定位置的韧带有以下 4 条（图 7-17）。

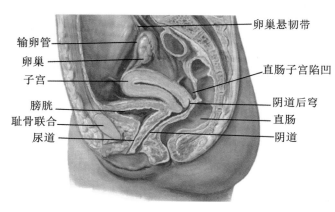

图 7-16　女性盆部正中矢状切面

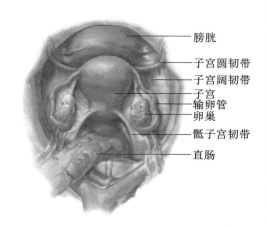

图 7-17　子宫的固定装置

（1）子宫阔韧带（broad ligament of uterus）：略呈冠状位，位于子宫两侧，由子宫前、后面的腹膜自子宫侧缘连于盆腔侧壁的双层腹膜结构，可限制子宫向两侧移位。子宫阔韧带的上缘游离，两层腹膜之间有少量结缔组织及子宫动脉、静脉、神经和淋巴等。子宫阔韧带分为 3 个部分。①卵巢系膜：连于阔韧带与卵巢之间。②输卵管系膜：连于输卵管与卵巢系膜根部之间。③子宫系膜：为阔韧带的其余部分。

（2）子宫圆韧带（round ligament of uterus）：为一对由结缔组织和平滑肌组成的扁索状韧带，起自子宫角下方，在阔韧带两层间前行，通过腹股沟管止于大阴唇皮下，可维持子宫前倾位置。

（3）子宫主韧带（cardinal ligament of uterus）：位于子宫阔韧带的基部，自子宫颈阴道上部的两侧连于盆腔侧壁之间，由结缔组织和平滑肌组成，较为强韧，对固定子宫颈、防止子宫下垂起主要作用。

（4）骶子宫韧带（uterosacral ligament）：由结缔组织和平滑肌组成，起自子宫颈后面，向后绕过直肠，固定于第 2～3 骶椎前面筋膜。其表面盖以腹膜形成弧形的直肠子宫襞（rectouterine fold）。此韧带向后上牵引子宫颈，与子宫圆韧带协同，维持子宫的前屈位。

如果子宫的固定装置薄弱或受损伤，可导致子宫位置异常。如子宫口低于坐骨棘平面，甚至脱出阴道，则形成子宫脱垂。

考点提示　子宫的形态、位置及固定装置。

4. **子宫壁的微细结构**　子宫为肌性器官，腔窄壁厚，其中子宫底部和子宫体部的壁由内向外依次为内膜、肌层、外膜（图 7-18）。

（1）子宫内膜：即子宫黏膜，由单层柱状上皮和固有层组成。上皮细胞有分泌细胞和纤毛细胞两种。固有层为结缔组织，其内有大量梭形或星形的基质细胞、网状纤维、血管和单管状的子宫腺，子宫腺由上皮下陷而成，近肌层时可有分支。固有层内的动脉来自子宫动脉的分支，从肌层垂直伸入内膜，弯曲盘旋呈螺旋状，称螺旋动脉。在内膜浅层形成毛细血管网，毛细血管汇入小静脉，经过基底层，又穿越肌层，汇合成子宫静脉。螺旋动脉对卵巢激素很敏感。

从子宫内膜可分为浅、深两层。浅层较厚为功能层（functional layer），可随月经周期变化而剥离、出血、再生。妊娠期，胚泡植入功能层并在其中生长发育。深层为基底层（basal layer），较薄，与肌层相邻，含有较多的细胞和纤维，无周期性脱落变化，有增生修复功能层的作用。

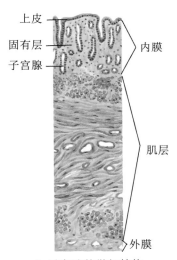

上皮
固有层
子宫腺
内膜
肌层
外膜

上皮
功能层
子宫腺
螺旋动脉
基底层
直小动脉
肌层

1.子宫壁的微细结构　　　　2.子宫内膜结构模式图

图 7-18　子宫壁的结构

（2）肌层（myometrium）：很厚，由成束或成片的平滑肌构成，肌束间由结缔组织分隔，可分为黏膜下层、中间层和浆膜下层。黏膜下层和浆膜层较薄呈纵行排列。中间层最厚，血管丰富，平滑肌排列呈内环、外斜行。

（3）外膜（perimetrium）：为浆膜，是腹膜的一部分，覆盖子宫的大部分。而子宫颈的外膜属纤维膜。

另外，在宫颈外口处，其黏膜的柱状上皮与阴道黏膜的复层扁平上皮移行，分界清楚，是宫颈癌的好发部位。

5. 子宫内膜周期性变化　自青春期，在卵巢分泌的雌激素和孕激素的刺激作用下，子宫体及底部的功能层内膜出现周期性变化，每 28 天左右发生一次内膜剥脱、出血、修复和增生，称为月经周期。每一月经周期以月经来潮的第 1 天起至下次月经来潮的前 1 天止。月经周期一般分 3 期：月经期、增生期、分泌期（图 7-19）。

（1）月经期（menstrual phase）：为周期的第 1～4 天。由于卵巢内黄体退化，孕激素和雌激素分泌量急骤下降，子宫内膜功能层的螺旋动脉发生持续性收缩，内膜供血量减少，内膜趋向萎缩，组织坏死。螺旋动脉在收缩之后，又迅速短暂扩张，毛细血管骤然充血而破裂。血液渗入内膜浅层，最后突破上皮流入子宫腔，坏死的组织块及

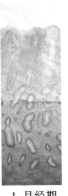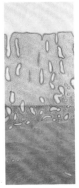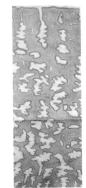

1.月经期　　2.增生期　　3.分泌期

图 7-19　子宫内膜的周期性变化

血液经阴道排出，即为月经（menses）。月经期的持续时间一般为 3～5 天。在此期终止前基底层中遗留的腺上皮开始分裂增生，并向腔面展开，在月经期后 1～2 天，内膜上皮已完全修复，并进入增生期。

（2）增生期（proliferative phase）：为周期的第 5～14 天。此期卵巢有卵泡生长发育，故又称卵

泡期。在卵泡产生的雌激素作用下,子宫内膜发生增生性变化。在月经终止前,子宫内膜已修复,成为增生期早期,在整个增生期内上皮细胞与基质细胞不断分裂增殖。腺上皮也逐渐生长与分化,至增生期晚期(第11~14天)内膜增厚1~3mm,子宫腺增多,腺腔扩大,螺旋动脉也增长、加粗和高度弯曲盘旋。至增生期末期,卵巢内的成熟卵泡排卵,子宫内膜由增生期进入分泌期。

(3)分泌期(secretory phase):为周期的第15~28天。此期卵巢已排卵,黄体逐渐形成,故此期又称黄体期。内膜在孕激素和雌激素的作用下,显著增厚,可达5~6mm,子宫腺增长、弯曲、扩张呈囊状,腺细胞内有大量糖原颗粒,分泌活动增强。螺旋动脉增长并更弯曲,伸至内膜表面。固有层内组织液剧增,细胞间质呈水肿状态。这些变化均为受精卵植入做好准备。卵若受精,内膜继续增厚,发育为蜕膜;否则,进入月经期。

6. **子宫的年龄变化**　新生儿子宫高出小骨盆上口,输卵管和卵巢位于髂窝内,子宫颈较子宫体长而粗。性成熟前期,子宫迅速发育,壁增厚。性成熟期,子宫颈和子宫体的长度几乎相等。经产妇的子宫较大,除各径和内腔都增大外,重量可增加1倍。绝经期后,子宫萎缩变小,壁也变薄。

考点提示　月经周期的概念;子宫内膜周期性变化,与卵巢周期性变化的关系。

【知识拓展】

　　什么是月经失调:正常妇女月经周期,初潮年龄最早可在11~12岁,最迟18岁,大多数在13~15岁。一般两次月经的间隔不少于22天,不多于35天,多数在28~30天。正常月经持续3~5天,其中约有一半是血,呈暗红色,其余的是黏液、子宫内膜组织、脱落的阴道上皮等。月经失调是指月经周期和经期的紊乱,大多与神经及内分泌系统的机能活动有关。下丘脑、垂体、卵巢之间的功能协调与否,都直接影响着月经周期的规律性。临床常见的有月经提前、拖后、量过多、过少、过频等方面的改变。某些全身性疾病如血液病,以及生殖器的器质性疾病,如子宫肌瘤、子宫内膜结核等,都可以表现出月经失调;而卵巢功能紊乱引起的月经失调更属多见,如功能性子宫出血病、闭经、痛经、经前期紧张征及绝经期综合征等。

(四)阴道

1. **阴道的形态和位置**　阴道(vagina)是连接子宫和外生殖器之间的肌性管道,是女性的交接器官,也是排出月经和娩出胎儿的通道(图7-14、图7-16)。

阴道位于小骨盆腔中央,后面贴直肠与肛管,前面与膀胱和尿道相邻,上端包绕子宫颈阴道部,下端以阴道口(vaginal orifice)开口于阴道前庭。在处女,阴道口周围有处女膜(hymen)附着,其形状及厚薄因人而异,可呈环状、半月形或伞状。处女膜破裂后阴道口周围留有处女膜痕。阴道的上端宽大,与子宫颈阴道部之间有一环状间隙称阴道穹(fornix of vagina)。分为前穹、后穹和左、右侧穹,其中以阴道后穹位置最深,与直肠子宫陷凹之间仅隔以阴道后壁和薄层腹膜。临床上当直肠子宫陷凹积液或积血时,可经阴道后穹进行穿刺和引流,以帮助诊断和治疗。

2. **阴道壁的微细结构**　阴道壁由内向外有黏膜、肌层和外膜构成。

(1)黏膜:由上皮和固有层组成,黏膜突起形成许多环形皱襞。黏膜上皮为非角化的复层扁平上皮,在雌激素的作用下,上皮细胞中可出现许多的糖原,上皮细胞脱落后其糖原被阴道内的乳酸杆菌分解为乳酸,使阴道成酸性,可抑制微生物的生长,有保护作用(阴道的自净作用)。阴道中的脱落细胞还含有从子宫内膜和子宫颈脱落的上皮细胞,做阴道脱落细胞的涂片已广泛应用于临床检查生殖道的疾病。月经期和老年妇女,由于雌激素的产生和分泌减少,阴道的保护功能下降,容易感染。

(2)肌层:较薄,为左、右螺旋相互交织成网状的平滑肌束,肌束间弹性纤维丰富,使阴道壁易于扩张。阴道外口为环形骨骼肌形成尿道阴道括约肌。

(3)外膜:为致密结缔组织,内含丰富弹性纤维。

考点提示 阴道穹的概念及临床意义。

【知识拓展】

阴道的自净作用有多大?

阴道的自净作用到底有多大呢?这要看阴道上皮细胞内糖原的含量多少,而阴道上皮细胞糖原含量又受卵巢分泌雌激素水平的高低所调节。卵巢分泌的雌激素多,糖原含量就高。如果卵巢功能不健全,便可影响阴道上皮细胞的糖原含量。幼女时期,卵巢不分泌雌激素,阴道上皮缺乏糖原,阴道自净作用就低,这个时期容易感染。青年(即青春期)和壮年(即生育期)妇女的卵巢功能旺盛,阴道内乳酸杆菌和阴道上皮细胞内糖原丰富,阴道自净作用很强。在妊娠期及月经前期,宫颈管内碱性分泌物增多,流入阴道后,使阴道分泌物变为碱性,阴道自净作用减弱。绝经期妇女(即老年妇女),卵巢功能消失,阴道上皮细胞糖原缺乏,阴道内乳酸杆菌减少,其他细菌增多,阴道分泌物渐渐由酸性变为碱性,在机体抵抗力下降时,易患老年性阴道炎。

二、外生殖器

女性外生殖器又称**女阴**(vulva),包括阴阜、大阴唇、小阴唇、阴道前庭、阴蒂、前庭球、前庭大腺(图 7-20)。

(一)阴阜

阴阜(mons pubis)为耻骨联合前方的皮肤隆起,皮下脂肪丰富。性成熟后,生有阴毛。

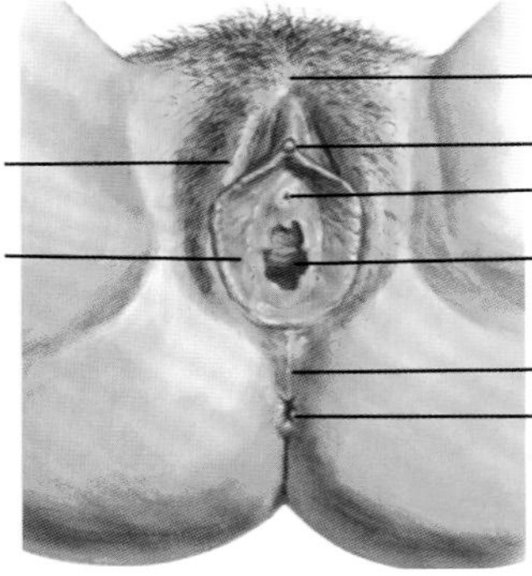

(二)大阴唇

大阴唇(greater lips of pudendum)为一对纵长隆起的皮肤皱襞,其前端和后端两侧互相连合。形成唇前连合和唇后连合。

(三)小阴唇

小阴唇(lesser lips of pudendum)位于大阴唇的内侧,为一对较薄的皮肤皱襞,表面光滑无毛。其前端延伸为阴蒂包皮和阴蒂系带,后端两侧互相会合形成阴唇系带。

图 7-20 女性外生殖器

(四)阴道前庭

阴道前庭(vaginal vestibule)是位于两侧小阴唇之间的裂隙。阴道前庭的前部有尿道外口,后部有阴道口,阴道口两侧各有一个前庭大腺导管的开口。

(五)阴蒂

阴蒂(clitoris)由 2 个阴蒂海绵体组成,相当于男性的阴茎海绵体,分脚、体、头 3 个部分。两侧阴蒂脚附于耻骨下支和坐骨支,向前互相结合形成阴蒂体,表面有阴蒂包皮包绕;阴蒂头露于表面,富含感觉神经末梢,感觉敏锐。

（六）前庭球

前庭球（bulb of vestibule）相当于男性的尿道海绵体，呈蹄铁形，分为细小的中间部和较大的外侧部。中间部位于尿道外口与阴蒂体之间的皮下，外侧部位于大阴唇的皮下。

（七）前庭大腺

前庭大腺（greater vestibular gland），又称 Bartholin 腺，位于前庭球后端的深面，形如豌豆，导管开口于阴道前庭，阴道口的两侧。前庭大腺相当于男性的尿道球腺，其分泌物有润滑阴道口的作用。炎症时导致导管阻塞，可形成前庭大腺囊肿。

第三节　乳房和会阴

一、女性乳房

乳房（mamma）为人类和哺乳动物特有的结构，男性乳房不发达。女性进入青春期后乳房开始发育生长，妊娠和哺乳期有分泌活动（图 7-21）。

（一）乳房的位置和形态

乳房位于胸大肌和胸筋膜的表面，成年未产妇的乳房呈半球形。乳房基部上起第 2～3 肋，下至第 6～7 肋，内侧至胸骨线，外达腋中线。乳房中央有乳头（mammary papilla），乳头顶端有许多输乳管的开口，乳头周围的皮肤色素沉着区称乳晕，其深面含乳晕腺，可分泌脂状物润滑乳头。乳头和乳晕的皮肤较薄弱，易受损伤而感染。妊娠和哺乳期，乳腺增生，乳房增大；停止哺乳后，乳腺萎缩，乳房变小；老年时，乳房萎缩而下垂。

（二）乳房的大体结构

乳房由皮肤、皮下脂肪、乳腺和纤维组织构成（图 7-21、图 7-22）。乳房内的乳腺被纤维组织分割为 15～20 个乳腺叶（lobes of mammary gland），每个乳腺叶均有一条输乳管（lactiferous ducts），在近乳头处膨大为输乳管窦（lactiferous sinus），开口于乳头顶端。乳腺叶和输乳管均以乳头为中

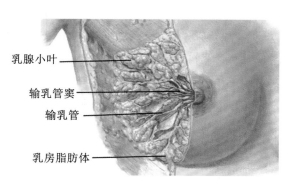

图 7-21　女性乳房的构造模式图

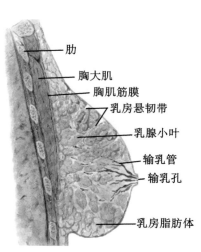

图 7-22　女性乳房的矢状切面

心呈放射状排列,临床上乳腺手术时应采取放射状切口,以免损伤输乳管。乳腺与表面的皮肤和深面的胸肌筋膜之间连有许多结缔组织纤维束,称为乳房悬韧带(suspensory ligament of breast),或 Cooper 韧带,对乳腺有支持作用。乳腺癌时,纤维组织增生,该韧带变短、牵拉皮肤而使表面产生许多小凹,类似橘皮,临床上称"橘皮样"变,是乳腺癌的早期体征之一。

考点提示 乳房的位置及结构特点。

二、会阴的定义和分区

会阴(perineum)有狭义的会阴和广义的会阴。狭义的会阴是指肛门与外生殖器之间狭小区域的软组织,即临床上产科所指的会阴。产妇分娩时应注意保护此区,以免造成撕裂。广义的会阴是指封闭小骨盆下口的全部软组织结构。其境界呈菱形,前为耻骨联合;后为尾骨尖;两侧界为耻骨下支、坐骨支、坐骨结节和骶结节韧带。经两侧坐骨结节作一连线,可将其分为前后两个三角区:前部为尿生殖区(urogenital region)(尿生殖三角),在男性有尿道通过,女性有尿道和阴道通过;后部为肛区(anal region)(肛门三角),此区有肛管通过(图 7-23)。

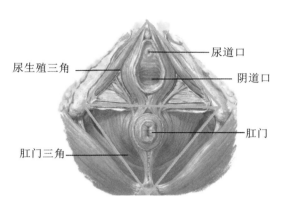

图 7-23 女性会阴

考点提示 会阴的概念。

扫一扫,练一练

思考题

1. 男性尿道分哪几部?男性插导尿管需注意哪些结构?

2. 输卵管分哪几部?受精和结扎各在何处?

3. 子宫的位置、分部,子宫固定装置有哪些?各有何作用?

4. 子宫内膜周期性变化包括哪几个时期?各期有哪些主要变化特点?其与卵巢激素的关系如何?

(黎 硕 许劲雄)

第八章

脉 管 系 统

病例导学

患者,男,23 岁,下班后步行回家的路上被汽车撞到,头部和肢体多处创伤,并伴有大量出血,半小时后被汽车司机急送入院。体格检查:T 35 ℃,血压 80/55mmHg,脉搏 120 次/min。痛苦面容,面色苍白,表情淡漠,脉搏细速,四肢湿冷。立即行清创手术、输血及输液处理后血压仍不能恢复,处于半昏迷状态,经抢救后最终死亡。

请问:

1. 人体正常血液循环的途径是怎样的?

2. 患者的死亡原因是什么?

脉管系统(vascular system)是体内一套密闭连续的管道系统,包括心血管系统和淋巴系统。心血管系统(cardiovascular system)由心和血管组成,血管包括动脉、静脉和毛细血管。淋巴系统(lymphatic system)由淋巴管道、淋巴器官和淋巴组织组成。心血管系统中流动着血液,淋巴系统中流动着淋巴液,淋巴液沿淋巴管道向心流动,途中穿过淋巴结,最后注入静脉,故淋巴管道常被看作是静脉的辅助管道。脉管系统的主要功能是物质运输,即将营养物质和氧运送到全身组织细胞,同时将全身组织细胞的代谢产物及二氧化碳运送到肾、肺、皮肤等器官排出体外,以保证机体新陈代谢的不断进行。

第一节 心血管系统

一、概述

(一)心血管系统的组成

心血管系统由心、动脉、静脉和毛细血管组成。心(heart)是血液循环的动力器官,它不停地进行节律性地收缩和舒张,通过收缩推动血液向前流动,舒张使血液回到心。动脉(artery)是运送血液离开心的血管,由心室发出,行程中不断分支,愈分愈细,最后移行为毛细血管。静脉(vein)是运送血液回到心的血管,起于毛细血管,在回心的过程中不断接受属支,由细变粗,最后注入心房。毛细血管(capillary)是连接动脉和静脉之间的微细血管,呈细网状分布,是血液与组织细胞之间进行物质交换的场所。

考点提示 心血管系统的组成。

（二）血液循环

血液由心室射出,经动脉、毛细血管和静脉,再回到心房的循环流动过程称血液循环。根据循环途径的不同,血液循环可分为体循环和肺循环(图 8-1)。

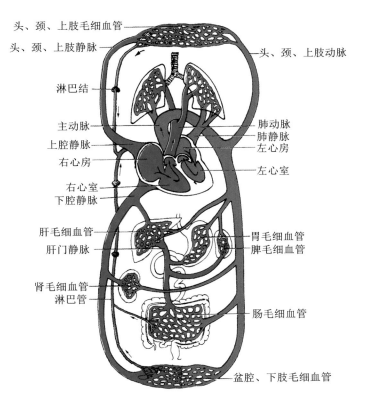

图 8-1 血液循环示意图

1. **体循环** 血液从左心室射出,经主动脉及其各级分支到达全身的毛细血管,血液在此与周围组织进行营养物质和气体交换后,由鲜红色的动脉血变成暗红色的静脉血,再进入各级静脉及其属支,最后汇入上、下腔静脉和冠状窦返回右心房,这一循环途径称体循环。体循环流程长,流经范围广,故又称大循环。

2. **肺循环** 血液由右心室射出,经肺动脉干及其各级分支到达肺泡壁毛细血管网,在此与肺泡进行气体交换后,由静脉血变成动脉血,再经肺静脉返回左心房,这一循环途径称肺循环。肺循环流程短,血液只经过肺,故又称小循环。

体循环和肺循环是血液循环的两个不同的部分,二者彼此相通,同时进行。

考点提示 体循环和肺循环的概念及其途径。

二、心

（一）心的位置和外形

心位于胸腔的中纵隔内,约 2/3 位于正中线的左侧,1/3 位于正中线的右侧。心的上方连有出入心脏的大血管;下方邻膈肌;两侧与肺相邻;后方有食管、左主支气管和胸主动脉等器官;前方大部分被肺和胸膜所遮盖,只有少部分直接与胸骨下部和左侧第 3～6 肋软骨相邻(图 8-2)。临床为了避免伤及肺和胸膜,心内注射常选在胸骨左缘第 4或第 5 肋间进针。

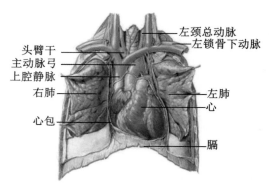

图 8-2 心的位置

心的外形似倒置的圆锥体,大小与本人拳头相似。心可分为一尖、一底、两面、三缘和四条沟(图 8-3、图 8-4)。

一尖:即心尖(cardiac apex),朝向左前下方,由左心室构成,贴近左胸前壁。在左侧第 5 肋间隙,锁骨中线内侧 1～2 cm 处,可摸到(活体)心尖搏动。

一底:即心底(cardiac base),朝向右后上方,大部分由左心房、小部分由右心房构成,与出入心的大血管相连。

二面:即胸肋面和膈面,胸肋面朝向前上方,与胸骨和肋软骨相邻,大部分由右心房和右心室构成,少部分由左心室和左心耳构成。膈面(diaphragmatic surface)朝向后下方,与膈相邻,由左、右心室构成。

三缘:即右缘、左缘和下缘,右缘近乎垂直,主要由右心房构成。左缘斜行,圆钝,主要由左心耳及左心室构成。下缘近水平位,较锐,由右心室和心尖构成。四条沟:心脏表面有四条沟,可作为 4 个心腔的表面分界标志。冠状沟(coronary sulcus)近心底处,几乎呈一环形沟,为心房和心室的表面分界标志。前室间沟(anterior interventricular groove)位于胸肋面,是冠状沟向下延伸至心尖右侧的纵沟。后室间沟(posterior interventricular groove)位于膈面,自冠状沟下降至心尖右侧并与前室间沟末端汇合。前、后室间沟是左、右心室在心表面的分界标志,两沟在心尖右侧汇合处称心尖切迹(cardiac apical incisure)。后房间沟(posterior interatrial groove)位于心底,为右心房与上、下腔静脉交界处的浅沟,是左、右心房在心表面的分界标志。以上四条沟均有血管走行,并被脂肪组织填充。

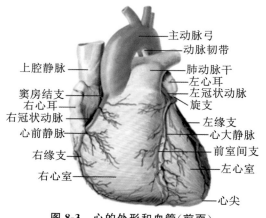

图 8-3 心的外形和血管(前面)

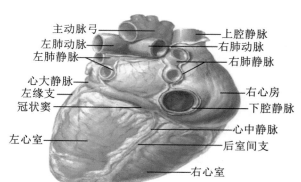

图 8-4 心的外形和血管(后下面)

考点提示 心的位置和外形特点。

(二)心腔的结构

心是中空的肌性器官,被心间隔分为左、右两半,左、右半心各自再分成左心房、左心室和右心房、右心室 4 个腔,同侧心房、心室之间借房室口相通。

1. 右心房(right atrium)(图 8-5) 位于心的右上部,腔大壁薄,其向左前方突出的部分称右心耳(right auricle),内面有许多平行排列或交错呈网状的肌肉隆起,称梳状肌。当心功能发生障碍时,心耳处可因血流缓慢而形成血凝块,脱落后可形成栓子,堵塞血管。

右心房有 3 个入口和 1 个出口。在右心房的上、下方分别有上腔静脉口(orifice of superior vena cava)和下腔静脉口(orifice of inferior vena cava)。下腔静脉口与右房室口之间有冠状窦口(orifice of coronary sinus)。右心房的出口是右房室口(right atrioventricular orifice),位于右心房的前下方,通向右心室。右心房的后内侧壁为房间隔,其下部有一浅窝称卵圆窝(fossa ovalis),为胎儿时期卵圆孔闭合后的遗迹。若出生后卵圆孔未闭,则形成房间隔缺损,是先天性心脏病的一种。

2. 右心室(right ventricle)(图 8-6) 位于右心房的左前下方,构成心胸肋面的大部分。内腔形似锥体,尖端向左下,底向右上。右心室有 1 个入口和 1 个出口。

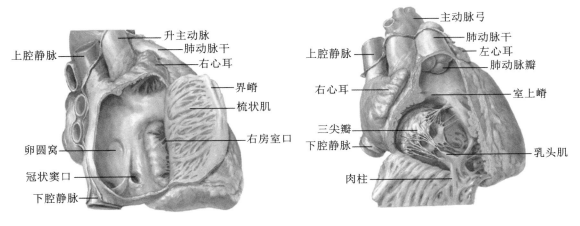

图 8-5 右心房   图 8-6 右心室

右心室的入口是右房室口,口周围的纤维环上附有 3 片近似三角形的瓣膜,称三尖瓣(tricuspid valve)。瓣膜尖端突向室腔,并借数条腱索连于乳头肌。乳头肌(papillary muscles)是心室壁上突出的锥体状肌肉隆起。纤维环、三尖瓣、腱索和乳头肌在功能上是一个整体,合称三尖瓣复合体(图 8-7)。当右心室收缩时,血液推动瓣膜室面,使 3 片瓣膜相互靠拢,紧密封闭右房室口。由于乳头肌的收缩和腱索的牵拉,使瓣膜不致翻入右心房,可防止血液返流回右心房。右心室壁内面,除突出的乳头肌外,还有许多交错排列的肌隆起称肉柱(trabeculae carneae)。从室间隔连至前乳头肌根部的游离肉柱称节制索(moderator band)(隔缘肉柱)。

右心室的出口为肺动脉口(orifice of pulmonary trunk),通向肺动脉干。肺动脉口周围的纤维环上附有 3 个袋状的半月形瓣膜,称肺动脉瓣(pulmonary valve)。当右心室舒张时,肺动脉干内血液回流的压力使 3 个瓣膜相互紧密靠拢,封闭肺动脉口,阻止血液返流入右心室。

3. 左心房(left atrium)(图 8-8) 位于右心房的左后方。左心房前部向右前方突出的部分,称左心耳(left auricle),内面也有梳状肌。左心房有 4 个入口和 1 个出口:入口位于左心房后部两侧,分别是左肺上、下静脉口和右肺上、下静脉口;出口是左房室口(left atrioventricular orifice),通向左心室。

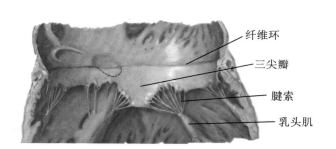

图 8-7　三尖瓣复合体示意图

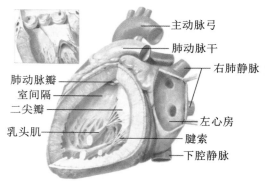

图 8-8　左心房和左心室

4. **左心室**(left ventricle)(图 8-8)　位于右心室的左后下方,室腔近似倒置圆锥形,有 1 个入口和 1 个出口。左心室的入口为左房室口,口周围的纤维环上附有两片瓣膜,称二尖瓣(mitral valve),也借腱索连于心室壁上的乳头肌。纤维环、二尖瓣、腱索和乳头肌在功能上是一个整体,称二尖瓣复合体,功能同三尖瓣复合体。

左心室的出口为主动脉口(aortic crifice),通向主动脉。主动脉口周围的纤维环上有主动脉瓣(aortic valve),其构造和功能与肺动脉瓣相似,但瓣膜较肺动脉瓣大而强韧。每个瓣膜与相对应的主动脉壁之间形成的腔隙,称主动脉窦(aortic sinusus),在左、右主动脉窦的动脉壁上分别有左、右冠状动脉的开口。

考点提示　4 个心腔的结构,尤其是每个心腔的入口和出口。

【知识拓展】
　　心的节律性收缩和舒张,像泵一样将血液从静脉吸入,由动脉射出,推动血液循环。当心舒张时,三尖瓣复合体、二尖瓣复合体使房室口开放,血液从心房进入心室;当心收缩时使房室口关闭,防止血液倒流回心房。临床上,风湿病可损伤心瓣膜,尤其以二尖瓣最为常见,在瓣膜闭锁缘形成灰白色的疣状赘状物;病变反复发作可导致瓣膜增厚、变硬、变形,瓣膜之间互相粘连,形成心瓣膜病,引起一系列的临床表现。

(三)心壁的结构及心间隔

1. **心壁的结构**　心壁自内向外由心内膜、心肌膜和心外膜构成(图 8-9)。

(1)**心内膜**:衬覆于心腔的最内面,由内皮、内皮下层和心内膜下层 3 层构成。内皮与出入心的大血管的内皮相连续;内皮下层由薄层结缔组织构成;心内膜下层,由疏松结缔组织构成,其内含有血管、神经及心传导系统的终支(Purkinje 纤维)。心的房室瓣和动脉瓣均由心内膜向心腔内折叠而形成。

(2)**心肌膜**:最厚,主要由心肌细胞构成。心肌细胞排列成三层,即内纵、中环和外斜。心肌分心房肌和心室肌,二者并不连续,分别附着在房室口周围的纤维环上,故心房肌的兴奋不能直接传给心室肌。心室肌比心房肌厚,尤以左心室肌最厚(图 8-10)。

(3)**心外膜**:为心壁外面的一层浆膜,参与构成浆膜性心包的脏层。

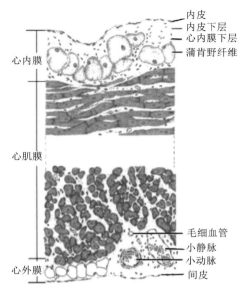

图 8-9 心壁的组织结构

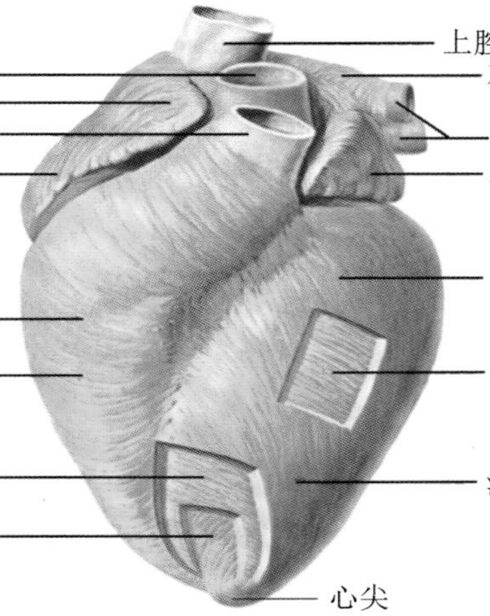

图 8-10 心肌层

考点提示 心壁的结构。

2. 心间隔

(1)**房间隔**:为左、右心房间的中隔,房间隔较薄,卵圆窝处最薄(图 8-11)。

(2)**室间隔**:为左、右心室间的中隔。室间隔分为膜部和肌部:膜部位于上部,因缺乏肌层而较薄,是室间隔缺损的常见部位;肌部位于下部,较厚,占室间隔的大部分(图 8-11)。

(四)心传导系统

心传导系统位于心壁内,是由特殊分化的心肌细胞构成,包括窦房结、房室结、房室束、左、右束支及其分支等(图 8-12)。

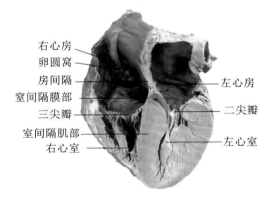

图 8-11 房间隔与室间隔

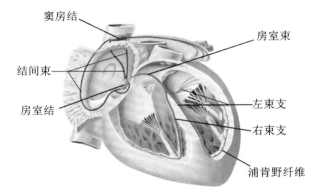

图 8-12 心传导系统模式图

1. **窦房结**(sinuatrial node) 位于上腔静脉根部与右心耳交界处的心外膜深面,呈长椭圆形。窦房结是心的正常起搏点,能自动地发出节律性兴奋,引起心房肌收缩,并传至房室结。

2. **房室结**(atrioventricular node) 位于冠状窦口前上方的心内膜深面,呈扁椭圆形,比窦房结小,其前段发出房室束。房室结的主要功能是将窦房结传来的兴奋通过房室束及其分支传向心室,并保证心房收缩后再开始心室收缩。

3. 房室束(atrioventricular bundle)   又称希氏(His)束,由房室结前端起始,经室间隔膜部下行至肌部的上缘,分为左、右束支。

4. 束支   左束支呈扁带状,沿室间隔左侧心内膜深面走行,约在肌性室间隔上、中 1/3 交界处分为 3 组,其分支在心内膜深面相互吻合成 Purkinje 纤维网,分布于左心室壁和室间隔。右束支呈圆索状,较长,沿室间隔右侧心内膜深面下行,分支分布于右心室壁。

5. Purkinje 纤维网   左、右束支的分支在心内膜深面交织成 Purkinje 纤维网(蒲肯野纤维网),最后与收缩心肌相连。

考点提示   心传导系统的组成,心的正常起搏点。

(五)心的血管

1. 动脉   心的动脉供应来自左、右冠状动脉,而回心的静脉血绝大部分经冠状窦口汇入右心房,少量直接进入心腔(图 8-13)。

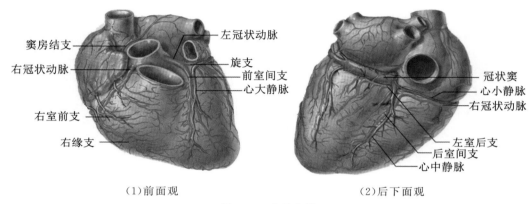

（1）前面观   （2）后下面观

图 8-13   心的血管

(1)左冠状动脉(left coronary artery):起自主动脉左窦,在左心耳与肺动脉根部之间向左前行,随即分为前室间支和旋支。

1)前室间支:沿前室间沟下行,绕过心尖切迹至后室间沟,与右冠状动脉的后室间支吻合。

2)旋支:沿冠状沟向左行,绕心左缘转向后,至左心室膈面。

左冠状动脉及其分支分布于:右心室胸肋面小部分、左心室壁的绝大部分、室间隔的前 2/3 部分及左心房。

(2)右冠状动脉(right coronary artery):起自主动脉右窦,在右心耳与肺动脉干根部之间进入冠状沟,向右绕行至房室交点处分为后室间支和旋支。

1)后室间支:较粗,是主干的延续,沿后室间沟下行。

2)左室后支:向左行,分支至左心室膈面,还发出房室结动脉。

右冠状动脉的分支分布于:右心房、右心室各壁、左心室膈面小部及室间隔的后 1/3 部分,窦房结动脉也大多数起自右冠状动脉。

考点提示   左、右冠状动脉的起始和主要分支。

2. 静脉   心的静脉血主要经冠状窦(coronary sinus)回心,由冠状窦口注入右心房。冠状窦的主要属支有:①心大静脉,与左冠状动脉前室间支伴行,斜向左上进入冠状沟,绕心左缘至膈面注入冠状窦左端；②心中静脉，与右冠状动脉的后室间支伴行，注入冠状窦右端；③心小静脉，在冠状沟内与右冠状动脉伴行，向左注入冠状窦右端或心中静脉。此外，还有一些小静脉支直接注入右心房（如心前静脉），也有直接注入心腔的（如心最小静脉）。

（六）心包

心包（pericardium）（图 8-14）是包裹心脏和出入心的大血管根部的圆锥形纤维浆膜囊。可分为纤维心包和浆膜心包。纤维心包在外层，较厚，由致密而坚韧的结缔组织构成，其上部与出入心脏的大血管外膜相续，下方与膈肌的中心腱相连。浆膜心包在内层，薄而光滑，可再分成脏、壁两层：脏层包于心肌表面，形成心外膜；壁层紧贴于纤维心包内面。浆膜心包的两层在大血管根部互相移行，两层之间围成的腔隙，为心包腔（pericardial cavity），内含少量浆液，起润滑作用，可减少心搏动时的摩擦。

考点提示　心包的分部及心包腔的概念。

（七）心的体表投影

心在胸前壁的体表投影（图8-15），通常采用四点连线法来确定：①左上点，在左侧第 2 肋软骨下缘，距胸骨左缘约 1.2 cm 处。②右上点，在右侧第 3 肋软骨上缘，距胸骨右缘约 1 cm 处。③右下点，在右侧第 6 胸肋关节处。④左下点，在左侧第 5 肋间隙，距前正中线 7～9 cm 处。左、右上点连线为心上界，左、右下点连线为心下界。右侧上、下两点连线（微向右侧凸）为心右界，左侧上、下两点连线（微向左侧凸）为心左界。了解心脏的体表投影，对临床叩诊时判断心界大小具有重要意义。

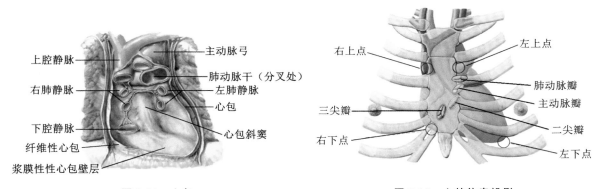

图 8-14　心包　　　　　　　　　图 8-15　心的体表投影

三、血管概述

血管分为动脉、静脉和毛细血管。根据管径的粗细，动脉和静脉血管都可分为大、中、小、微动脉或静脉。

（一）动脉的结构

管径最粗的动脉是大动脉，如主动脉、肺动脉等；中动脉的管径通常在 1mm 以上，如肱动脉、桡动脉等；小动脉的管径在 0.3～1mm；微动脉的管径在 0.3mm 以下。

动脉管壁由内向外依次可分为内膜、中膜和外膜三层。内膜最薄，由内皮、内皮下层和内弹性膜组成：内皮衬于血管腔面，游离面光滑，有利于血液流动；内皮下层是位于内皮和内弹性膜之间的薄层结缔组织；内弹性膜为弹性纤维构成的波纹状结构，可作为内膜与中膜的分界。中膜厚，主要由平滑肌、弹性膜构成。外膜较厚,主要由疏松结缔组织构成,含有小血管、神经和淋巴管等。

各种动脉的主要结构特点及功能如下:

(1)大动脉:中膜主要由 40～70 层弹性膜构成,弹性膜之间含有少量的平滑肌,故大动脉又称弹性动脉。大动脉既可缓冲心射血的压力,又可在心舒张时回缩以推动血液不断向前流动(图 8-16)。

(2)中动脉:内弹性膜清楚,中膜主要由 10～40 层平滑肌构成,故中动脉又称肌性动脉。通过平滑肌的收缩和舒张,可改变中动脉管径大小,调节分布到器官和身体各部的血流量(图 8-17)。

(3)小动脉:中膜有由 3～4 层平滑肌。小动脉和微动脉是形成外周阻力的主要血管,依靠平滑肌的收缩和舒张来改变外周阻力,从而调节血压。

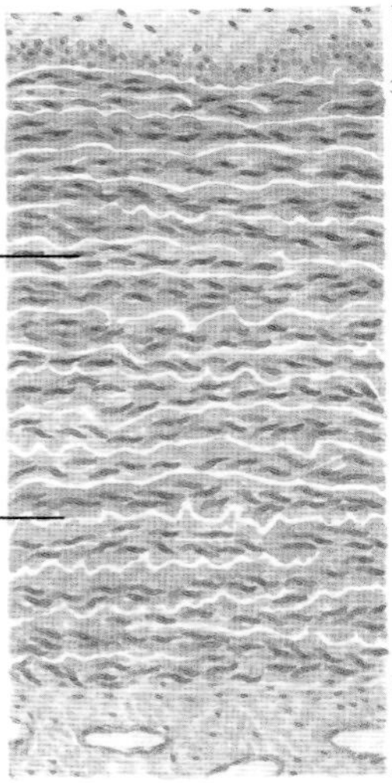

图 8-16　大动脉的微细结构

考点提示　大、中、小动脉的结构特点及功能。

(二)静脉的结构

大静脉的管径大于 10mm,如上腔静脉、下腔静脉和头臂静脉等;管径小于 2mm 的静脉为小静脉;与毛细血管相连的小静脉又称微静脉;管径在大、小静脉之间的是中静脉。静脉通常具有以下结构特点:

(1)与伴行动脉相比,静脉的数量较多,管径大而不规则,故静脉又称容量血管。

(2)静脉管壁也分为内膜、中膜和外膜,但三层分界不明显,且管壁薄,外膜一般比中膜厚(图 8-18)。

(3)静脉腔内常有静脉瓣,可防止血液逆流。

考点提示　静脉与相应动脉比较的结构特点。

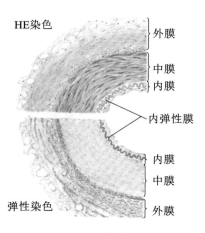

图 8-17　中动脉的微细结构

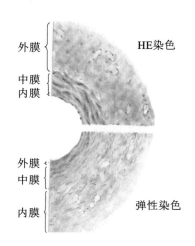

图 8-18　中静脉的微细结构

(三)毛细血管的结构

毛细血管分布最广泛、管径最细、管壁结构最简单,管径一般为 6～8 μm,管壁仅由一层内皮细胞和基膜构成(图 8-19)。毛细血管的分支多,且互相吻合成网,其内血流缓慢,有利于血液与周围组织进行物质交换。根据毛细血管内皮细胞在电镜下的结构特点,可将毛细血管分为三类(图 8-20):

(1)连续毛细血管(continuous capillary):内皮细胞相互连续,细胞间有紧密连接封闭细胞间隙,基膜完整,细胞质中有许多吞饮小泡,物质交换主要是通过吞饮小泡来完成。连续毛细血管主要分布于结缔组织、肌组织、肺和中枢神经系统等处。

(2)有孔毛细血管(fenestrated capillary):管壁上有贯穿内皮细胞胞质的小孔,基底面有完整的基膜。其物质交换主要通过内皮小孔来完成。有孔毛细血管主要分布于胃肠黏膜、肾血管球和某些内分泌腺等处。

(3)血窦(sinusoid):又称窦状毛细血管。其结构特点是腔大、形态不规则,内皮小孔较大,基膜不完整甚至缺如,内皮细胞间有较大的间隙,物质交换主要通过内皮小孔和内皮细胞间隙来完成。血窦主要分布于肝、肾、骨髓和某些内分泌腺。

考点提示 毛细血管的分类、各类结构特点及分布。

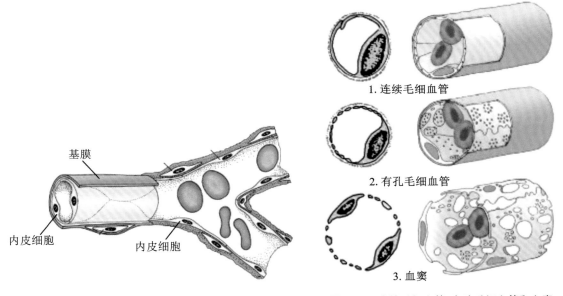

基膜

内皮细胞

内皮细胞

图 8-19 毛细血管模式图

1. 连续毛细血管

2. 有孔毛细血管

3. 血窦

图 8-20 连续毛细血管、有孔毛细血管和血窦结构模式图

(四)血管的吻合

人体内血管之间的吻合非常广泛,形式也多种多样。除了经动脉—毛细血管—静脉相通连外,在动脉与动脉之间,静脉与静脉之间甚至动脉与静脉之间,都可形成血管吻合(图 8-21)。

有的血管主干在行程中发出与其平行的侧副支,并与同一主干远侧部所发出的返支相吻合形成侧支吻合。当主干阻塞时,侧副支逐渐增粗,血流可经扩大的侧支吻合到达阻塞部位以下的血管主干,使血管受阻区的血液供应得到不同程度的代偿或恢复。这种通过侧支建立的循环称侧支循环(collateral circulation)。侧支循环的建立对于保证器官在病理状态下的血液供应有重要意义(图 8-16)。

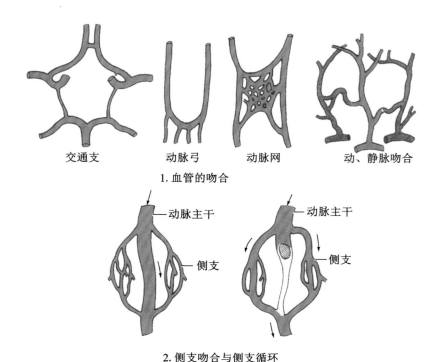

交通支　　　动脉弓　　动脉网　　　动、静脉吻合

1. 血管的吻合

动脉主干

侧支

动脉主干

侧支

2. 侧支吻合与侧支循环

图 8-21　血管的吻合、侧支吻合与侧支循环

四、肺循环的血管

(一)肺循环的动脉

肺动脉干(pulmonary trunk)是一粗短的动脉干,起自右心室,在升主动脉的前方向左后上方斜行,至主动脉弓的下方分为左、右肺动脉。左肺动脉(left pulmonary artery)较短,水平向左行至左肺门,分上、下 2 支进入左肺上、下叶,再经多次分支,终于肺泡壁的毛细血管网。右肺动脉(right pulmonary artery)较长,水平向右行至右肺门,分上、中、下支 3 支进入右肺上、中、下叶,再经多次分支,终于肺泡壁的毛细血管网。

在肺动脉干分叉处稍左侧与主动脉弓下缘之间有一结缔组织索,称动脉韧带(arterial ligament),是胚胎时期动脉导管闭锁后的遗迹。若动脉导管出生后 6 个月仍未闭锁,则称动脉导管未闭,是常见的先天性心脏病之一。

(二)肺循环的静脉

肺的静脉起自肺泡壁的毛细血管网,经在肺内逐级汇合,最后形成左、右各两条肺静脉(pulmonary veins),分别为左上、左下肺静脉和右上、右下肺静脉。肺静脉出肺门后,注入左心房后部的两侧。

五、体循环的血管

(一)体循环的动脉

体循环的动脉是将血液从心运送到全身各部位的血管(图 8-22),其主要的分布特点为:①头颈、躯干和四肢一般都有动脉主干分布,左右基本对称;②躯干的动脉有壁支和脏支之分,壁支一般有明显的阶段性;③动脉多位于身体的屈侧、深部或安全隐蔽处,常与静脉、神经等伴行;④动脉的分支与组织器官的形态结构与功能相适应。

体循环的动脉主干为主动脉(aorta),是人体最粗大的动脉。主动脉由左心室发出,先行向右上,继而呈弓形弯向左后至第 4 胸椎体下缘平面,再沿脊柱左侧下降,穿膈肌的主动脉裂孔由胸腔进入腹腔,继续下降至第 4 腰椎体下缘平面分为左、右髂总动脉。以右侧第 2 胸肋关节和第 4 胸椎体下缘为界,将主动脉分为升主动脉、主动脉弓和降主动脉(图 8-23)。

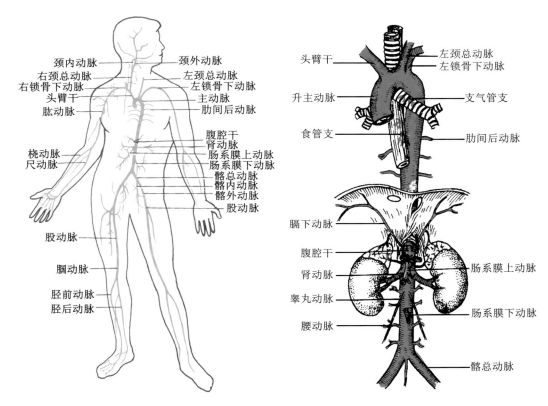

图 8-22 全身动脉　　　　图 8-23 主动脉的走行及分布概况

升主动脉(ascending aorta):平对第 3 肋间,起自左心室,在肺动脉干与上腔静脉之间向右前上方斜行,至右侧第 2 胸肋关节后方移行为主动脉弓。升主动脉根部发出左、右冠状动脉。

主动脉弓(aortic arch):是升主动脉的延续,呈弓形弯向左后方,至第 4 胸椎体下缘移行为降主动脉。主动脉弓的凸侧自右向左发出 3 个分支:头臂干、左颈总动脉和左锁骨下动脉。头臂干向右上斜行至右胸锁关节的后方分为右颈总动脉和右锁骨下动脉。左、右颈总动脉是头颈部的动脉主干,左、右锁骨下动脉主要构成上肢的动脉主干。主动脉弓壁内有压力感受器,具有感受血压变化的作用。在主动脉弓下方,靠近动脉韧带处有 2～3 个粟粒状小体,称主动脉小球(aortic glomera),是化学感受器,参与调节呼吸运动。

降主动脉(aorta descendens):降主动脉在穿过膈肌主动脉裂孔处被分为上方的胸主动脉和下方的腹主动脉。胸主动脉是胸部的动脉主干,腹主动脉是腹部的动脉主干。降主动脉在第 4 腰椎体下缘处分为左、右髂总动脉,髂总动脉在骶髂关节前方分为髂内动脉和髂外动脉。髂内动脉是盆部的动脉主干,髂外动脉主要构成下肢的动脉主干。

考点提示　主动脉的走行和分段,主动脉弓的主要分支。

1. 头颈部的动脉

(1)颈总动脉(common carotid artery)(图8-24):是头颈部的动脉主干,右颈总动脉起自头臂干,左颈总动脉直接起自主动脉弓。两侧颈总动脉均在胸锁关节后方进入颈部,沿气管、喉和食管的外侧上升,在甲状软骨上缘平面,分为颈外动脉和颈内动脉。颈总动脉与其外侧的颈内静脉和后方的迷走神经三者共同包在一个由结缔组织构成的颈动脉鞘内。颈总动脉在分叉处有颈动脉窦和颈动脉小球两个重要结构。

颈动脉窦(carotid sinus):是颈总动脉末端与颈内动脉起始处的膨大部分,其壁内有压力感受器。当血压升高时,可刺激窦壁内的压力感受器,进而通过神经系统的调节,反射性地引起心跳减慢、血管扩张、血压降低。

颈动脉小球(carotid glomus):是一个扁椭圆形小体,借结缔组织连于颈总动脉分叉处的后方,为化学感受器,可感受血液中氧和二氧化碳浓度的变化。当血中二氧化碳分压升高时,可反射性地促进呼吸加深、加快,以保持血中氧气和二氧化碳含量的平衡。

1)颈外动脉(external carotid artery):起自颈总动脉,初居颈内动脉的前内侧,后渐渐至其前外侧,穿腮腺实质,到达下颌颈高度分为颞浅动脉和上颌动脉两个终支。颈外动脉的主要分支有:

甲状腺上动脉(superior thyroid artery):自颈外动脉起始处发出,行向前下方,分布到甲状腺上部和喉。

舌动脉(lingual artery):在平舌骨大角处由颈外动脉发出,行向前内方入舌,分布于舌、舌下腺和腭扁桃体。

面动脉(facial artery):在约平下颌角处起始,向前经下颌下腺的深面,于咬肌前缘越过下颌骨下缘至面部,经口角和鼻翼外侧上行至眼内眦,改称为内眦动脉。面动脉分布于面部软组织、下颌下腺和腭扁桃体等。面动脉在咬肌前缘越过下颌骨下缘处位置表浅,在活体上可摸到搏动,面部出血时可在此处压迫止血。

颞浅动脉(superficial temporal artery):经外耳门前方上行,越过颧弓根部至颞部,分布于腮腺和额、颞、顶部的软组织。活体上,在外耳门前方可摸到颞浅动脉的搏动,头皮部出血时可在此处压迫止血。

上颌动脉(maxillary artery):在下颌颈处起自颈外动脉,前行入颞下窝,沿途分支分布于外耳道、鼓室、牙及牙龈、鼻腔、腭、咀嚼肌和硬脑膜等处。其中分布到硬脑膜的一支称脑膜中动脉(middle meningeal artery),穿棘孔入颅腔,分前、后两支,紧贴颅骨内面走行,分布于颅骨和硬脑膜。其中前支经过翼点内面,当颞部颅骨骨折时易受损伤,引起硬膜外血肿。

此外,颈外动脉还向后发出枕动脉、耳后动脉和咽升动脉,分别分布于枕、耳后和咽。

2)颈内动脉(internal carotid artery):(图8-25)在颈部无分支,由颈总动脉发出后,垂直上行至颅底,穿颈动脉管入颅腔,分布于脑和视器(详见神经系统和感觉器)。

考点提示　颈总动脉的主要分支和分布范围。

(2)锁骨下动脉(subclavian artery)(图8-26):左侧起自主动脉弓,右侧起自头臂干。锁骨下动脉从胸锁关节后方斜向外至颈根部,呈弓状经胸膜顶前方,穿斜角肌间隙至第1肋外缘移行为腋动脉。上肢出血时,可于锁骨中点上方的锁骨上窝处向后下压迫,将该动脉压向第一肋骨进行止血。其主要分支如下:

1)椎动脉(vertebral artery):为锁骨下动脉最大的分支,向上依次穿经第6~1颈椎横突孔,经枕骨大孔入颅腔,左、右椎动脉汇合成一条基底动脉,分支布于脊髓和脑(详见神经系统)。

2)胸廓内动脉(internal thoracic artery):起点与椎动脉相对,向下入胸腔,沿 1~6 肋软骨后面(距胸骨外缘约 1 cm 处)下降。沿途发出分支分布于胸膜、心包、膈肌及乳房等处。至第 6 肋间隙平面,分为两个终支,一支是肌膈动脉沿肋弓分布于下位肋、肋间隙和膈;另一支是腹壁上动脉(superior epigastric artery)向下进入腹直肌鞘内,在脐部附近与腹壁下动脉吻合。

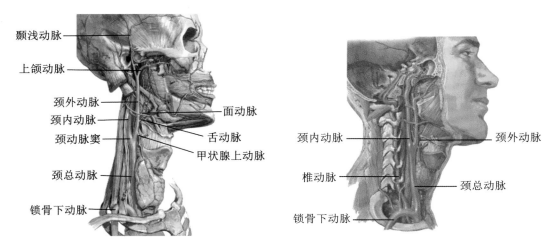

图 8-24 头颈部的动脉　　　　图 8-25 颈内动脉及椎动脉的走行

3)甲状颈干:为一短干,在前斜角肌内侧缘起始,位于椎动脉外侧。起始后立即分为数支,主要有甲状腺下动脉、肩胛上动脉、颈横动脉、颈升动脉等,其中甲状腺下动脉(inferior thyroid artery)向上内经颈动脉鞘后方至甲状腺下端,分支进入腺体。

考点提示　锁骨下动脉的主要分支和分布范围。

2. 上肢的动脉

(1)腋动脉(axillary artery)(图 8-27):是锁骨下动脉的延续,穿过腋窝,向下外至大圆肌下缘移行为肱动脉。腋动脉主要分支有:

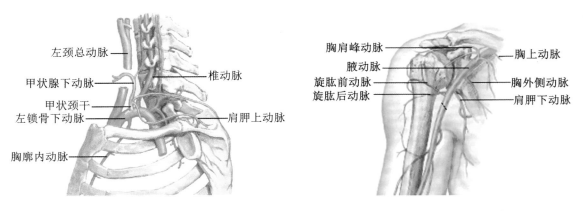

图 8-26 锁骨下动脉及其分支　　　　图 8-27 腋动脉及其分支

1)胸肩峰动脉:为一短干,分三支分别至胸大肌、胸小肌、三角肌和肩峰。

2)胸外侧动脉:沿胸小肌下缘行走,分支至胸大肌、胸小肌、前锯肌和乳房。

3)肩胛下动脉:沿肩胛骨腋窝缘下降,分为胸背动脉和旋肩胛动脉。胸背动脉为肩胛下动脉的延续,分布于背阔肌和前锯肌;旋肩胛动脉向后至冈下窝与肩胛上动脉吻合。

4）旋肱前动脉：细小，绕肱骨外科颈的前方，向外后方与旋肱后动脉吻合。

5）旋肱后动脉：在旋肱前动脉同高度起始，伴随腋神经绕肱骨外科颈向后外行走，与旋肱前动脉吻合。上述两支分布到三角肌和肩关节。

（2）肱动脉（brachial artery）：是腋动脉的直接延续（图 8-28）。沿肱二头肌内侧缘伴正中神经下行至肘窝，在平桡骨颈处分为桡动脉和尺动脉。在肘窝的内上方，肱二头肌腱内侧可摸到肱动脉的搏动，此处是测量血压时听诊的部位。当前臂和手部大出血时，可在臂中部的内侧将肱动脉压向肱骨进行止血。

肱动脉最重要的分支是肱深动脉，该动脉于大圆肌下缘处分出，与桡神经伴行入桡神经沟，分支分布于肱三头肌和肱骨。

（3）桡动脉（radial artery）（图 8-29）：平桡骨颈处由肱动脉分出，上段行经肱桡肌与旋前圆肌之间，下段在在肱桡肌与桡侧腕屈肌腱之间下行，绕桡骨茎突至手背，继而穿第 1 掌骨间隙至手掌深面，其末端与尺动脉掌深支相吻合形成掌深弓。桡动脉的下段位置表浅，仅被皮肤和筋膜覆盖，是临床触摸脉搏的常用部位，可在桡骨茎突的内上方触摸到。桡动脉的主要分支有：①掌浅支：与尺动脉的终支吻合构成掌浅弓。②拇主要动脉：继而分为 3 支指掌侧固有动脉到拇指两侧和食指桡侧。

（4）尺动脉（ulnar artery）（图 8-29）：由肱动脉发出后，在尺侧腕屈肌与指浅屈肌之间下行，到达桡腕关节处，经豌豆骨的桡侧至手掌，其末端与桡动脉掌浅支吻合成掌浅弓。尺动脉的主要分支有：①骨间总动脉，继而分两支分别在两臂骨间膜前面、后面下行，营养前臂肌和尺、桡骨。②掌深支：穿小鱼际至掌深部，与桡动脉的末端相吻合形成掌深弓。

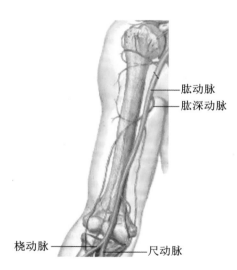

图 8-28　肱动脉及其分支

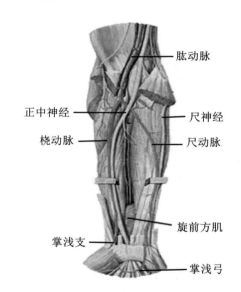

图 8-29　前臂的动脉

（5）掌浅弓（superficial palmar arch）（图 8-30）：由尺动脉末端与桡动脉掌浅支吻合而成，位于掌腱膜深面。由弓的凸缘发出 3 条指掌侧总动脉和 1 条小指尺掌侧动脉。指掌侧总动脉行至掌指关节附件，每条再分为两条指掌侧固有动脉，分布于第 2～5 指的相对缘。小指尺掌侧动脉分布于小指掌面的尺侧缘。

（6）掌深弓（deep palmar arch）（图 8-30）：由桡动脉终支与尺动脉掌深支吻合构成，位于指伸屈肌腱的深面。弓的凸缘发出 3 条掌心动脉，行至掌指关节处附近，分别与相应的 3 条指掌侧总动脉吻合。

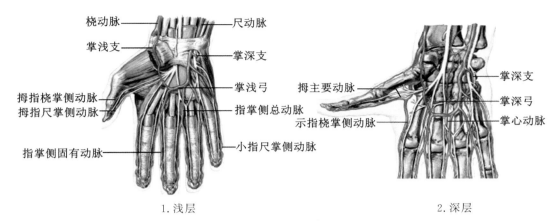

图 8-30　掌浅弓和掌深弓

1.浅层　　　　　　　　　　　　　　　　2.深层

考点提示　上肢的动脉主干及其主要分支和分布范围,掌浅弓与掌浅弓的组成及位置。

3．胸部的动脉　胸主动脉(thoracic aorta)(图 8-31)是胸部的动脉主干,其分支有壁支和脏支。

(1)壁支:包括 9 对肋间后动脉(posterior intercostal artery)和 1 对肋下动脉(subcostal artery)。肋间后动脉(第 1、2 对肋间后动脉由锁骨下动脉发出)沿肋沟走行,肋下动脉沿第 12 肋的下缘走行;它们的分支分布于胸壁、腹壁上部、背部和脊髓等处。临床上,根据肋间血管的走行,在胸壁侧部做胸膜腔穿刺时,应经两肋间进针;在胸壁后部穿刺时,应在肋骨上缘进针,以免损伤肋间血管。

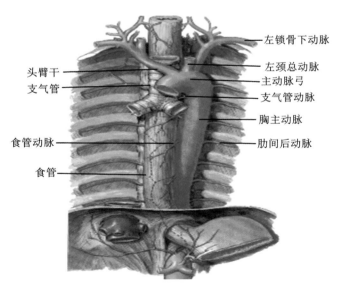

图 8-31　胸壁的动脉

(2)脏支:较细小,主要有支气管动脉、食管动脉和心包支,分布于同名器官。

考点提示　胸主动脉的主要分支和分布范围。

4．腹部的动脉　腹主动脉(abdominal aorta)是腹部的动脉主干,位于腹膜后,右侧有下腔静脉,前方有胰、十二指肠水平部和小肠系膜根越过。腹主动脉的分支亦有壁支和脏支(图 8-23)。

（1）壁支

1）腰动脉（lumbar arteries）：4 对，起于腹主动脉后壁，横行向外，分布于腰部、腹壁肌、脊髓及其被膜。

2）膈下动脉（inferior phrenic artery）：1 对，自腹主动脉上端发出，分布于膈和腹壁，此外还发出肾上腺上动脉营养肾上腺。

（2）脏支：分为成对和不成对两种。

成对的脏支：

1）肾上腺中动脉（middle suprarenal artery）：在腹腔干起点的稍下方，约平第 1 腰椎体高度起自腹主动脉两侧，分布于肾上腺，并与肾上腺上动脉和肾上腺下动脉吻合。

2）肾动脉（renal artery）：粗大，约平第 1～2 腰椎体之间起于腹主动脉，横行向外经肾门入肾，在入肾门之前发出肾上腺下动脉至肾上腺。

3）睾丸动脉（testicular artery）：细而长，在肾动脉稍下方起自腹主动脉的前壁，沿腰大肌前面斜向外下行，参与精索组成，窦经腹股沟管至阴囊分布于睾丸和附睾。在女性，相对应的动脉称为卵巢动脉（ovarian artery），经卵巢悬韧带下行入盆腔，分布于卵巢和输卵管。

不成对的脏支：

4）腹腔干（coeliac trunk）（图 8-32、图 8-33）：为粗短的动脉干，在膈的主动脉裂孔稍下方起自腹主动脉前壁，立即分 3 支，即胃左动脉、肝总动脉和脾动脉。

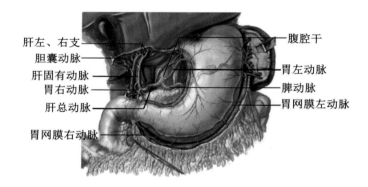

图 8-32　腹腔干及其分支（胃前面）

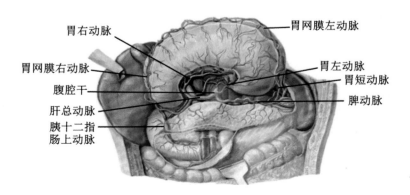

图 8-33　腹腔干及其分支（胃后面）

胃左动脉（left gastric artery）：向左上方行至胃贲门，再沿胃小弯在小网膜两层之间折向右行，并与胃右动脉吻合,沿途分支分布于食管腹部、贲门及胃小弯附近的胃壁。

肝总动脉(common hepatic artery):向右行至十二指肠上部的上缘后进入肝十二指肠韧带,分为肝固有动脉和胃十二指肠动脉。

肝固有动脉(proper hepatic artery):经肝十二指肠韧带向上行至肝门,分为肝左支和肝右支,分别进入肝的左、右叶。肝右支进入肝门之前,发出胆囊动脉(cystic artery)至胆囊。肝固有动脉的起始处还发出胃右动脉(right gastric artery),沿胃小弯向左行,与胃左动脉吻合,沿途分支分布于十二指肠上部和胃小弯附近的胃壁。

胃十二指肠动脉(gastroduodenal artery):在十二指肠上部后面下降,至幽门下缘分为胃网膜右动脉和胰十二指肠上动脉。胃网膜右动脉(right gastroepiploic artery)在大网膜两层之间沿胃大弯左行,与胃网膜左动脉吻合,沿途分支至胃大弯右侧的胃壁和大网膜。胰十二指肠上动脉在胰头与十二指肠之间下降,,分布于胰头和十二指肠。

脾动脉(splenic artery):为腹腔干的最大分支,在胃后方沿胰上缘左行至脾门,入脾门前发出以下分支:胰支分布至胰腺;胃短动脉(short gastric artery)分布到胃底;胃网膜左动脉(left gastroepiploic artery)沿胃大弯右行与胃网膜右动脉吻合,营养胃大弯左侧的胃壁及大网膜。

5)**肠系膜上动脉**(superior mesenteric artery)(图 8-34):在腹腔干起点下方,平第 1 腰椎高度从腹主动脉前壁发出,经胰头与十二指肠之间入小肠系膜根,再向右下进入右髂窝,分支布于小肠(十二指肠上部和降部除外)和结肠左曲以前的大肠。其分支如下:

胰十二指肠下动脉:行于胰头与十二指肠水平部之间,与胰与十二指肠上动脉吻合,分布至胰和十二指肠。

空肠动脉(jejunal artery)和**回肠动脉**(ileal artery):共有 13～18 条,起自肠系膜上动脉的左缘,行于肠系膜内,反复分支吻合成动脉弓由动脉弓再发出直行小支进入肠壁。空肠的动脉弓有 1～2 级,回肠的可达 3～4 级。

回结肠动脉(ileo-colic artery):是肠系膜上动脉的终支,向右下行至回肠末端和盲肠。分支分布于回肠末端、盲肠、升结肠的起始部。回结肠动脉还发出阑尾动脉(appendicular artery),沿阑尾系膜游离缘至阑尾(图 8-35)。

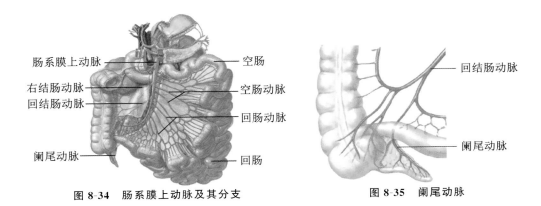

图 8-34　肠系膜上动脉及其分支　　　　图 8-35　阑尾动脉

中结肠动脉(middle colic artery):在胰十二指肠下动脉的下方,起于肠系膜上动脉右侧缘,进入横结肠系膜内分左、右两支,分别与左、右结肠动脉吻合,营养横结肠。

右结肠动脉(right colic artery):在回结肠动脉上方发出,向右行分上、下两支,分别与中结肠动脉和回结肠动脉的分支吻合,营养升结肠。

6）肠系膜下动脉（inferior mesenteric artery）
（图8-36）：平第3腰椎高度起自腹主动脉前壁，向左
下行，进入乙状结肠系膜内。其分支有：

左结肠动脉（left colic artery）：横行向左，分布
于横结肠左半及降结肠，其分支与中结肠动脉和乙
状结肠动脉吻合。

乙状结肠动脉（sigmoid colic artery）：常为两
支，向左下行至乙状结肠系膜内分支营养乙状结
肠，其分支与左结肠动脉和直肠上动脉吻合。

直肠上动脉（superior rectal artery）：为肠系膜
下动脉的直接延续，在直肠后面下降入小骨盆，在第
3骶椎平面分为左、右两支，沿直肠两侧下行，分布于
直肠上部，并与直肠下动脉相互吻合。

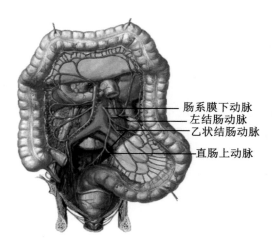

肠系膜下动脉
左结肠动脉
乙状结肠动脉
直肠上动脉

图8-36　肠系膜下动脉及其分支

考点提示　腹主动脉的主要分支和分布范围。

5. 盆部的动脉　髂总动脉（common iliac artery）左右各一，平第4腰椎体高度自腹主动脉发
出，沿腰大肌的内侧向外下方斜行，至骶髂关节的前方分为髂内动脉和髂外动脉。

（1）髂内动脉（internal iliac artery）：为一短粗的干，沿盆腔侧壁下行，发出壁支和脏支。（图8-
37、图8-38）

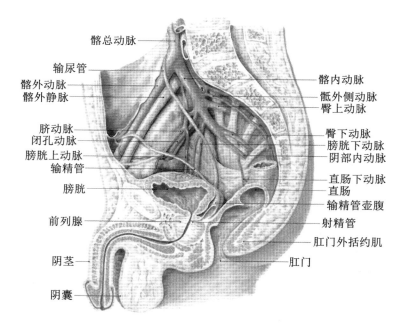

髂总动脉
输尿管
髂外动脉
髂外静脉
脐动脉
闭孔动脉
膀胱上动脉
输精管
膀胱
前列腺
阴茎
阴囊

髂内动脉
骶外侧动脉
臀上动脉
臀下动脉
膀胱下动脉
阴部内动脉
直肠下动脉
直肠
输精管壶腹
射精管
肛门外括约肌
肛门

图8-37　髂内动脉及其分支（男性）

1）壁支

闭孔动脉（obturator artery）沿骨盆侧壁前行，伴闭孔神经穿闭膜管至股部内侧，分支分布于髋
关节和内收肌群。

臀上动脉（superior gluteal artery）经梨状肌上孔出骨盆至臀部，分布于臀中肌和臀小肌。

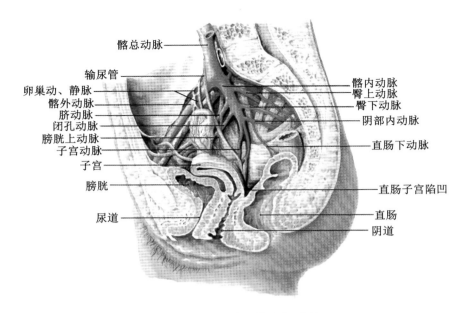

图 8-38　髂内动脉及其分支(女性)

髂总动脉
输尿管
卵巢动、静脉
髂外动脉
脐动脉
闭孔动脉
膀胱上动脉
子宫动脉
子宫
膀胱
尿道

髂内动脉
臀上动脉
臀下动脉
阴部内动脉
直肠下动脉
直肠子宫陷凹
直肠
阴道

臀下动脉(inferior gluteal artery)经梨状肌下孔出骨盆至臀大肌深面,分布于臀大肌。

2)脏支

脐动脉(umbilical artery):为胚胎时期的血管,出生后远段大部分闭锁成脐内侧韧带,只有其根部未闭,发出膀胱上动脉(superior vesical artery)分布于膀胱上部。

膀胱下动脉(inferior vesical artery):发出后,向前内行,分布于膀胱底部。在男性发出输精管动脉至输精管、精囊腺和前列腺。在女性发出小支到阴道壁。

直肠下动脉(inferior rectal artery):分布于直肠下部并与直肠上动脉和肛动脉吻合。

子宫动脉(uterine artery):自髂内动脉发出后,沿盆腔侧壁向内下方行走,进入子宫阔韧带内,在子宫颈外侧约 2 cm 处从输尿管的前面跨过并与之交叉,再沿子宫侧缘上升至子宫底。子宫动脉分支分布于子宫、阴道、输卵管和卵巢,并与卵巢动脉吻合。

阴部内动脉(internal pudendal artery):经梨状肌下孔出骨盆,绕过坐骨棘,再经坐骨小孔入坐骨直肠窝,沿窝外侧壁向前到尿生殖膈后缘,相继发出肛动脉、会阴动脉、阴茎(蒂)动脉等支,分布于肛门、会阴部和外生殖器。

考点提示　髂内动脉的主要分支和分布范围。

(2)髂外动脉(external iliac artery):在骶髂关节前方由髂总动脉发出后,沿腰大肌内侧缘下降,经腹股沟韧带中点深面至股部,移行为股动脉(图 8-39、图 8-40)。在入股部之前,发出腹壁下动脉(inferior epigastric artery),经腹股沟管深环内侧上行,进入腹直肌鞘,分布到腹直肌并与腹壁上动脉吻合。

考点提示　髂外动脉的移行。

6. 下肢的动脉

(1)股动脉(femoral artery)(图 8-40):为髂外动脉的直接延续。在股三角内下行,穿过收肌管出大收肌腱裂孔至腘窝,移行为腘动脉。股深动脉(deep femoral artery)为股动脉的主要分支,在腹股沟韧带下方 3～4 cm 处自股动脉后壁或外侧壁发出,下行于股内侧肌与内收肌之间,沿途发出旋股内侧动脉、旋股外侧动脉和 3～4 条穿动脉,分布于大腿肌和骶髂关节。

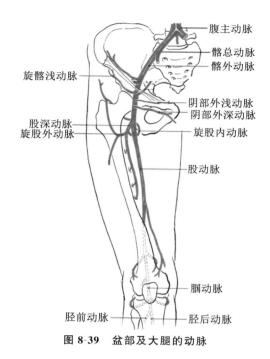

图 8-39　盆部及大腿的动脉

图 8-40　股动脉及其分支

（2）腘动脉（popliteal artery）：在腘窝深面下行，至腘窝下缘分为胫前动脉和胫后动脉（图 8-41），并发出分支分布于膝关节及附近肌。

（3）胫前动脉（anterior tibial artery）：由腘动脉发出后，随即穿过小腿骨间膜，至小腿前群肌之间下行至足背，移行为足背动脉。胫前动脉沿途分支分布于小腿前群肌和附近皮肤。

足背动脉（dorsal pedal artery）（图 8-42）是胫前动脉的直接延续，沿䞍长伸肌腱的外侧，向前至第一跖骨间隙，分为第 1 趾背动脉和足底深支两终支，分布于足背、足趾等处。足背动脉的位置表浅，在踝关节的前方，内、外踝前方连线的中点可触摸其搏动，足背出血时可在此处压迫止血。

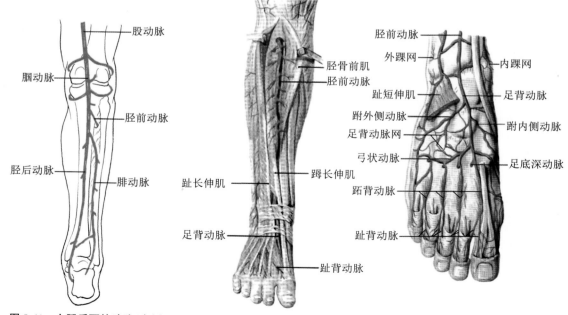

图 8-41　小腿后面的动脉（右侧）

图 8-42　小腿前面及足背的动脉（右侧）

（4）胫后动脉(posterior tibial artery)：是腘动脉的直接延续，沿小腿三头肌的深面下行，经内踝的后方进入足底，分为足底内侧动脉和足底外侧动脉。主要分支如下。

1）腓动脉：自胫后动脉起始部发出，沿腓骨的内侧下降。分支分布于邻近肌肉和腓骨。

2）足底内侧动脉：较小，分布于足底内侧部。

3）足底外侧动脉：为胫后动脉较大的终支，向前到第5跖骨底，然后弯向内侧至第1跖骨间隙处与足背动脉的足底深支吻合，构成足底弓，由弓发出分支至各趾的侧缘，分布于足趾。

考点提示　下肢动脉的主干及其主要分支和分布范围。

体循环动脉总结如图8-43所示。

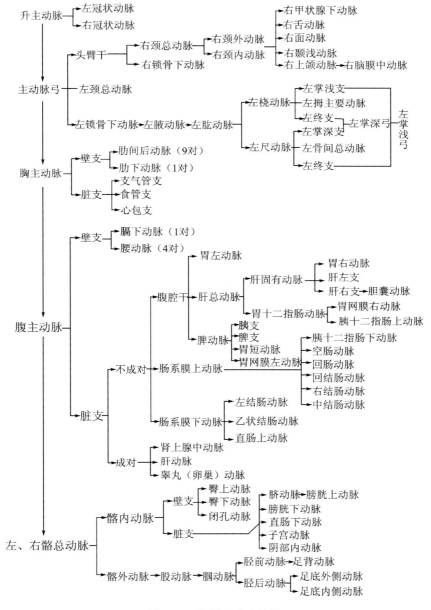

图 8-43　体循环动脉简图

考点提示   常用的压迫止血点。

(二)体循环的静脉

静脉是运送血液回心的血管,起于毛细血管,止于心房。静脉的数量比动脉多,管径较粗,管腔较大。与伴行的动脉相比,静脉管壁薄而柔软,弹性小。标本上的静脉管壁塌陷,常含有瘀血。在结构和配布上,静脉有如下特点。

(1)静脉内血流缓慢,在向心回流的过程中,不断接受属支,管径也逐渐增粗。

(2)静脉管壁的内面,具有半月形、向心开放的静脉瓣(venous valve)(图 8-44),可防止血液逆流。四肢的静脉瓣较多,而大静脉、肝门静脉和头颈部的静脉,一般无静脉瓣。

(3)体循环的静脉可分浅、深静脉。浅静脉位于皮下浅筋膜内,又称皮下静脉。浅静脉不与动脉伴行,最后注入深静脉。临床常经浅静脉注射、输液或采血。深静脉位于深筋膜的深面或体腔内,除少数大静脉外,多与同名动脉伴行,又称伴行静脉。

(4)静脉之间有丰富的吻合,在某些部位或器官周围常形成静脉网或静脉丛。

(5)某些部位的静脉结构特殊,如硬脑膜窦和板障静脉等可引导颅脑部的静脉血回流。

体循环的静脉分为上腔静脉系、下腔静脉系和心静脉系(已述于心)(图 8-45)。

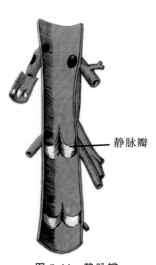

图 8-44   静脉瓣

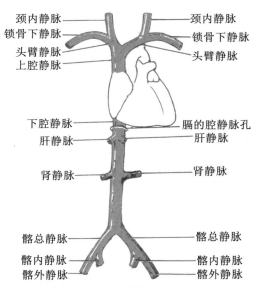

图 8-45   体循环的大静脉

1. 上腔静脉系   上腔静脉系由上腔静脉及其属支组成,收集头颈部、上肢和胸部(心和肺除外)等上半身的静脉血回流。

上腔静脉(superior vena cava)是一条粗短的静脉干,由左、右头臂静脉在右侧第 1 胸肋关节后方汇合而成,沿升主动脉右缘垂直下降,注入右心房。在注入前,有奇静脉注入上腔静脉。

头臂静脉(brachiocephalic vein)又称无名静脉。在胸锁关节的后方,由颈内静脉与锁骨下静脉汇合而成。汇合处的夹角叫静脉角,有淋巴导管注入。头臂静脉主要收集头颈部、上肢等处的血液。

(1)头颈部的静脉:头颈部的浅静脉包括面静脉、颞浅静脉、颈前静脉和颈外静脉,深静脉包括颅内静脉、颈内静脉和锁骨下静脉(图 8-46)。

1)面静脉(facial vein):位置表浅,起自内眦静脉(angular vein),与面动脉伴行,在下颌角的高度接受下颌后静脉的前支,下行至舌骨大角附近注入颈内静脉。面静脉收集面前部软组织的血液,在口角平面以上面静脉一般无静脉瓣,可通过内眦静脉、眼静脉与颅内海绵窦相交通,又可经面深静脉与翼静脉丛交通,继而与海绵窦交通。因此,面部尤其是鼻根至两侧口角之间的三角区发生感染时,若处理不当(如挤压等),细菌可经上述途径传入颅内,引起颅内感染。临床上称此区为危险三角。

考点提示 面静脉的走行和特点。

2)下颌后静脉(retromandibular vein):由颞浅静脉和上颌静脉在腮腺内汇合而成,收集同名动脉分布区域回流的血液。下颌后静脉分前、后两支,前支注入面静脉,后支与颈外静脉相交通。

3)颈外静脉(external jugular vein)(图 8-45):是颈部最大的浅静脉,由下颌后静脉的后支、耳后静脉和枕静脉合成。沿胸锁乳突肌表面下行,收集在锁骨上方注入锁骨下静脉或静脉角。颈外静脉主要收集头皮和面部的静脉血。颈外静脉主要收集头皮和面部的静脉血。颈外静脉的位置浅而恒定、管径较大,临床上儿科常在此做静脉穿刺。

4)颈内静脉(internal jugular vein)(图 8-45):上部在颈静脉孔处与颅内乙状窦相续,在颈动脉鞘内下行,至胸锁关节的后方与锁骨下静脉汇合成头臂静脉。

颈内静脉收集静脉血的范围相当于颈总动脉所分布的区域,其属支按部位分颅内支和颅外支两大类:① 颅内支通过硬脑膜窦收集脑膜、脑、视器、前庭蜗器及颅骨的血液;② 颅外支主要包括面静脉和下颌后静脉。

5)锁骨下静脉(subclavian vein):是腋静脉的延续,伴同名动脉走行,在胸锁关节的后方与颈内静脉汇合成头臂静脉。其主要属支是颈外静脉。临床上可经锁骨上或锁骨下入路作锁骨下静脉导管插入。

(2)上肢的静脉:分深静脉和浅静脉。

1)浅静脉:包括头静脉、贵要静脉和肘正中静脉(图 8-47)及其属支。临床上常用手背静脉网、前臂和肘部前面的浅静脉采血、输液和注射药物。

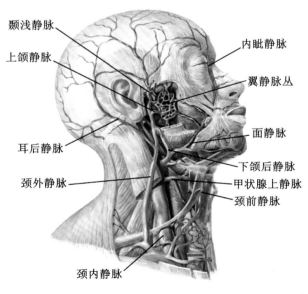

图 8-46 头颈部的静脉

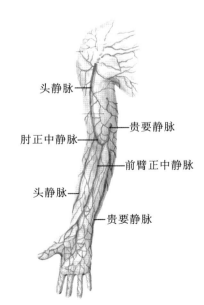

图 8-47 上肢的浅静脉

头静脉(cephalic vein)：起自手背静脉网的桡侧,沿前臂桡侧、臂的外侧上行,在三角肌与胸大肌之间的沟内穿深筋膜注入腋静脉(少数注入锁骨下静脉)。头静脉收集手和前臂桡侧浅层的静脉血。

贵要静脉(basilic vein)：起自手背静脉网的尺侧,沿前臂尺侧缘和臂的内侧面上行,至臂中部穿深筋膜注入肱静脉贵要静脉集手和前臂尺侧浅层的静脉血。

肘正中静脉(median cubital vein)：斜行于肘窝皮下,连接头静脉与贵要静脉,该静脉常被选作静脉穿刺或静脉抽血。

2)深静脉：从手部至腋窝均与同名动脉伴行。两条肱静脉在大圆肌下缘处汇合成腋静脉(axillary vein)。腋静脉收集上肢浅、深静脉的全部血液,并在第一肋外缘处移行为锁骨下静脉。

考点提示　上肢浅静脉的名称和注入深静脉的部位。

(3)胸部的静脉：胸部静脉主要有头臂静脉、上腔静脉、奇静脉及其属支。

1)奇静脉(azygos vein)：(图 8-48)是胸腰部的静脉主干。右腰升静脉穿过膈进入胸腔后,改称奇静脉。奇静脉沿胸椎体右侧上升,至第 4 胸椎平面弓形向前,经右肺根上方,注入上腔静脉,沿途收集右肋间后静脉、食管静脉、支气管静脉及半奇静脉的血液。半奇静脉(hemiazygos vein)起自左腰升静脉,收集左侧下部的肋间后静脉及副半奇静脉的血液。副半奇静脉(accessory hemiazygos vein)收集左侧上部的肋间后静脉的血液。

奇静脉、半奇静脉和副半奇静脉与上、下腔静脉系间有吻合,构成了腔静脉系间侧支循环的重要途径。

2)椎静脉丛(vertebral venous plexus)：位于整个椎管内、外,纵贯脊柱全长。依其部位,分为椎内静脉丛和椎外静脉丛,两静脉丛相互吻合。椎静脉丛汇集脊髓和椎骨等处的血液,注入椎静脉、肋间后静脉、腰静脉和盆腔后壁的小静脉,其上端还与颅内硬脑膜窦相交通,因此,椎静脉丛是沟通上、下腔静脉和颅内、外静脉的重要通道。当盆部或腹部感染、肿瘤或寄生虫(如血吸虫)时,可经此途径侵入颅内或其他远位器官。

2. 下腔静脉系　下腔静脉系由下腔静脉(inferior vena cava)(图 8-49)及其属支组成,收集下半身的静脉血。它是全身最大的静脉,在第 4~5 腰椎之间的高度,由左、右髂总静脉汇合而成。在腹主动脉的右侧沿脊柱上升,经肝的后方,穿膈的腔静脉孔进入胸腔,注入右心房。

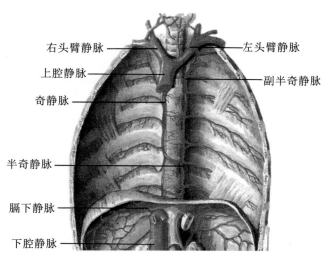

左头臂静脉
右头臂静脉
上腔静脉
奇静脉
副半奇静脉
半奇静脉
膈下静脉
下腔静脉

图 8-48　奇静脉及其属支

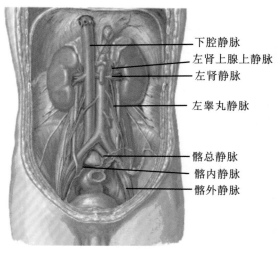

下腔静脉
左肾上腺上静脉
左肾静脉
左睾丸静脉
髂总静脉
髂内静脉
髂外静脉

图 8-49　下腔静脉及其属支

（1）下肢的静脉

1）浅静脉：下肢的浅静脉包括大隐静脉和小隐静脉及其属支。

大隐静脉（great saphenous vein）（图 8-50）：起自足背静脉弓的内侧，经内踝的前方，沿小腿及股的内侧面上行，在腹股沟韧带的下方注入股静脉。在注入处，还接受股外侧静脉、股内侧静脉、阴部外静脉、腹壁浅静脉及旋髂浅静脉五条属支。大隐静脉收集足、小腿和大腿的内侧部以及大腿前部浅层的静脉血。临床上常在内踝的前方进行大隐静脉切开或穿刺。大隐静脉位置表浅，且行程较长，故易发生静脉曲张。行大隐静脉高位结扎切除术时，应将其属支全部结扎，以免复发。

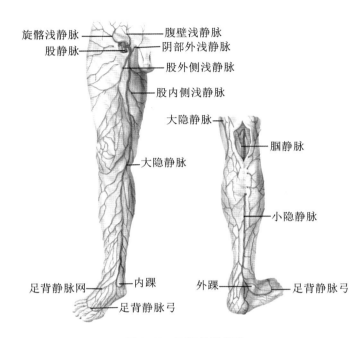

图 8-50　下肢的浅静脉

小隐静脉（small saphenous vein）：起自足背静脉弓的外侧，经外踝的后方，沿小腿的后面上行，至腘窝处穿深筋膜注入腘静脉。小隐静脉收集足外侧部和小腿后部浅层的静脉血。

考点提示　下肢浅静脉的名称及注入深静脉的部位。

（2）盆部的静脉

1）髂内静脉（internal iliac vein）：与髂内动脉伴行，其属支收集各同名动脉分布区域回流的血液。来自于盆腔器官的静脉都起于相应器官周围或壁内的静脉丛，如直肠静脉丛、阴道静脉丛、子宫静脉丛等。在直肠静脉丛上部汇合成直肠上静脉，中部汇合成直肠下静脉，下部汇合成肛静脉；再分别注入肠系膜下静脉、髂内静脉和阴部内静脉。

2）髂外静脉（external iliac vein）：是股静脉的直接延续，与同名动脉伴行。收集同名动脉分布区域的血液。

3）髂总静脉（common iliac vein）：由髂内静脉和髂外静脉在骶髂关节的前方汇合而成。

（3）腹部的静脉：腹部静脉直接或间接注入下腔静脉，其属支可分为壁支和脏支。

1）壁支：主要有包括 4 对腰静脉和 1 对膈下静脉，各腰静脉之间有纵支相连称为腰升静脉。左腰升静脉移行为半奇静脉；右腰升静脉移行为奇静脉。

2）脏支：成对脏器的静脉直接或间接汇入下腔静脉，不成对脏器（除肝外）的静脉先汇入肝门静脉,再经过肝后由肝静脉注入下腔静脉。

　　肾静脉(renal vein):较粗大,直接注入下腔静脉。左肾静脉较长,越过腹主动脉前面,并接收左肾上腺静脉和左睾丸(卵巢)静脉。

　　肾上腺静脉(suprarenal vein):左侧注入左肾静脉;右侧直接注入下腔静脉。

　　睾丸静脉(testicular vein):起自睾丸和附睾,在精索内彼此吻合形成蔓状静脉丛,由此丛逐渐合并,最后合成一条睾丸静脉。右睾丸静脉以锐角浅入下腔静脉,左睾丸静脉以直角注入左肾静脉。故睾丸静脉曲张以左侧多见。在女性则为卵巢静脉,其注入部位同男性的睾丸静脉。

　　肝静脉(hepatic vein):2～3条,起自于肝内的毛细血管(肝血窦),包埋于肝实质内,在肝后缘注入下腔静脉。肝静脉收集肝固有动脉和肝门静脉进入肝内的血液。

　　(4)肝门静脉系

　　肝门静脉系由肝门静脉及其属支所组成,收集腹腔不成对器官(肝除外)的血液。

　　1)肝门静脉的合成及走行:肝门静脉(hepatic portal vein)主干长6～8 cm,由肠系膜上静脉与脾静脉在胰头的后方汇合而成。先向右上斜行进入肝十二指肠韧带内,至肝门处分为左、右两支入肝(图8-51)。

　　2)肝门静脉系的结构特点:肝门静脉系的管道,其始端和末端都连接毛细血管,而且一般没有静脉瓣,所以当肝门静脉内压力升高时,血液可以发生逆流。

　　3)主要属支包括:

　　肠系膜上静脉(superior mesenteric vein):伴同名动脉走行,收集同名动脉分布区的血液。

　　脾静脉(splenic vein):伴脾动脉走行,除收集脾动脉分支分布区的血液外,还接收肠系膜下静脉。

　　肠系膜下静脉(inferior mesenteric vein):收集同名动脉分布区的血液,汇入脾静脉或肠系膜上静脉。

　　胃左静脉(left gastric vein):与胃左动脉伴行,汇入肝门静脉。

　　胃右静脉(right gastric vein):与胃右动脉伴行,注入肝门静脉。

　　胆囊静脉(cystic vein):收集胆囊的静脉血,注入肝门静脉。

　　附脐静脉(paraumbilical vein):为数条小静脉,起于脐周静脉网,沿肝圆韧带走行,注入肝门静脉。

　　4)肝门静脉与上、下腔静脉系的吻合(图8-52)。

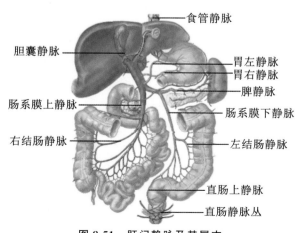

图8-51　肝门静脉及其属支

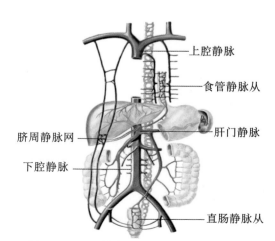

图8-52　肝门静脉与上、下腔静脉间的吻合

通过食管静脉丛与上腔静脉系的吻合。

通过直肠静脉丛与下腔静脉系的吻合。

通过脐周静脉网分别与上、下腔静脉系的吻合。

5）肝门静脉与上、下腔静脉系的侧支循环

正常情况下，肝门静脉与上、下腔静脉系之间的吻合支细小，血流量很少。但当肝门静脉发生阻塞（如肝硬化）时，血液不能畅流入肝，部分血液则通过上述吻合途径形成侧支循环，流回上、下腔静脉。由于血流量增多，吻合支变得粗大和弯曲，出现静脉曲张，如食管、直肠和脐周静脉丛曲张；甚至破裂出血。若食管静脉丛曲张破裂，可引起呕血；直肠静脉丛曲张破裂可引起便血等。

考点提示　肝门静脉的组成、收集范围及其与上、下腔静脉的吻合途径。

体循环主要静脉回流情况总结如图 8-53。

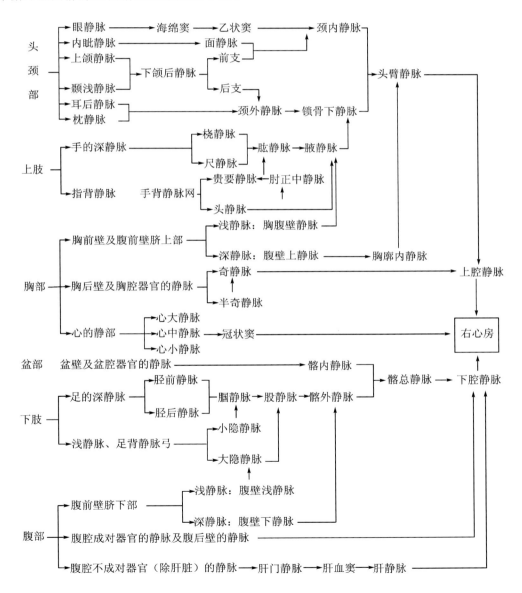

图 8-53　体循环主要静脉回流概况

【知识拓展】

　　心、动脉、毛细血管和静脉是一个完整的密闭体系,血液在其中流动。房间隔和室间隔将心分为左半心和右半心,两者之间的血液不直接相通。临床上心力衰竭包括左心衰竭和右心衰竭,左心衰竭主要引起肺循环瘀血,产生呼吸困难、肺水肿的临床表现;右心衰竭导致体循环瘀血,产生下肢、全身的水肿、肝脾肿大、颈静脉怒张等表现。

第二节　淋巴系统

病例导学

　　患者,女,36 岁。主诉:因颈部左侧疼痛并出现包块两天就诊。病史:患者两天前开始颈部左侧疼痛并有包块,于今日就诊。无耳痛、咽痛、咳嗽、咳痰、鼻塞、流涕,也无其他部位的疼痛。体格检查:体温 37.2℃,呼吸 21 次/min,脉搏 81 次/min,血压 120/80mmHg。查咽部充血,扁桃体无肿大及充血,两肺呼吸音清,左侧颈部可触及蚕豆大小的淋巴结,质软,有压痛。实验室检查:红细胞 $3.5×10^{12}$/L,白细胞 $9.0×10^9$/L,中性粒细胞 78%,淋巴细胞 21%,单核细胞 1%。经抗感染治疗 4 天症状好转。诊断:淋巴结炎。

请问:

1. 淋巴结的组织结构是怎样的?

2. 淋巴结炎患者为何会出现淋巴结肿大?

　　淋巴系统由淋巴管道、淋巴器官和淋巴组织构成。

　　血液流经毛细血管动脉端时,部分血浆成分从毛细血管壁滤出,进入组织间隙成为组织液。组织液与细胞之间进行物质交换,大部分经毛细血管静脉端被重新吸收回静脉,少部分则进入毛细淋巴管内成为淋巴液(图 8-54、图 8-55)。淋巴液为无色透明的液体,沿着淋巴管道向心流动,途中经过连于淋巴管的若干淋巴结,最后注入静脉。

　　淋巴系统是心血管系统的辅助系统,其功能是协助静脉引流组织液。同时,淋巴组织和淋巴器官具有产生淋巴细胞、滤过淋巴和参与机体的免疫应答等功能。

考点提示　淋巴系统的组成。

一、淋巴管道

淋巴管道包括毛细淋巴管、淋巴管、淋巴干和淋巴导管。

(一)毛细淋巴管

毛细淋巴管(lymphatic capillary)是淋巴管道的起始部分,它以膨大的盲端起于组织间隙,相互吻合成网,多与毛细血管伴行分布。毛细淋巴管壁很薄,仅由一层内皮构成,内皮细胞之间有较大间隙,基膜很薄或缺如。因此,毛细淋巴管的通透性较大,蛋白质、细菌和肿瘤细胞等容易进入毛细淋巴管。上皮、角膜、晶状体、软骨、胎盘、脊髓等处无毛细淋巴管。

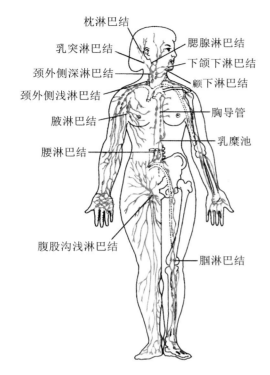

图 8-54　全身淋巴系统分布模式图

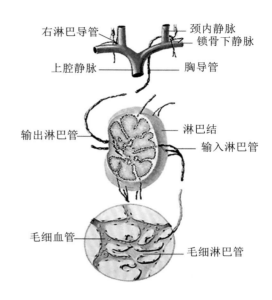

图 8-55　淋巴系统模式图

（二）淋巴管

淋巴管（lymphatic vessels）由毛细淋巴管汇合而成。淋巴管的结构与静脉相似，但管径更细，管壁更薄，瓣膜更多。淋巴管在向心的行程中，一般都经过一个或多个淋巴结。淋巴管分浅淋巴管和深淋巴管两类：浅淋巴管位于皮下，多与浅静脉伴行；深淋巴管多与深部的血管伴行。浅、深淋巴管之间有广泛的交通。

（三）淋巴干

全身的淋巴管经过一系列的淋巴结群后，由最后一群淋巴结的输出管汇合成淋巴干（lymphatic trunks），淋巴干共有 9 条：左、右颈干收集头颈部的淋巴；左、右锁骨下干收集上肢和部分胸壁的淋巴；左、右支气管纵隔干收集胸腔器官及部分胸壁的淋巴；左、右腰干收集下肢、盆部、腹后壁及腹腔内成对脏器的淋巴；单一的肠干收集腹腔内不成对脏器的淋巴。

（四）淋巴导管

淋巴导管（lymphatic ducts）共有 2 条，即胸导管和右淋巴导管。

1. 胸导管（thoracic duct）（图 8-55）　是全身最大的淋巴导管，由左、右腰干和单一的肠干在第 1 腰椎体前方汇合而成。其起始部呈梭形膨大，称乳糜池。胸导管起始后，沿脊柱的前面上行，经膈的主动脉裂孔进入胸腔，在食管的后方沿脊柱的右前方上行，至第 5 胸椎附近向左侧偏斜，继续向上出胸廓上口至颈根部，再呈弓形向前下弯曲，注入左静脉角。在注入左静脉角之前，还接纳左颈干、左锁骨下干和左支气管纵隔干。胸导管主要收集两下肢、腹部、盆部、左半胸、左上肢和左半头颈部的淋巴。

2. 右淋巴导管（right lymphatic duct）（图 8-56）　为一短干，由右颈干、右锁骨下干和右支气管纵隔干汇合而成,注入右静脉角。右淋巴导管收集右侧头颈部、右半胸和右上肢的淋巴。

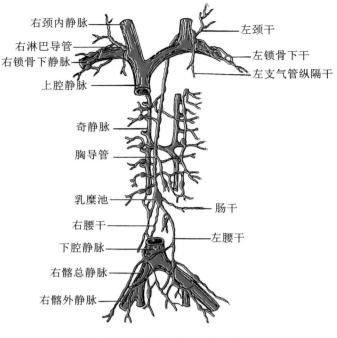

图 8-56　淋巴干和淋巴导管

考点提示　淋巴管道的组成;胸导管的起始、收集范围和注入部位,右淋巴导管的收集范围和注入部位。

二、淋巴器官

淋巴器官包括淋巴结、脾、胸腺和扁桃体等。

(一)淋巴结

1. 淋巴结的形态　淋巴结(lymph nodes)为大小不等的扁椭圆形小体,质软、色灰红。淋巴结的一侧凹陷称淋巴结门,有 1~2 条输出淋巴管穿出,也是血管、神经出入之处;另一侧隆凸,有数条输入淋巴管进入。

2. 淋巴结的微细结构　淋巴结表面有薄层结缔组织构成的被膜,被膜的结缔组织伸入淋巴结实质形成小梁,小梁相互连接成网构成淋巴结的粗支架。被膜的深面为实质,实质分为浅部的皮质和深部的髓质(图 8-87)。

(1)皮质:由淋巴小结、副皮质区及皮质淋巴窦构成(图 8-58)。

1)淋巴小结:位于皮质的浅层,呈球形,主要含有 B 淋巴细胞。其中心部分染色浅淡,称为生发中心。生发中心的 B 淋巴细胞受抗原刺激后能分裂增殖成幼稚的淋巴细胞。

2)副皮质区:位于皮质的深层和淋巴小结之间,由大片的弥散淋巴组织构成,主要含有 T 淋巴细胞。副皮质区含有许多由高内皮细胞构成的毛细血管后微静脉,它是血液内淋巴细胞进入淋巴组织的重要通道。

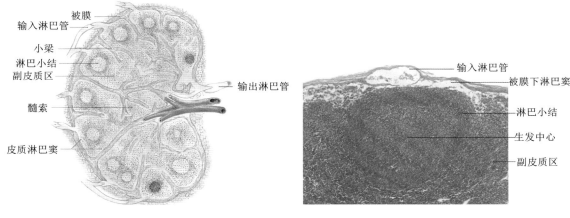

图 8-57　淋巴结的微细结构　　　　　　　　图 8-58　淋巴结皮质

3)皮质淋巴窦:简称皮窦,包括被膜下方和小梁周围的淋巴窦,分别称为被膜下窦和小梁周窦。窦壁由薄的内皮构成,腔内含有巨噬细胞、淋巴细胞和网状细胞等(图 8-59)。

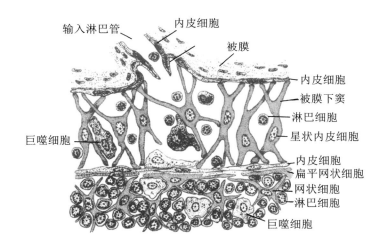

图 8-59　被膜下窦的结构模式图

(2)髓质:由髓索和髓窦构成。髓索是相互连接的条索状淋巴组织,主要含 B 淋巴细胞。髓窦与皮窦的结构相同,但较宽大,腔内的巨噬细胞较多,故有较强的滤过功能。

3. 淋巴结的功能

(1)滤过淋巴液:进入淋巴结的淋巴液常带有细菌、病毒、毒素等抗原物质,在缓慢流经淋巴结时,它们可被巨噬细胞清除。正常淋巴结对细菌的清除率可达 99.5%。

(2)免疫应答:机体受细菌等抗原物质刺激后,激活淋巴结内的 B 淋巴细胞和 T 淋巴细胞,使其增殖转化为浆细胞和 T 淋巴细胞,行使体液免疫功能和细胞免疫功能。

考点提示　淋巴结的形态、结构和功能。

4. 全身重要的淋巴结群　淋巴结多成群分布,数目不恒定,青年人约有 400～450 个。淋巴结可分为浅淋巴结和深淋巴结,多位于四肢关节的屈侧、内脏器官的门附近或排列在血管周围。淋巴结多为 0.2～0.5 cm 大小,不易触及。可触摸到的淋巴结(如腹股沟浅淋巴结)质地柔软,表面光滑，与周围组织无粘连。

引流某一器官或部位淋巴液的第一级淋巴结称**局部淋巴结**（regional lymph node），又称**哨卫淋巴结**。当某器官或部位发生病变时，细菌、毒素或肿瘤细胞等可沿淋巴管进入相应的局部淋巴结，引起该淋巴结群肿大或疼痛。因此，了解淋巴结群的位置、收集范围及流注去向，对诊断和治疗某些疾病有重要的临床指导意义。

（1）头颈部的淋巴结群（图8-60、图8-61）主要分布于头、颈交界处或沿颈内、颈外静脉排列。其中重要的有：

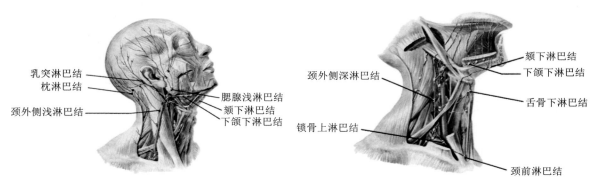

图8-60　头颈部浅层的淋巴结

图8-61　头颈部深层的淋巴结

1）**下颌下淋巴结**（submandibular lymph nodes）：位于下颌下腺周围，收纳口腔和面部的淋巴。其输出管注入颈外侧深淋巴结。

2）**颈外侧浅淋巴结**（superficial lateral cervical lymph nodes）：位于胸锁乳突肌表面，沿颈外静脉排列。收纳颈浅部及耳后、腮腺下部等处的淋巴。其输出管注入颈外侧深淋巴结。

3）**颈外侧深淋巴结**（deep lateral cervical lymph nodes）：沿颈内静脉排列，其下部的数个淋巴结位于锁骨上方，称**锁骨上淋巴结**。颈外侧深淋巴结直接或间接地接收头、颈部各群淋巴结的输出管。

颈外侧深淋巴结的输出管合成**颈干**（jugular trunk）。左颈干注入胸导管，右颈干注入右淋巴导管。

（2）上肢的淋巴结群：**腋淋巴结**（axillary lymph nodes）位于腋窝内，数目较多，可分为胸肌淋巴结、肩胛下淋巴结、外侧淋巴结、中央淋巴结、腋尖淋巴结。腋淋巴结收纳上肢、胸前外侧壁和乳房等处的淋巴（图8-62），乳腺癌常转移到腋淋巴结。腋淋巴结的输出管合成锁骨下干，左侧注入胸导管，右侧注入右淋巴导管。

（3）胸部的淋巴结

1）胸壁的淋巴结：胸壁浅淋巴管主要

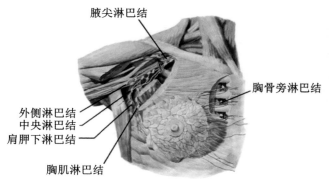

图8-62　腋淋巴结及乳房的淋巴结

汇入腋淋巴结；胸壁深淋巴管分别汇入胸骨旁淋巴结和肋间淋巴结。

2）胸腔脏器的淋巴结

①纵隔淋巴结：包括纵隔前淋巴结和纵隔后淋巴结。前者的输出管汇入支气管纵隔干；后者的输出管大多汇入胸导管。

②支气管肺淋巴结（bronchopulmonary lymph nodes）：又称肺门淋巴结（图8-63）。

支气管肺淋巴结主要引流肺的淋巴，其输出管注入气管淋巴结。最后由气管两侧淋巴结的输出管合成左、右支气管纵隔干。左支气管纵隔干注入胸导管；右支气管纵隔干注入右淋巴导管。

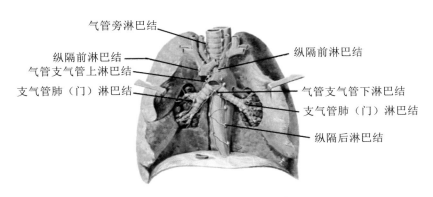

图 8-63　胸腔脏器的淋巴结

（4）腹部的淋巴结（图 8-64）

1）腹壁和腹腔成对脏器的淋巴结：腹前壁的浅、深淋巴管在脐平面以上，分别注入液淋巴结、胸骨旁淋巴结。脐平面以下的浅、深淋巴管注入腹股沟淋巴结。腹后壁的淋巴结和腹腔内成对脏器的淋巴结的输出管注入腰淋巴结。

腰淋巴结位于腹主动脉和下腔静脉附近，除收纳上述淋巴结的输出管外，还收纳髂总淋巴结的输出管。腰淋巴结的输出管分别汇合成左、右腰干。

2）腹腔不成对脏器的淋巴结：包括腹腔淋巴结（celiac lymph nodes）、肠系膜上淋巴结（superior mesenteric lymph nodes）和肠系膜下淋巴结（inferior mesenteric lymph nodes）。它们均位于同名动脉起始部的周围，收纳相应动脉分布区的淋巴管，其输出管汇入单一的肠干。

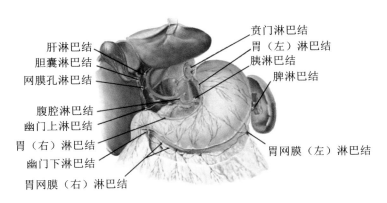

图 8-64　腹腔脏器的淋巴结

（5）盆部的淋巴结

1）髂外淋巴结（external iliac lymph nodes）：沿髂外动脉排列，主要收纳腹股沟深淋巴结的输出管，以及从膀胱、前列腺、子宫颈等处回流的淋巴。其输出管注入髂总淋巴结。

2）髂内淋巴结（internal iliac lymph nodes）：沿髂内动脉排列，收纳盆腔器官、会阴、臀部等处的淋巴。其输出管注入髂总淋巴结。

3）髂总淋巴结（common iliac lymph nodes）：位于髂总动脉的周围，收纳髂内、外淋巴结的输出管。髂总淋巴结的输出管注入腰淋巴结。

（6）下肢的淋巴结

1）腹股沟浅淋巴结（superficial inguinal lymph nodes）：分上、下两群，上群平行排列于腹股沟韧带下方，收纳腹前壁下部、臀部、会阴和外生殖器的淋巴。下群沿大隐静脉上端纵行排列，收纳足内侧部、小腿前内侧以及大腿浅部的淋巴。腹股沟浅淋巴结的输出管注入腹股沟深淋巴结。

2）腹股沟深淋巴结（deep inguinal lymph nodes）：位于股静脉根部周围，收纳腹股沟浅淋巴结的输出管、下肢的深淋巴管。腹股沟深淋巴结的输出管注入髂外淋巴结。

考点提示 各部的主要淋巴结的名称、位置及回流。

全身淋巴流注总结如图8-65。

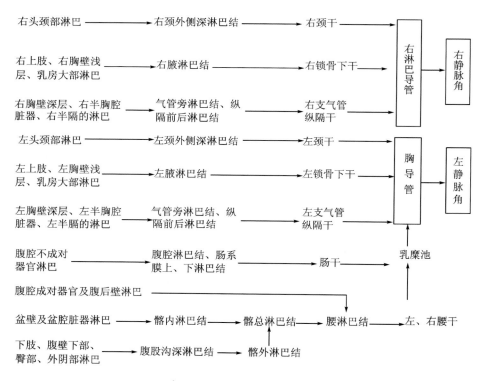

表8-65 全身淋巴流注简表

（二）脾

1. **脾的位置和形态**（图8-66） 脾（spleen）是人体最大的淋巴器官。位于左季肋区，第9～11肋的深面，其长轴与第10肋一致，正常时在左肋弓下触不到脾。

脾呈暗红色，质软而脆，受暴力打击易破裂。脾分为膈、脏两面，上、下两缘，前、后两端。膈面光滑隆凸，与膈相对。脏面凹陷，中央处有脾门，是血管、神经和淋巴管出入的部位。上缘较锐，朝向前上方，前部有2～3个凹陷称脾切迹；脾肿大时，可作为触诊脾的标志。

2. **脾的微细结构** 脾的表面有一层结缔组织构成的被膜，被膜伸入脾内反复分支形成小梁，小梁与脾门的结缔组织连接,构成脾的粗支架。被膜外有间皮,被膜和小梁内含有弹性纤维和少量的平滑肌细胞,小梁内含有梁动脉和梁静脉。脾的实质分为白髓、红髓和边缘区三部分(图 8-67)。

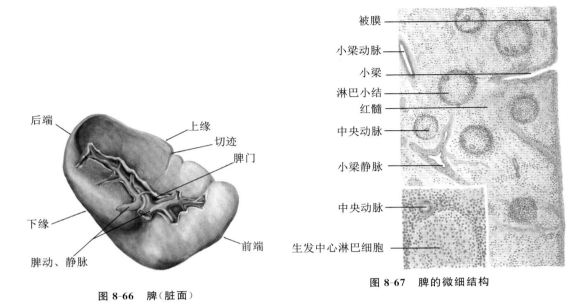

图 8-66 脾(脏面)

图 8-67 脾的微细结构

（1）白髓:动脉周围淋巴鞘和淋巴小结构成,相当于淋巴结的皮质,新鲜标本呈灰白色点状结构。

1）动脉周围淋巴鞘:是围绕在中央动脉(由小梁动脉分出)周围的厚层弥散淋巴组织,主要含有 T 淋巴细胞。

2）淋巴小结:又称脾小结,位于动脉周围淋巴鞘的一侧,主要由 B 淋巴细胞构成。其结构与淋巴结内的淋巴小结相似。

（2）红髓:约占脾实质的 2/3,由脾索和脾窦组成。

1）脾索:为富含血细胞的淋巴组织条索,是脾进行滤血的主要结构。

2）脾窦:为血窦,窦壁上的内皮细胞呈长杆状,平行排列,形如栅栏状,内皮细胞之间有裂隙,窦壁外侧含有较多的巨噬细胞,其突起可通过内皮间隙伸向窦腔。

3）边缘区:位于红髓和白髓交界处,此区含较多巨噬细胞和一些 B 淋巴细胞。中央动脉侧支末端在此区形成边缘窦,边缘窦是血液内抗原和淋巴细胞进入白髓的通道。因此,边缘区是脾首先捕获抗原和发生免疫应答的重要部位。

3. 脾的功能

（1）滤过血液:脾窦内血流缓慢,有利于巨噬细胞吞噬进入血液内的细菌等异物、衰老的红细胞和血小板。在脾功能亢进时,因吞噬过度可引起红细胞和血小板减少。

（2）免疫应答:脾是对血源性抗原物质产生免疫应答的部位。进入血液的病原体,如细菌、疟原虫和血吸虫等,可引起脾内 B 淋巴细胞和 T 淋巴细胞发生免疫应答。

（3）造血功能:胚胎早期的脾有造血功能。成年后,脾内仍有少量造血细胞,当机体严重缺血或某些病理状态下,脾可以恢复造血功能。

（4）储存血液:红髓是储存红细胞和血小板的部位,在机体需要时,可借被膜和小梁内的弹性纤维和平滑肌的收缩,把储存的血细胞释放入循环的血液中。

考点提示　脾的位置、形态、微细结构和功能。

(三)胸腺

1. **胸腺的位置和形态**　胸腺(thymus)位于纵隔的前上部、上窄下宽,分为不对称的左、右两叶(图 8-68)。胸腺有明显的年龄变化,新生儿及幼儿时期相对较大,随着年龄的增长,胸腺继续发育,进入青春期以后逐渐退化缩小,到老年时期胸腺实质大多被脂肪组织所取代。

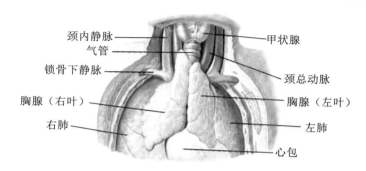

图 8-68　胸腺的位置

2. **胸腺的微细结构**　胸腺表面有由结缔组织形成的被膜。被膜的结缔组织伸入胸腺内,将胸腺分隔成许多不完整的小叶,称胸腺小叶。小叶的浅部称皮质,深部称髓质。

胸腺小叶主要由胸腺细胞和上皮性网状细胞构成。在胸腺皮质内,胸腺细胞排列密集,而在胸腺髓质内胸腺细胞排列稀疏。胸腺内的胸腺细胞绝大多数都是 T 淋巴细胞的前体,对抗原无反应能力(图 8-69)。

3. **胸腺的功能**　胸腺是中枢淋巴器官,主要功能是分泌胸腺素和哺育 T 淋巴细胞。

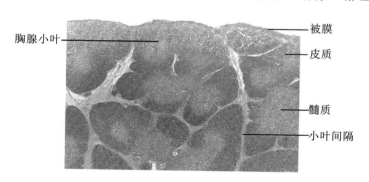

图 8-69　胸腺的微细结构

考点提示　胸腺的主要结构和功能。

【附】

单核吞噬细胞系统(mononuclear phagocyte system)是指来源于血液中的单核细胞,具有活跃的吞噬功能的细胞系统。单核细胞随血流进入各器官组织后,由于所处的微环境各不相同,可进一步发育成不同形态和功能特点的巨噬细胞,如结缔组织内的巨噬细胞、骨组织内的破骨细胞、神经组织内的小胶质细胞、肝内的 Kupffer 细胞、肺内的尘细胞、皮肤内的 Langerhans 细胞、淋巴结和脾内的巨噬细胞等。单核吞噬细胞系统还具有捕捉、加工、传递抗原和分泌多种生物活性物质等功能,在免疫应答中起重要的辅助作用。

【知识拓展】

　　毛细淋巴管末端伸到组织细胞间液里,吸收间液形成淋巴液,将搜集的细胞代谢产生的废物、垃圾、毒素和自由基等输送到淋巴结逐级过滤。淋巴结像一级级接力泵站,由远至近,由小到大,由弱到强。那里有强大的 T 细胞和巨噬细胞等待杀毒灭菌,并由 B 细胞进行识别、记忆和产生抗体,形成免疫力。最后,过滤后的淋巴液又回到了血液的怀抱。

扫一扫,练一练

思考题

　　1. 心脏四个腔分别有哪些入口和出口?

　　2. 简述胃的血液供应。

　　3. 简述上、下肢浅静脉名称与走行、属支、注入部位。

　　4. 简述肝门静脉组成、属支、收纳范围及与上、下腔静脉的吻合部位。

　　5. 手背静脉网注射青霉素治疗阑尾炎,试述药物所经过的路径。

（陈军芳）

第九章

感 觉 器 官

感受器（receptors）是能感受一定刺激，并产生神经冲动的结构，包括一般感受器和特殊感受器。一般感受器由感觉神经末梢构成，广泛分布于全身各部的器官和组织内，如皮肤、骨、关节、肌、内脏、心血管等器官内的触觉、压觉、痛觉、温度觉、本体觉等感受器。特殊感受器由感觉细胞构成，仅存在于头部的某些器官内，如眼、耳、舌、鼻等器官内的视觉、听觉、味觉、嗅觉等感受器。

感觉器（sensory organs）是由特殊感受器及其附属结构组成，专门感受特定刺激的器官，包括眼和耳等器官。感觉器并不能产生感觉，它只接受刺激，产生神经冲动，神经冲动传到大脑皮质的感觉中枢后才能产生感觉。

皮肤具有多种功能，因其具有感觉功能，故也在本章内叙述。

第一节　眼

病例导学

患者，女，62 岁，已婚，因左眼渐进视物模糊一年余而收入院。患者自述入院前无明显诱因出现左眼渐进性视力下降、视物模糊，发病后无眼红眼痛、头疼头晕、恶心呕吐等症状，否认糖尿病、心脏病、高血压等病史。体格检查：T 36℃ ，P 80 次/min ，R 18 次/min，BP 130/80 mmHg，神志语利，步入病房。眼科检查：右眼视力 0.6，左眼视力指数/1 m。裂隙灯检查：左眼角膜透明，前房深浅正常，房水清，瞳孔圆，对光反射正常，晶状体白色混浊，查眼底：窥视不入。右眼晶状体轻度混浊，玻璃体及眼底检查未见明显异常。测眼压：17.30 mmHg。

请问：

1. 请根据上述病例资料做出初步诊断。

2. 诊断依据是什么？

眼（eye）是感受可见光刺激的视觉器官，又称视器（visual organ），由眼球和眼副器两部分组成（图 9-1）。

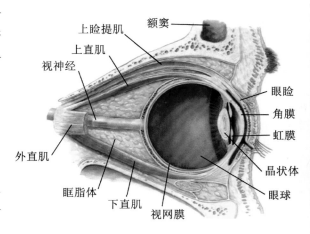

图 9-1　眼的矢状切面

一、眼球

眼球（eyeball）位于眼眶内，具有屈光成像和感受光刺激，并产生神经冲动的功能，是眼的主要部分。眼球近似球形，前面的正中点称前极，后面的正中点称后极。后极的内侧连有视神经。眼球由眼球壁及眼球内容物组成（图 9-2）。

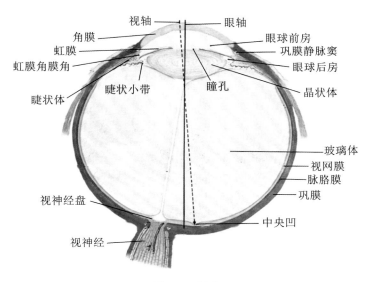

图 9-2 眼球

（一）眼球壁

眼球壁包括 3 层结构，由外向内依次为外膜、中膜和内膜。

1. **外膜** 又称纤维膜，为眼球壁的外层，由致密结缔组织构成，厚而坚韧，具有维持眼球形态和保护眼球内部结构的作用。纤维膜分为角膜和巩膜两部分。

（1）角膜（cornea）：占纤维膜的前 1/6，无色透明，曲度较大，有屈光作用。角膜内无血管，但有丰富的感觉神经末梢，故感觉敏锐。

（2）巩膜（sclera）：占纤维膜的后 5/6，呈乳白色，不透明。巩膜与角膜交界处的深部有一环行细管，称巩膜静脉窦（图 9-3）。

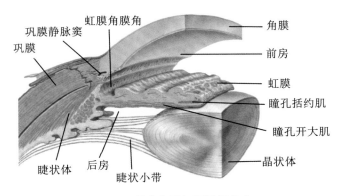

图 9-3 眼球水平切面局部放大

2. 中膜 又称血管膜,为眼球壁的中层,含有丰富的血管和色素细胞,呈棕黑色。血管膜由前向后分为虹膜、睫状体和脉络膜 3 个部分。

(1)虹膜(iris)(图 9-3):是血管膜的前部,位于角膜后方,为冠状位圆盘形薄膜,中央有一圆孔,称瞳孔(pupil)。虹膜的颜色因种族而异,黄种人为棕色。虹膜内有两种不同方向的平滑肌:一种呈环行,环绕在瞳孔周围,收缩时使瞳孔缩小,称瞳孔括约肌;另一种呈辐射状,收缩时使瞳孔开大,称瞳孔开大肌。光线经瞳孔射入,瞳孔的开大和缩小,可调节进入眼球内光线的多少。

(2)睫状体(ciliary body):位于巩膜与角膜移行部的内面,前接虹膜,后续脉络膜,是血管膜中部环行肥厚部分。在通过眼球前、后极的经线切面上,可见睫状体的切面呈三角形。睫状体的前部有许多向内突出呈放射状排列的皱襞,称睫状突。睫状体内也有平滑肌,称睫状肌,收缩时使睫状体向前内移位。另外,睫状体还有产生房水的功能。

(3)脉络膜(choroid):占血管膜的后 2/3,薄而柔软,外面与巩膜结合疏松,其丰富的血管对眼球起营养作用,色素可吸收光线,防止光线放射干扰物像。

3. 内膜 又称视网膜(retina),为眼球壁的内层,贴附于血管壁的内面,其中位于虹膜和睫状体内面的部分无感光作用,不能成像,称视网膜盲部;位于脉络膜内面的部分,有感光作用,称视网膜视部。视部的内面,在与视神经相对应的部位有一圆盘形隆起,称视神经盘(optic disc),又称视神经乳头(optic papilla),此处无感光作用。在视神经盘的颞侧稍下方,相距约 3.5mm 处,有一黄色小区,称黄斑(macula lutea),其中央凹陷,称中央凹(central fovea),是视觉最敏锐的部位(图 9-4)。

视网膜视部的组织结构分内、外两层(图 9-5)。内层为神经层,是视网膜的固有结构。外层为色素上皮层,由单层色素上皮细胞组成。两层之间连接疏松。临床上所谓"视网膜剥离症",即是在两层之间发生分离。神经层含有 3 层神经细胞,由外向内依次为视细胞、双极细胞和节细胞。视细胞是感光细胞,即视觉感受器,分视杆细胞和视锥细胞。视杆细胞只能感受弱光,不能辨色,视锥细胞只能感受强光,能分辨颜色。三层神经细胞借轴、树突依次互相联系。节细胞的轴突沿视网膜内面向视神经盘处集中,然后穿出眼球壁,组成视神经。视神经盘处只有密集排列的神经纤维,而无视细胞。中央凹处则只有密集排列的视锥细胞。

考点提示 眼球壁的外膜、中膜、内膜的分部及各部的名称、形态结构。

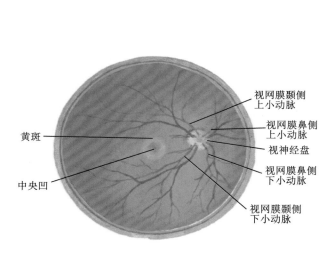

图 9-4 眼底示意图

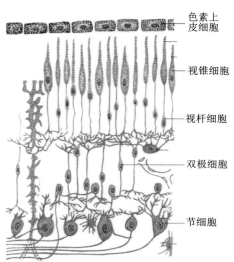

图 9-5 视网膜神经细胞示意图

（二）眼球内容物

眼球内容物包括房水、晶状体和玻璃体。这些结构无色透明，都具有屈光作用。

1. 眼房和房水

（1）眼房（chambers of eyeball）为角膜与晶状体、睫状小带之间的腔隙，被虹膜分为前房和后房。前房为虹膜与角膜之间的腔隙，后房为虹膜与晶状体之间较狭小的腔隙，前房与后房借瞳孔相通。前房的周边部，即虹膜与角膜之间的夹角，称虹膜角膜角，又称前房角，与巩膜静脉窦相邻。

（2）房水（aqueous humor）由睫状体产生，从后房经瞳孔流到前房，再由前房角进入巩膜静脉窦，最后汇入眼静脉。正常情况下，房水循环可为角膜、晶状体输送营养物质，并有维持眼压的作用。

如果虹膜与晶状体粘连或前房角狭窄等原因，造成房水循环障碍，会引起眼压增高，压迫视网膜，导致视力下降或失明，称青光眼。

考点提示　房水的产生及回流途径。

2. 晶状体（lens）　位于虹膜后方，周围被睫状体环绕，形似双凸透镜片，后面较前面隆凸。晶状体内无血管、淋巴管和神经，表面包有晶状体囊，富有弹性。晶状体周缘借一些辐射状排列的纤维与晶状体相连，这些纤维称睫状小带。

在眼球内容物中，晶状体是唯一可调节的屈光装置，其屈光度可随睫状肌的舒缩而变化。看近物时，睫状肌收缩，睫状体向前内移位，靠近晶状体，睫状小带松弛，晶状体因本身弹性而变厚，屈光度增大。看远物时，睫状肌舒张，睫状体向后外移位，睫状小带拉紧，向周围牵引晶状体，使晶状体变薄，屈光度减小。总之，所视物体无论远近，通过睫状肌对晶状体的调节，总能确保在视网膜上清晰成像。

考点提示　晶状体的位置及晶状体的屈光调节作用。

【知识拓展】

老年人晶状体弹性减退，睫状肌对晶状体的调节能力减弱，看近物时，晶状体屈光度不能相应增大，导致视物不清，称老视，俗称老花眼。晶状体可因代谢障碍等原因而浑浊，称白内障。在白内障摘除后，将光学透镜放在后房内原来人眼晶状体的位置，使物体能够在视网膜上成像，看清周围的景物，就称为人工晶状体植入。人工晶状体在解剖位置上取代了正常人眼晶状体的功能，通过植入人工晶状体几乎能达到患白内障前的视力水平。

3. 玻璃体（vitreous body）　为充满晶状体与视网膜之间的胶状物，对视网膜起支撑作用。其周围包有玻璃体膜。当玻璃体萎缩变小时，对视网膜的支撑作用减弱，也会导致视网膜剥离。

4. 眼球的屈光装置　由角膜、房水、晶状体、玻璃体四部分组成，它们能使所视物体在视网膜上清晰成像。

考点提示　眼球的内容物的作用及屈光装置的组成。

二、眼副器

眼副器包括眼睑、结膜、泪器、眼球外肌、眶内脂肪及筋膜等，对眼球有保护、运动和支持作用。

（一）眼睑

眼睑（eyelid）位于眼球前方，分上睑和下睑（图9-6），对眼球起保护作用。上、下睑的裂隙称睑裂。睑裂的内、外侧角分别称内眦和外眦。眼睑的游离缘称睑缘。睑缘上有向外生长的睫毛。睑缘处的皮脂腺称睑缘腺,开口于睫毛毛囊。

睑缘腺的急性炎症称睑腺炎,即麦粒肿。

眼睑的组织结构分5层,由前向后依次为皮肤、皮下组织、肌层、睑板和睑结膜(图9-6)。皮肤较薄,皮下组织疏松,水分潴溜易形成水肿。肌层主要为眼轮匝肌,收缩时使眼睑闭合,上睑内还有提上睑肌,收缩时提上睑,开大眼裂。睑板由致密结缔组织构成,呈半月形,内有许多睑板腺,分泌油脂性液体,有润滑睑缘和防止泪液外溢作用。睑板腺导管阻塞时,分泌物在腺内储留,可出现睑板腺囊肿,称霰粒肿,是眼科常见病。

(二)结膜

结膜(conjunctiva)是一层富有透明血管的薄膜,一部分位于眼睑后面,称睑结膜,与睑板连接紧密;另一部分覆盖在巩膜前面,称球结膜,与巩膜连接疏松。上、下睑的睑结膜与球结膜返折移行处,分别形成结膜上穹和结膜下穹(图9-7)。各部分结膜共同围成的囊状腔隙称结膜囊,通过睑裂与外界相通。正常活体,结膜红润。贫血时,结膜颜色变浅或变苍白;炎症时,结膜充血,称为结膜炎。

考点提示   结膜的分部。

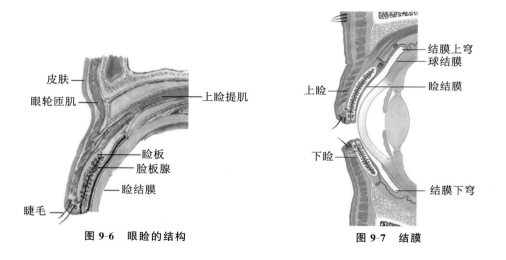

图9-6   眼睑的结构

图9-7   结膜

【知识拓展】

沙眼和红眼病

沙眼是由沙眼衣原体引起的一种慢性传染性结膜角膜炎,因其在睑结膜表面形成粗糙不平的外观,形似沙粒,故名沙眼。双眼患病,多发生于儿童或少年期。轻者仅有刺痒,重者常有畏光、流泪、异物感和视力减退等症状。

红眼病又称急性出血性结膜炎,是由细菌或病毒感染所引起的传染性眼病。常通过被眼病分泌物污染的手、物、水等接触传播,流行于夏秋季。临床表现为突发结膜充血,畏光、流泪、刺痛和有稀薄的分泌物,一般视力不受影响。

(三)泪器

泪器(lacrimal apparatus)包括泪腺和泪道(图9-8)。

1. 泪腺(lacrimal gland)　位于泪腺窝内,有 10～20 条排泄管,开口于结膜上穹外侧部。泪腺不断地分泌泪液,借眨眼动作涂布于眼球表面,以便湿润和清洁角膜,冲洗结膜囊内的异物,对眼球起保护作用。泪液还含有溶菌酶,有杀菌作用。

2. 泪道　包括泪点、泪小管、泪囊和鼻泪管。

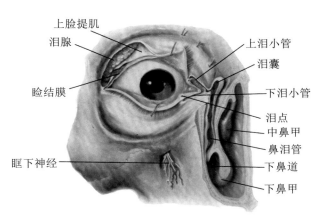

图 9-8　泪器

（1）泪点(lacrimal punctum)　在上、下睑缘内侧端各有一小孔,分别称上、下泪点,是泪小管的入口。

（2）泪小管(lacrimal ductile)　上、下各一,位于上、下眼睑内侧部皮下,起于泪点,先分别向上或向下,继而转行向内侧,上、下泪小管汇合开口于泪囊。

（3）泪囊（lacrimal sac）　为一膜性囊,位于泪囊窝内,下端移行为鼻泪管。

（4）鼻泪管(nasolacrimal duct)　位于骨鼻泪管内,为黏膜围成的管道,上接泪囊,下端开口于下鼻道前部。

考点提示　泪器的组成及泪液的产生回流。

（四）眼球外肌

眼球外肌(extraocular muscles)是 7 条位于眼球周围的骨骼肌,即上睑提肌、内直肌、外直肌、上直肌、下直肌、上斜肌和下斜肌(图 9-9)。前 6 条都起自视神经管内的总腱环,只有下斜肌起于眶下壁的前内侧部。

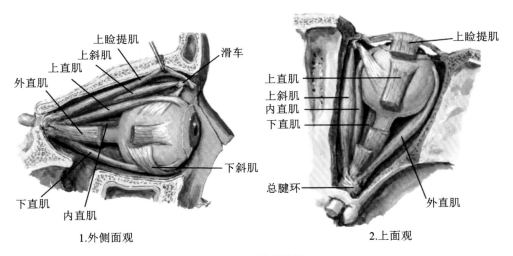

1.外侧面观　　　　2.上面观

图 9-9　眼球外肌

1. 上睑提肌(levator palpebrae superioris)　沿眶上壁向前,以腱膜止于上睑,收缩时上睑上提,开大睑裂,麻痹时则引起上睑下垂。上睑提肌腱膜深面还连有一层平滑肌,止于上睑板上缘,称上睑板肌,受交感神经支配,也有开大睑裂的作用。

2. 上直肌(rectus superior)　位于提上睑肌的下方,眼球的上方,向前止于眼球赤道前方巩膜的上面。收缩时,牵拉眼球,使瞳孔向内上方转动。由动眼神经支配。

3.下直肌(rectus inferior)　位于眼球下方,向前止于眼球赤道前方巩膜的下面。收缩时,牵拉眼球,使瞳孔向内下方转动。由动眼神经支配。

4.内直肌(rectus medialis)　位于眼球内侧,向前止于眼球赤道前方巩膜的内侧面。收缩时,牵拉眼球,使瞳孔向内侧转动。由动眼神经支配。

5.外直肌(rectus lateralis)　位于眼球外侧,向前止于眼球赤道前方巩膜的外侧面。收缩时,牵拉眼球,使瞳孔向外侧转动。由展神经支配。

6.上斜肌(obliquus superior)　起自于视神经管内的总腱环,经上直肌与内直肌之间,沿眼眶上壁内侧缘向前行至其前端的滑车,再转向后外,止于眼球赤道后方巩膜的上面。收缩时,牵拉眼球,使瞳孔转向外下方。由滑车神经支配。

7.下斜肌(obliquus inferior)　起自眼眶下壁的前内侧,经下直肌下方,行向后外,止于眼球赤道后方巩膜的下面。收缩时,牵拉眼球,使瞳孔转向外上方。由动眼神经支配。

正常情况下,眼球向各个方向的灵活转动,是由数条眼球外肌共同参与与协同作用的结果。

考点提示　眼球外肌的作用。

三、眼的血管

(一)眼的动脉

分布到眼球和眼副器的动脉主要是眼动脉(ophthalmic artery)。眼动脉在颅腔内起自颈内动脉,经视神经管入眶,在眶内分支,分布到眼球、眼球外肌、泪腺、眼睑、额部皮肤等(图9-10)。其中最重要的分支是视网膜中央动脉(central artery of retina)。它在眼球后方穿入视神经内,沿视神经中轴行至视神经盘,分成4支,分别称视网膜鼻侧上小动脉、视网膜颞侧上小动脉、视网膜鼻侧下小动脉、视网膜颞侧下小动脉,分别行向不同方向,分布于视网膜各部,营养视网膜内层,在活体用检眼镜可直接观察这些小动脉的形态,以协助对动脉硬化等疾病进行早期诊断。

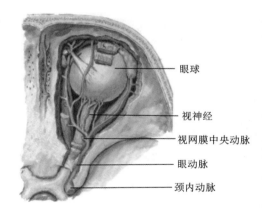

眼球

视神经

视网膜中央动脉

眼动脉

颈内动脉

图 9-10　眼的血管

(二)眼的静脉

眼的静脉主要有眼上静脉和眼下静脉,其属支的收集范围与眼动脉分支的分布范围一致,其中包括与视网膜中央动脉及其分支伴行的同名静脉。眼上静脉向后经眶上裂入颅腔,汇入海绵窦。眼下静脉向后分成两支,一支汇入眼上静脉,另一支经眶下裂入翼腭窝,汇入翼静脉丛。眼的静脉无静脉瓣,与内眦静脉相吻合,故面部感染可通过眼静脉侵入颅内。

第二节　耳

病例导学

患者,男,36岁,主诉:右外耳道渗出脓性分泌物伴疼痛3天。现病史:患者半月前因右侧外耳瘙痒,用棉棒擦拭后发生疼痛,未在意,五六天前感觉疼痛加重,自行购买阿莫西林胶囊及牛黄解毒片等药口服,疗效欠佳,近 2 日感觉右耳部疼痛剧烈,夜间无法入睡,今日来我院就诊,门诊以中耳炎收入。

请问:

根据解剖学知识解答:中耳炎若不及时治疗会如何蔓延?

耳(ear)又称前庭蜗器(vestibulocochlear organ),包括前庭器和蜗器两部分结构,是位觉和听觉器官,故也称位听器。二者在功能上不相同,结构上却关系密切。耳分为外耳、中耳和内耳三部分(图 9-11)。其中外耳和中耳传导声波,内耳是位觉感受器和听觉感受器之所在,感受位觉和听觉。

考点提示 前庭蜗器的组成及各部的机能。

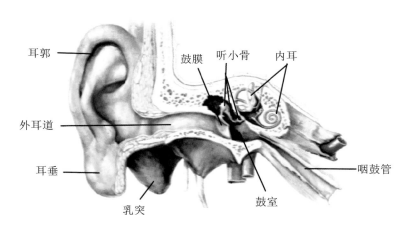

图 9-11 耳的模式图

一、外耳

外耳(external ear)包括耳郭、外耳道和鼓膜三部分。

(一)耳郭

耳郭(auricle)位于头部两侧,以弹性软骨为支架,外覆皮肤。其皮下组织很少,血管神经丰富。其下部有一无软骨部分称耳垂,是临床采血的常用部位(图 9-12)。

(二)外耳道

外耳道(external acoustic meatus)为长约 2.5 cm 弯曲管道,位于外耳门至鼓膜之间,分为外侧 1/3 部的软骨部(以软骨为基础)和内侧 2/3 的骨部(以颞骨为基础)。其走向由外向内是先向前上,次稍向后,然后复向前下。外耳道软骨部具有可动性,检查外耳道和鼓膜时,向后上方牵拉耳郭,可使外耳道变直,以便观察。婴儿外耳道骨部和软骨部尚未发育完全,其鼓膜的位置近乎水平,检查其鼓膜时,需将耳郭向后下方牵拉。

外耳道软骨部的皮肤内含有耵聍腺,分泌耵聍,有保护作用,如过多则形成耵聍栓塞,影响听力。外耳道皮肤与骨膜或软骨膜结合紧密,皮下组织少,故外耳道发生疖肿时,会因神经末梢压迫较重而疼痛剧烈。

（三）鼓膜

鼓膜（tympanic membrane）位于外耳道与中耳鼓室之间，为椭圆形半透明薄膜，其外侧面朝向前下外方倾斜。鼓膜中心部向内凹陷，称鼓膜脐。鼓膜上 1/4 区在活体呈淡红色，为松弛部。下 3/4 区在活体呈灰白色，为紧张部，其前下方有一三角形反光区，称光锥（图 9-13）。

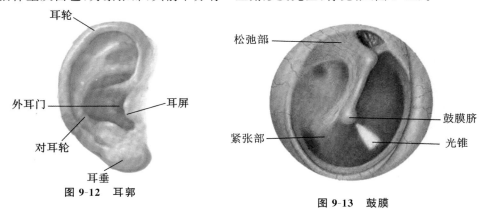

图 9-12　耳郭

图 9-13　鼓膜

二、中耳

中耳（middle ear）位于外耳和内耳之间，大部分在颞骨岩部内，是传导声波的主要部分。包括鼓室、咽鼓管、乳突窦和乳突小房。

考点提示　中耳的组成。

（一）鼓室

鼓室（tympanic cavity）是颞骨岩部内的一个不规则含气小腔，内有听小骨和听小骨肌，室内覆有黏膜，此黏膜与咽鼓管和乳突小房内的黏膜相延续，它有不规则的 6 个壁（图 9-14）。

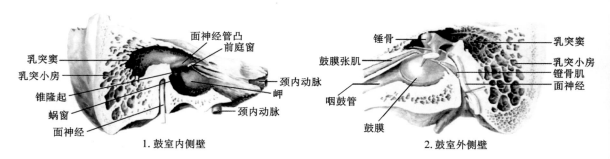

1. 鼓室内侧壁　　　　　　2. 鼓室外侧壁

图 9-14　鼓室

上壁是盖壁，即鼓室盖，为一薄层骨板，与颅中窝相邻。

下壁称颈静脉壁，由薄骨板与颈内静脉起始部分隔。

前壁为颈动脉壁，与颈动脉管邻近，上方有咽鼓管开口。

后壁叫乳突壁，此壁有乳突窦开口，可经乳突窦与乳突小房相通，在开口稍下方有一锥形突起，称锥隆起，内藏镫骨肌。

外侧壁名鼓膜壁，该壁大部分借鼓膜与外耳道分隔。

内侧壁即迷路壁,由内耳迷路的外壁构成,此壁中部的隆起称岬。岬的后上方的卵圆形孔称前庭窗。岬的后下方的圆孔称蜗窗,为第二鼓膜封闭。前庭窗的后上方有一弓形隆起,称面神经管凸,管内有面神经通过,其管壁较薄,在中耳炎症或手术时易损伤面神经。

鼓室内有 3 块听小骨,由外向内侧排列为锤骨、砧骨和镫骨(图 9-15)。锤骨形似小锤,有一头和一柄,锤骨柄连于鼓膜内面,头与砧骨相关节。镫骨形如马镫,镫骨底借韧带连于前庭窗边缘,并封闭该窗。砧骨则分别与锤骨和镫骨相连。3 块听小骨之间构成听小骨链,似一曲折的杠杆系统,将声波的振动由鼓膜传递到前庭窗。

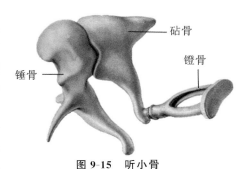

图 9-15　听小骨

鼓室内有 2 块听小骨肌。鼓膜张肌位于咽鼓管上方的小管内,止于锤骨柄,收缩时牵拉锤骨柄,紧张鼓膜。镫骨肌位于锥隆起内,止于镫骨,收缩时向外方牵拉镫骨,以减低镫骨底对内耳的压力。两肌共同作用可降低声波振动强度,保护鼓膜和内耳。

考点提示　鼓室的位置、六个壁的名称。

(二)咽鼓管

咽鼓管(auditory tube)是连通咽与鼓室的管道,分为鼓室近侧端的骨部和鼻咽近侧端的软骨部,管壁内面的黏膜与鼓室黏膜相连续。咽鼓管的咽口平时处于闭合状态,当吞咽或尽力开口时张开,空气便经咽鼓管进入鼓室,使鼓膜内外两侧气压平衡,维持鼓膜的正常形态和张力。幼儿咽鼓管短而平直,管腔较大,故咽部感染易经此侵入鼓室,而引发中耳炎。

考点提示　咽鼓管的位置、分部、作用及幼儿咽鼓管的特点。

(三)乳突小房和乳突窦

乳突小房(mastoid cells)是颞骨乳突内许多含气小腔,彼此之间相互连通。乳突窦(mastoid sinuses)是一个介于乳突小房和鼓室之间的腔。乳突小房和乳突窦的壁内衬以黏膜,且与鼓室黏膜相延续。

三、内耳

内耳(internal ear)位于颞骨岩部内鼓室与内耳道之间(图 9-16),由一些弯曲的管道组成,又称迷路。迷路(labyrinth)包括骨迷路和膜迷路两部。骨迷路是颞骨岩部内的骨性结构。膜迷路则是套在骨迷路内的膜性结构。膜迷路内、外空间充满了液体,分别称内淋巴和外淋巴,两者互不相通。

(一)骨迷路

骨迷路(bony labyrinth)由后外向前内可分为骨半规管、前庭和耳蜗三部分(图 9-17)。它们互相连通,沿颞骨岩部的长轴排列。

1. 骨半规管(bony semicircular canals)　为 3 个相互垂直排列的半环形小管,分别称前骨半规管、后骨半规管和外骨半规管。每个骨半规管有两个脚,其中一脚膨大,形成壶腹骨脚,另一脚不膨大,称单骨脚。前、后两个骨半规管的单骨脚合并一个总脚,因此 3 个半规管实际共有 5 个孔开口于前庭。

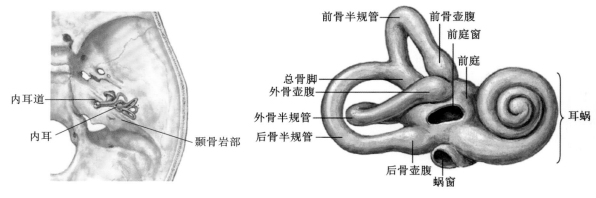

图 9-16　内耳在颞骨内的投影　　　　　图 9-17　骨迷路模式图

2. 前庭(vestibule)　是骨迷路中部的一个不规则的椭圆形小腔。前庭外侧壁上部有前庭窗开口。前庭内侧壁为内耳道底,有神经穿行。后壁有 5 个小孔与 3 个骨半规管相通。前壁有一大孔通向耳蜗。

3. 耳蜗(cochlea)　形似蜗牛壳,位于前庭的前方。其尖端朝向前外侧,称蜗顶。其底朝向后内侧,对向内耳道底,称蜗底。其骨性中轴,称蜗轴。耳蜗由蜗螺旋管环绕蜗轴约 2 圈半构成,以盲端终于蜗顶。骨螺旋板是由蜗轴发出的一螺旋形骨板,其游离缘伸入蜗螺旋腔内,将蜗螺旋管分隔为上、下两半。上半部

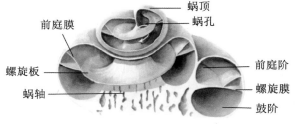

图 9-18　耳蜗模式图

称前庭阶,下半部为鼓阶,两者在蜗顶借蜗孔相通(图 9-18)。

(二)膜迷路

膜迷路(membranous labyrinth)形态与骨迷路相似,也分为相互连通的三部分即膜半规管、椭圆囊和球囊、蜗管(图 9-19)。

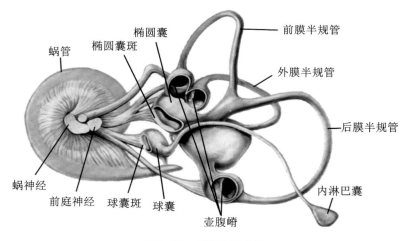

图 9-19　膜迷路模式图

1. 膜半规管（membranous semicircular ducts）　为 3 个半环形膜性管，较细小，分别套在同名骨半规管内。每管在骨壶腹内的部分也相应膨大，称膜壶腹（图 9-19）。其壁内面隆起，称壶腹嵴，是位觉感受器，感受身体或头部的旋转变速运动。

2. 椭圆囊（utricle）和球囊（saccule）　为位于前庭内的两个膜性小囊（图 9-19）。椭圆囊位于后上方，后壁有 5 个开口与 3 个膜半规管相通。前壁借一细管连通球囊，并延长为内淋巴管。球囊位于前下方，下端以连合管连于蜗管。两囊的囊壁内面各有一白小斑，分别称椭圆囊斑和球囊斑，也称位觉斑，感受身体的直线变速运动和静止状态。

3. 蜗管（cochlear duct）　套在蜗螺旋管内，随蜗螺旋管也旋转 2 圈半。起端借细管与球囊相连通，另一端达蜗顶，顶端为细小的盲端。蜗管横断面呈三角形，有上、下、外侧 3 个壁。蜗管外侧壁与蜗螺旋管外壁紧密相结。蜗管上壁称蜗管前庭壁，将前庭阶和蜗管隔开，膜的中间是薄层结缔组织，两面衬以单层扁平上皮。下壁称蜗管鼓壁（又称基底膜），与鼓阶相隔。螺旋膜的上面，有突向蜗管内腔的隆起，随蜗管延伸成蜗旋形，称螺旋器（spiral organ），又称 Corti 器，位于蜗管的鼓壁上，是听觉感受器。

考点提示　位置觉和听觉感受器的名称。

4. 膜迷路的功能

（1）前庭功能：当头部位置运动变化时，椭圆囊、球囊、膜半规管中的椭圆囊斑、球囊斑和壶腹嵴产生直线变速运动的感觉和不同的旋转变速运动的感觉。同时还能引起各种姿势调节反射和内脏功能的变化，称前庭反应。

（2）感音功能：声波传至内耳的途径有 2 条。一条是空气传导，声波经外耳道引起鼓膜振动，再经听骨链传到前庭窗，引起前庭阶外淋巴的波动，外淋巴的波动经前庭膜传到内淋巴，内淋巴的波动影响螺旋膜，刺激螺旋器，从而发出冲动经蜗神经传入脑，产生听觉，此途径也称气传导。气传导是正常情况下听觉产生的主要途径。一条是骨传导，声波经颅骨振动传入颞骨内的内淋巴，从而产生的声波传导途径。正常情况下骨传导敏感性比气传导要差得多，几乎不能感到其存在。但是，当空气传导被严重破坏时，骨传导对保存部分听力有一定意义。

考点提示　声波的传导途径。

【知识拓展】

梅尼埃病：是以膜迷路积水为基本病理改变，以发作性眩晕、耳聋、耳鸣和耳胀满感为临床特征的特发性内耳疾病。其诊断主要依靠全面系统的收集病史、全面的检查和客观的综合分析，在排除其他可引起眩晕的疾病后，可做出临床诊断。治疗多采用以调节自主神经功能、改善内耳微循环，解除迷路积水为主的药物综合治疗。

第三节　皮　　肤

皮肤（skin）被覆于体表，由表皮和真皮组成，借皮下组织和深部的组织相连。皮肤内有毛、指（趾）甲、皮脂腺、汗腺等附属器（图 9-20）。皮肤具有重要的保护作用，能阻挡细菌和异物的侵入及阻止体内液体丢失；能感受外界刺激；调节体温；排泄代谢产物等功能。

考点提示　皮肤的组成。

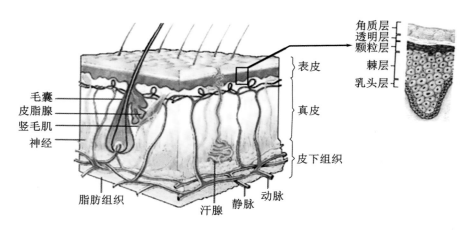

图 9-20　皮肤的微细结构模式图

一、表皮

表皮（epidermis）位于皮肤浅层，属于角化的复层扁平上皮。细胞主要为角质形成细胞，参加表皮角化过程。另一类为非黑质形成细胞，如郎格汉斯细胞、黑色素细胞、梅克尔细胞。郎格汉斯细胞具有捕捉抗原、参与免疫应答的作用；黑色素细胞参与决定肤色及防止紫外线对人体的伤害；梅克尔细胞的功能尚不清楚。

表皮由基底到表面分 5 层，依次是基底层、棘层、颗粒层、透明层和角质层。

（一）基底层

此层附着于基膜上，由一层立方形或柱状细胞组成，胞质嗜碱性，此层细胞有较强的分裂增殖能力。

（二）棘层

由 4~10 层多边形细胞组成，细胞表面有许多细小的棘状突起，并以桥粒方式相连。

（三）颗粒层

由 2~3 层梭形细胞组成，细胞核已趋退化，胞质内有较大的透明角质颗粒。

（四）透明层

由几层扁平细胞组成，胞核及细胞器已消失，细胞呈均质透明状，HE 染色呈红色。

（五）角质层

由多层扁平的角质细胞组成，细胞核与细胞器已完全消失，胞质内主要含有均质状嗜酸性的角蛋白。此层是皮肤的重要保护层，具有较强的耐酸、碱和抗摩擦作用。

在正常情况下，表皮由基底层开始增殖，并逐渐分化、移动和脱落，其细胞增殖和脱落保持动态平衡，从而维持表皮一定的厚度。

考点提示　表皮的组成。

二、真皮

真皮（dermis）位于表皮深面，主要由致密结缔组织构成，分为浅层的乳头层和深面的网状层两层结构。

（一）乳头层

此层结缔组织向表皮突入形成许多真皮乳头，乳头内含有丰富的毛细血管和触觉小体。

（二）网状层

较厚，此层结缔组织纤维粗大并互相交织成稠密的网，且含有许多弹性纤维，使皮肤具有较强的韧性和弹性。网状层内还有许多血管、神经、毛囊、皮脂腺、汗腺和环层小体等。

皮下组织即浅筋膜，在真皮的深面，由疏松结缔组织和脂肪组织构成，含有较多的血管、淋巴管和神经。皮下组织不属于皮肤的组成部分。皮肤借皮下组织与深部组织相连，使皮肤具有一定的可动性。皮下组织的厚度随年龄、性别和部位而异，临床进行皮下注射时，药物即注入此层，而皮内注射则是将药物注入真皮。

考点提示　真皮的组成。

三、皮肤的附属器

皮肤的附属器有毛、皮脂腺、汗腺和指（趾）甲等（图 9-21）。

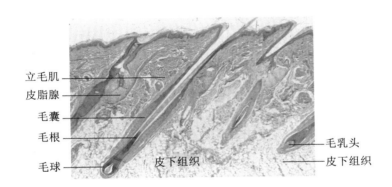

图 9-21　皮肤的附属器

（一）毛

除手掌及足底外，人体皮肤均有毛分布。毛分为毛干和毛根两部分。毛干露于皮肤的表面；毛根埋入皮肤内，其周围包有上皮组织和结缔组织，形成毛囊。毛根和毛囊末端融合膨大，形成毛球。毛球底面内陷，结缔组织随同血管和神经伸入其内，形成毛乳头。毛球是毛和毛囊的生长点，毛乳头对毛的生长起诱导作用。毛的一侧有一束平滑肌纤维连接于毛囊和真皮之间，称立毛肌，受交感神经支配，收缩时使毛竖立。

（二）皮脂腺

位于毛囊和立毛肌之间，属泡状腺，其导管开口于毛囊。皮脂腺的分泌物叫皮脂，对皮肤和毛有保护作用。

（三）汗腺

为管状腺，其分泌部位于真皮深层，盘曲成团。汗腺的分泌物为汗液，汗液经导管排到皮肤表面。汗腺能调节体温和水盐平衡，并可排泄废物。腋窝、会阴部皮肤内含有一种大汗腺，其分泌物含有较多的蛋白质，当被细菌分解后产生臭味，严重者称狐臭。

（四）指（趾）甲

由多层排列紧密的角化细胞组成。露在体表的为甲体，埋入皮肤内的叫甲根，甲体下面的皮肤为甲床。甲根附着处的上皮称甲母质，是甲的生长点，拔甲时不可破坏。甲体周缘的皮肤为甲襞，甲襞与甲体之间形成甲沟。

考点提示　皮肤主要的附属器官。

【知识拓展】

皮肤的年龄变化

出生前皮肤的主要结构已基本形成，出生后 20～30 天的主要变化是皮肤表面积增大、表皮和真皮增厚以及青春期出现的毛和腺的变化。大约在 30 岁以后，皮肤逐渐衰老。皮肤衰老分为内在性衰老和日光性衰老。

一、内在性衰老

内在性衰老多为生理性的，与年龄因素有关。表现为皮肤萎缩，以致出现皱纹、干燥、弹性丧失等。表皮萎缩表现为随着年龄增长，细胞的增殖活动和更新速度逐渐下降；表皮与真皮连接变平坦，导致两者间的接触面积减少，影响表皮营养，削弱了表皮附着能力，轻微损伤后易剥离。中年以后，黑色素细胞数量减少 20%～30%，朗格汉斯细胞也变少，相关的免疫功能也降低。毛逐渐脱色素和脱落，皮肤内的腺体退化及功能减弱。真皮萎缩表现为成纤维细胞减少，导致胶原合成下降；弹性组织变性断裂；皮肤的血管减少，毛细血管脆性增大。皮肤内感受器不同程度减少，感觉的敏感性下降。

二、日光性衰老

日光性衰老与日光慢性照射有关。日光中的紫外线对皮肤有辐射作用，可导致皮肤生理性衰老，还可使弹性纤维变粗，弹性下降；胶原纤维破坏增加，黑色素细胞增多，朗格汉斯细胞减少及其对肿瘤的监视功能下降。日光性衰老在一定程度上可以避免。

扫一扫，练一练

思考题

1. 简述房水的产生部位及循环途径。
2. 当视近物时，晶状体的屈度如何调节？
3. 简述鼓室各个壁的名称、毗邻关系及临床意义。
4. 简述小儿咽鼓管的特点及临床意义。

（沈文英　郑建国）

第十章

神经系统

第一节 概　述

病例导学

患者,男,73岁,下楼时摔倒,当时不省人事。被送往医院,检查发现:血压为 24/14kPa(180/100mmHg),两侧视神经乳头水肿。双侧视野右侧半偏盲,瞳孔对光反射正常。伸舌时舌偏向右侧。右侧眼睑以下面部和右上肢肌肉瘫痪。右下肢无力,无随意运动,深反射亢进,右侧半身体对侧痛、温觉反应减弱。CT检查示:左侧内囊出血。诊断:左侧内囊出血。

请问:

1. 何谓内囊?

2. 用解剖学知识解释上述症状。

一、神经系统的作用和地位

神经系统由脑、脊髓(中枢神经)以及与其相连的周围神经组成,在人体各系统中处于主导地位,调节各器官、各系统的活动,使机体成为有机的统一体,以适应机体内外环境的变化。

二、神经系统的组成和区分

神经系统按其所在位置、形态和功能分为中枢神经系统(central nervous system)和周围神经系统(peripheral nervous system)(图 10-1)。

中枢神经系统包括位于颅腔中的脑和位于椎管内的脊髓。周围神经系统,根据与中枢相连部位,可分为与脑相连的脑神经(cranial nerves)12 对,与脊髓相连的脊神经(spinal nerves)31 对;根据周围神经在各器官、系统中的分布对象,周围神经系统又可分为躯体神经(somatic nerves)和内脏神经(visceral nerves)。躯体神经分布于体表、骨、关节和骨骼肌;内脏神经多伴随脑神经和脊神经行走,分布于内脏、心血管和腺体。由于躯体神经和内脏神经都需经脑神经或脊神经与中枢相连,因此脑神经、脊神经均含有躯体神经和内脏神经。为叙述方便,通常把周围神经系统分为脑神经、脊神经和内脏神经三部分。脑神经、脊神经和内脏神经中都含有感觉纤维和运动纤维。感觉神经将冲动自感受器传至中枢,故又称传入神经(afferent nerves);运动神经则将神经冲动传到效应器,故又称传出神经(efferent nerves)。内脏神经的传出纤维支配平滑肌、心肌和腺体的运动,此类运动不受人的主观意志控制,称为自主神经系统(autonomic nervous system),它又分为交感神经(sympathetic nerve)和副交感神经(parasympathetic nerve)两部分。

考点提示 神经系统的组成。

三、神经系统的活动方式

神经系统的基本活动方式是反射(reflex)。反射是机体在神经系统参与下,对内、外环境的刺激所产生的应答式反应。反射活动的结构基础是反射弧(reflex arc),它包括感受器、传入神经、中枢、传出神经和效应器五个部分(图 10-2)。反射弧必须保证在结构和功能上的完整性,如果反射弧的任何结构损伤,反射就不能完成。因此,临床上常用检查反射的方法诊断神经系统的疾病。

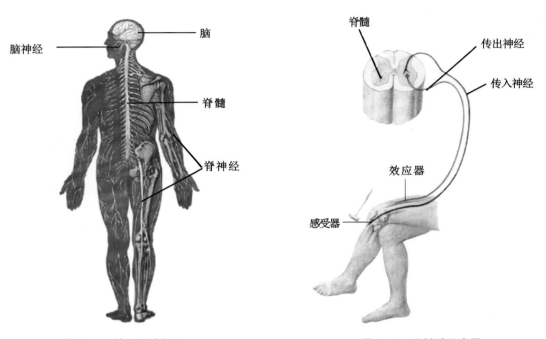

图 10-1 神经系统概况   图 10-2 反射弧示意图

考点提示 反射的概念,反射弧的概念及组成。

四、神经系统常用术语

神经系统结构和功能的基本单位是神经元。神经元的胞体和突起在不同部位有不同的聚集方式,因此,形成不同结构。

(一)灰质和白质

1. 灰质(gray matter) 中枢神经系统内,由神经元的胞体和树突聚集而成,因富含血管,色泽灰暗而得名。其中覆盖在大脑和小脑表面的灰质又称皮质(cortex)。

2. 白质(white matter) 中枢神经系统内,由神经纤维聚集而成。由于神经纤维的髓鞘有类脂质呈白色而得名。大脑半球和小脑的白质被皮质包绕位于深部,称为髓质(medulla)。

(二)神经核和神经节

1. 神经核(nucleus) 位于中枢神经系统内,由神经元胞体聚集的细胞团块称为神经核。

2. 神经节（ganglion）　位于周围神经系统内，由神经元胞体聚集的细胞团块称神经节。

（三）纤维束和神经

1. 纤维束（fasciculus）　在中枢神经系统中，起止、行程和功能基本相同的神经纤维集合成束，称为纤维束，又称传导束。

2. 神经（nerves）　周围神经系统中，神经纤维聚集在一起形成粗细不等的条索状结构称为神经。

（四）网状结构

网状结构（reticular formation）是中枢神经系统中，灰质和白质混杂部位。即神经纤维交织成网，神经元或较小的核团分散在网眼内。

考点提示　神经系统的常用术语。

第二节　中枢神经系统

中枢神经系统由位于颅腔内的脑和位于椎管内的脊髓组成，二者在枕骨大孔处相延续。

一、脊髓

（一）脊髓的位置和外形

脊髓（spinal cord）位于椎管内。上端在枕骨大孔平面连脑的延髓，下端成人平第 1 腰椎体下缘，新生儿可达第 3 腰椎体的下缘。

脊髓呈扁圆柱形，长 42～45 cm。全长粗细不等，有两处膨大。颈膨大（cervical enlargement）位于第 5 颈节至第 1 胸节平面；腰骶膨大（lumbosacral enlargement）自第 2 腰节至第 3 骶节。这两处膨大是由于脊髓节段的神经元数量相对较多，分别连有支配上、下肢的神经。腰骶膨大以下，脊髓逐渐变细呈圆锥状。称脊髓圆锥（conus medullaris）。脊髓圆锥下端被软脊膜形成的细丝即终丝固定于尾骨背面（图10-3、图 10-5）。

脊髓表面有走行大致平行，纵贯脊髓全长的 6 条沟、裂。位于脊髓前面正中较深的称前正中裂；位于脊髓后面正中较浅的沟称后正中沟。此二条沟裂将脊髓分为左、右对称两半。前正中裂和后正中沟的两侧各有一条浅沟，分别称前外侧沟和后外侧沟。前外侧沟是脊神经前根出脊髓处，后外侧沟是脊神经后根入脊髓处。

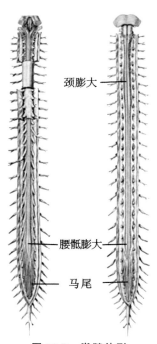

颈膨大

腰骶膨大

马尾

图 10-3　脊髓外形

前、后根均为 31 对，每条脊神经的后根上有一个膨大的脊神经节（spinal ganglion），内含假单极神经元，其中枢突组成脊神经后根，从后外侧沟入脊髓，周围突随脊神经分布到外周感受器。脊髓的前根和后根在椎间孔处汇合成一条脊神经，从相应的椎间孔出入椎管（图 10-4）。

考点提示　脊髓的位置、外形。

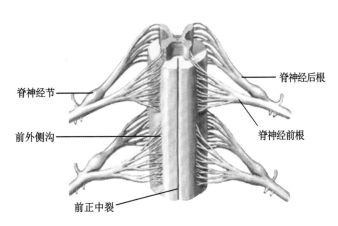

图 10-4　脊髓结构示意图

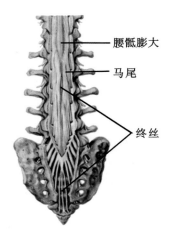

图 10-5　脊髓的终丝和马尾

(二)脊髓节段及与椎骨的对应关系

脊髓表面无明显分节现象,以每对脊神经根出入脊髓所占据的一段脊髓高度,称为脊髓节段。脊髓两侧连有31对脊神经,因此,脊髓被分为31个节段:即 8 个颈节段(C_1～C_8)、12 个胸节段(T_1～T_{12})、5 个腰节段(L_1～L_5)、5 个骶节段(S_1～S_5)和1个尾节段(C_0)。

胚胎早期,脊髓和椎管等长,脊髓各节段与椎骨平齐,各对脊神经呈水平位从相应的椎间孔中出入椎管。胚胎 3 个月后,脊髓的生长速度慢于脊柱生长速度,因此,成人椎管的长度比脊髓长,这样脊髓的节段与相应的椎骨位置并不完全一致。由于脊髓上端连脑,位置固定,使脊髓上部各节段与相应椎骨位置变化较小,而脊髓的中、下节段则逐渐高于相应椎骨。出生时,脊髓下端与第 3 腰椎平齐,随年龄增长,脊髓下端继续上移,至成人时达第 1 腰椎下缘,由于脊髓相对升高,使脊神经根相距各自椎间孔自上向下愈来愈远,来自腰、骶、尾节段的神经根几乎垂直下行,在脊髓圆锥下方,围绕终丝,形成马尾(cauda equina),马尾浸泡在脑脊液中,临床腰椎穿刺时,应在第 3 腰椎以下进行,不会损伤脊髓。由于脊髓比脊柱短,因此脊髓节段与同序数椎骨不完全对应(图 10-6)。熟悉二者之间的对应关系,临床上具有实用意义,如在脊柱损伤时,可依据受伤的椎骨确定脊髓可能受伤的节段,成人二者之间的关系见表 10-1。

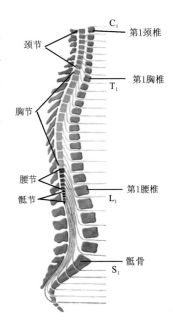

图 10-6　脊髓节段与椎骨序数的关系

考点提示　脊髓节段及其与椎骨的对应关系。

表 10-1　脊髓节段与椎骨的对应关系

脊髓节段	相应的椎骨	推算举例
第1～4颈节　上颈髓	与同序数椎骨平齐	第 2 颈节段对第 2 颈椎
第5～8颈节　下颈髓	较同序数椎骨高 1 个椎骨	第 6 颈节段平对第 5 颈椎
第1～4胸节　上胸髓		第 4 胸节段对第 3 胸椎

续表

脊髓节段		相应的椎骨	推算举例
第 5～8 胸节	中胸髓	较同序数椎骨高 2 个椎骨	第 6 胸节段对第 4 胸椎
第 9～12 胸节	下胸髓	较同序数椎骨高 3 个椎骨	第 10 胸节段对第 7 胸椎
第 1～5 腰节	腰髓	平对 10～12 胸椎	
第 1～5 骶节	C_0 骶、尾髓	平对 12 胸椎和第 1 腰椎体	

（三）脊髓的内部结构

在脊髓横切面上，可见中央有一纵行的小管，称中央管（central canal），纵贯脊髓全长。中央管周围是灰质，灰质周围是白质（图 10-7）。

1. 灰质　呈 H 形或蝶形，从上至下连成灰质柱，每侧灰质分别向前方和后方伸出前角（anterior horn）和后角（posterior horn），在胸髓和上 3 腰髓的前、后角之间还有向外侧突出的侧角（lateral horn）。连接两侧灰质的部分称为灰质连合。

（1）前角：也称前柱，较膨大，主要由躯体运动神经元组成。它发出的轴突出脊髓，支配骨骼肌。通常将前角细胞分为内、外侧两群。内侧群的细胞支配躯干肌，外侧群细胞支配四肢肌。

（2）后角：也称后柱，狭长，主要由中间神经元（联络神经元）组成。它发出的树突接受脊神经后根的传入，轴突进入白质，组成上行的纤维束入脑，有的则在脊髓的不同节段间起联络作用。

（3）侧角：也称侧柱，由中、小型细胞组成，仅见于 第1～3 腰节段，是交感神经的低级中枢。在脊髓的第 2～4 骶节段，相当于侧角的部位由小型细胞组成核团，称骶副交感核（sacral parasympathetic nucleus），是副交感神经的脊髓中枢。

考点提示　脊髓灰质的分部及各部所含细胞的性质。

2. 白质　位于灰质周围，由纵行的纤维束组成。每侧白质借脊髓表面的沟、裂分为三个索：前正中裂与前外侧沟之间称前索；前、后外侧沟之间称外侧索；后外侧沟与后正中沟之间的是后索。

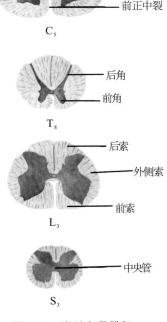

图 10-7　脊髓各段横切

白质中的纤维束分为向上传递神经冲动的上行（感觉）纤维束；向下传递神经冲动的下行（运动）纤维束和联系脊髓不同节段的上、下行纤维以完成各节段联络作用的脊髓固有束（图 10-8）。

（1）上行纤维束

1）薄束（fasciculus gracilis）和楔束（fasciculus cuneatus）：位于后索，二束均由脊神经节细胞中枢突组成。薄束位于后正中沟两侧，由第 5 胸节段以下入脊髓的纤维组成。楔束位居薄束外侧，由第 4 胸节以上入脊髓的纤维组成，向上分别止于延髓内的薄束核和楔束核。楔束和薄束传导躯干和四肢的本体感觉（肌、腱、关节等处的位置觉、运动觉和振动觉）和精细触觉（如辨别两点距离和物体纹理粗细）的冲动。后索损伤，同侧本体觉和辨别性触觉信息就不能上传到脑。患者闭眼时则不能确定各关节位置和运动状况，发生站立不稳，行动不协调和不辨别所触摸物体的性状等症状。

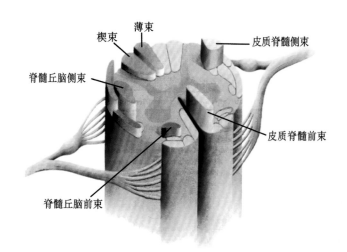

图 10-8　脊髓横断面模式图

2)脊髓丘脑束(spinothalamic tract):位于外侧索前部和前索内。纤维起自后角,先上升1~2节段,再经白质前连合交叉至对侧,在外侧索和前索内上行至背侧丘脑,位于外侧索内的称脊髓丘脑侧束,其功能是传导躯干、四肢的痛觉和温度觉冲动;位于前索内的称脊髓丘脑前束,其功能是传导躯干和四肢的粗触觉。

一侧脊髓丘脑束病变,表现为损伤平面1~2节段以下对侧区域痛、温觉减退或消失。

3)脊髓小脑后束和脊髓小脑前束(posterior spinocerebellar tract and anterior spinocerebellar tract):位于外侧索的边缘部,分别经小脑下脚和小脑上脚入小脑止于小脑皮质。传导躯干下部和下肢的非意识本体感觉。

(2)下行传导束

1)皮质脊髓束(corticospinal tract):是最粗大的下行纤维束。由大脑皮质运动中枢的细胞轴突聚集而成,下行到延髓下端处分为皮质脊髓侧束和皮质脊髓前束。

皮质脊髓侧束:皮质脊髓束中大部分纤维交叉到对侧后下行于对侧脊髓外侧索后部,称皮质脊髓侧束。止于对侧前角运动神经元。

皮质脊髓前束:皮质脊髓束的小部分纤维在延髓下段不交叉,下行于同侧脊髓前索中,称皮质脊髓前束。此束一般不超过胸段,止于双侧脊髓前角运动神经元。

皮质脊髓束的功能是控制躯干和四肢骨骼肌的随意运动,特别是肢体远端的灵巧运动。

2)红核脊髓束(rubrospinal tract):位于皮质脊髓侧束的前部。主要功能是兴奋屈肌运动神经元。

3)前庭脊髓束(vestibulospinal tract):位于前索内,纤维由前庭神经核发出后在同侧下行止于前角运动神经元。其作用是兴奋同侧伸肌运动神经元和抑制屈肌运动神经元,调节身体平衡。

4)其他下行:脊髓内还有顶盖脊髓束、网状脊髓束等。它们参与调节肌张力和维持运动平衡。

考点提示　脊髓白质的分部及主要纤维束(薄束、楔束、脊髓丘脑束、皮质脊髓束)的起止和功能。

(四)脊髓的功能

1. 传导功能　脊髓内的上、下行纤维束是完成传导功能的重要结构。脊髓通过上行纤维束将脊神经分布区的感觉信息传到脑,通过下行的纤维束和脊神经,把脑发生的信息传至效应器。因此,脊髓是脑与周围神经联系的重要通道。

2. 反射功能　脊髓是一个低级中枢,有许多反射中枢位于灰质内,通过固有束和前、后根完成一些反射活动,如腱反射、屈肌反射、排尿、排便反射等。正常情况下,脊髓反射活动接受脑的控制。

考点提示　脊髓的功能。

【知识拓展】

脊 髓 损 伤

1. **脊髓完全横断**　损伤平面以下全部感觉和随意运动丧失、脊髓横断早期(数日至数周)、各种脊髓反射均消失。处于无反射状态,称为脊髓休克。此后各种脊髓反射逐渐恢复,但损伤平面以下的感觉和骨骼肌运动不能恢复,表现有肌张力增高。腱反射亢进,不能随意控制排便、排尿反射等。

2. **脊髓半横断**　损伤平面以下同侧位置觉、震动觉和精细触觉(深感觉)消失及同侧肢体硬瘫;损伤平面以下对侧痛、温觉消失。这些症状称为布朗-色夸综合征(Brown-Scqard Syndrome)。

3. **脊髓空洞症**　脊髓中央管扩大使脊髓中央形成空洞、若病变伤及白质前连合,则可造成传导痛、温觉的脊髓丘脑束纤维在此处受损,导致损伤平面以下双侧节段性痛、温觉消失,但深部感觉正常,这种现象称为感觉分离。

4. **脊髓灰质炎**　脊髓灰质炎病毒感染致脊髓前角受损,表现为其所支配的骨骼肌(如一侧下肢)软瘫、肌张力低下、腱反射消失、肌萎缩,但感觉正常。

二、脑

脑(encephalon)位于颅腔内,可分为端脑、间脑、小脑、脑干四部分(图 10-9,图 10-10)。国人脑的重量,男性平均为 1 375 g,女性平均 1 305 g,脑重量的大小,并不能反映智力的高低。

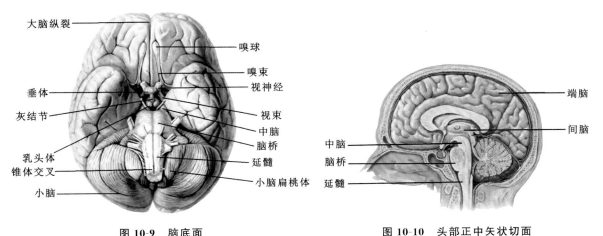

图 10-9　脑底面　　　　　　　　图 10-10　头部正中矢状切面

考点提示　脑的分部。

(一)脑干

脑干(brain stem)自下而上由延髓、脑桥、中脑组成。上接间脑,下续脊髓,背侧连小脑。延髓、脑桥与小脑之间的室腔,称第四脑室,中脑内有中脑水管,连通第三、四脑室间。

考点提示　脑干的组成。

1. 脑干的外形

(1)腹侧面:脑干的腹侧面(图 10-11),以 2 条横沟作为三部的分界标志,上横沟分隔脑桥和中脑;下为延髓脑桥沟分隔延髓和脑桥。

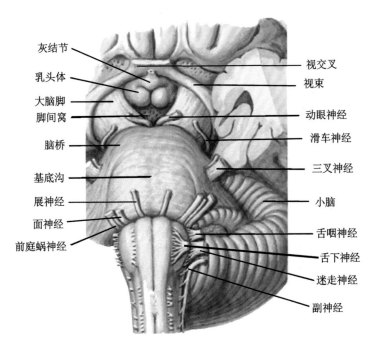

图 10-11　脑干外形腹侧面

1)延髓(medulla oblongata):位于脑干下部,上端膨大,下端缩细,表面有脊髓的同名沟裂相续。在前正中裂的两侧各有一纵行的隆起,称为锥体(pyramid),由大脑皮质下行至脊髓的皮质脊髓束构成。在锥体的下方,皮质脊髓束的纤维大部分交叉至对侧,构成外形上可见的锥体交叉(decussation of pyramid)。

锥体外侧有卵圆形隆起,称橄榄(olive);内含下橄榄核。锥体与橄榄之间是前外侧沟,内有舌下神经根出脑。橄榄后方为后外侧沟(橄榄后沟),沟内自上而下依次有舌咽神经、迷走神经和副神经的根丝出入。

2)脑桥(pons):位于脑干中部,其腹侧面宽阔而隆起,称脑桥基底部。其正中有一条纵行浅沟,称基底沟(basilar sulcus),容纳基底动脉。基底部向两侧延伸逐渐缩窄,称小脑中脚(脑桥臂)(middle cerebellar peduncle),纤维向后连小脑。在基底部与小脑中脚移行处连粗大的三叉神经根。延髓脑桥沟中,自内向外依次有展神经根、面神经根和前庭蜗神经根出入。

3)中脑(midbrain):位于脑干上部,与间脑相接,下连脑桥。腹侧面有一对粗大柱状结构,称大脑脚(cerebral peduncle),由大脑皮质发出的下行纤维束组成。两脚间的凹窝称脚间窝(interpeduncular fossa)。窝内有动眼神经出脑。

(2)背侧面(图 10-12):

1)延髓:由于中央管上伸到延髓上部向后敞开,使延髓背侧面的上部构成第四脑室底(菱形窝)的下

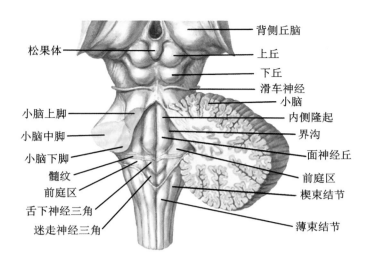

图 10-12　脑干的外形 背侧面

部;下部形似脊髓。后正中沟两侧各有一对隆起,内侧的叫薄束结节(gracile tubercle),外侧的叫楔束结节(**cuneate tubercle**),其深部分别有薄束核和楔束核,是薄束和楔束向上延伸至延髓内的终止核。楔束结节外上方是延髓联系小脑的粗大纤维束,称小脑下脚(inferior cerebellar peduncle)。

2)脑桥:构成菱形窝的上部。两侧是小脑上脚(superior cerebellar peduncle)和小脑中脚。两侧小脑上脚之间构成第四脑室顶前上部,称为上(前)髓帆。

3)中脑:有 2 对隆起,上方的一对称上丘(superior colliculus),是视觉反射中枢;下方一对称下丘(inferior colliculus),是听觉反射中枢。下丘下方有滑车神经出脑。

4)菱形窝(rhomboid fossa):即第四脑室底,呈菱形,由延髓背侧上部和脑桥背侧面构成,中部有横行的髓纹(striae medullis)分界。窝的正中有纵行的正中沟(median sulcus)分左右对称的两半。正中沟外侧有与之平行的沟称界沟(sulcus limitans)。两沟之间的隆起称内侧隆起(medial eminence)。界沟的外侧为前庭区(vestibular area),其深面有前庭神经核。前庭区外侧角上有一小隆起,称为听结节(acoustic tubercle),其深面有蜗神经核。靠近髓纹上方,内侧隆起上有一圆突,称面神经丘(facial colliculus),其深面有展神经核。在髓纹以下的内侧隆起上有 2 个三角区,内侧是舌下神经三角(hypoglossal triangle)内藏舌下神经核;外侧是迷走神经三角(vagal triangle),内藏迷走神经背核。

考点提示　脑干的外形、主要结构,第 3～12 对脑神经连脑的部位。

2. 脑干的内部结构　脑干由灰质、白质和网状结构组成。其结构特点表现为:脑干的灰质由于中央管在背侧敞开,使中央管周围的灰质由腹、背方向排列改变成内、外方向排列;由于神经纤维左右交叉并相互穿插,致使连续的灰质柱断裂成一些细胞团块,即神经核。

脑干的神经核,分为 3 类:一是与脑神经相连的脑神经核,二是不与脑神经相连,参与组成各种传导路的核团,称非脑神经核;三是位于网状结构内或脑干中缝附近的,称网状核和中缝核。

脑干内的白质,在脑干不同核团之间,大脑、小脑和脊髓之间及脑干与脑干外各结构之间起联系作用,走行较脊髓复杂而位置较分散。

脑干的网状结构较脊髓发达。

(1)脑干的灰质

1)脑神经核(图 10-13):是与 3～12 对脑神经有关的核团,根据性质可分为 4 类,即躯体运动核、内脏运动核、内脏感觉核和躯体感觉核。与 3～12 对脑神经有关的脑神经核见表 10-2。

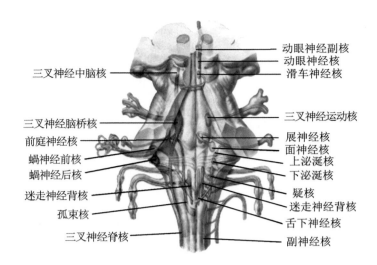

三叉神经中脑核 —— 动眼神经副核
动眼神经核
滑车神经核

三叉神经脑桥核 —— 三叉神经运动核
前庭神经核 —— 展神经核
蜗神经前核 —— 面神经核
蜗神经后核 —— 上泌涎核
迷走神经背核 —— 下泌涎核
孤束核 —— 疑核
三叉神经脊核 —— 迷走神经背核
舌下神经核
副神经核

图 10-13　脑神经核在脑干背面的投影

表 10-2　与 3～12 对脑神经有关的脑神经核

位置	脑神经名称		躯体运动核	躯体感觉核	内脏运动核	内脏感觉核
中脑	Ⅲ	动眼神经	动眼神经核	—	E-W 核	—
	Ⅳ	滑车神经	滑车神经核	—	—	—
	Ⅴ	三叉神经	三叉神经运动核	三叉神经感觉核	—	—
脑桥	Ⅵ	展神经	展神经核	—	—	—
	Ⅶ	面神经	面神经核	—	上泌涎核	孤束核
	Ⅷ	前庭蜗神经	—	前庭神经核 蜗神经核	—	—
延髓	Ⅸ	舌咽神经	疑 核	—	下泌涎核	孤束核
	Ⅹ	迷走神经	疑 核	—	迷走神经背核	孤束核
	Ⅺ	副神经	副神经核	—	—	—
	Ⅻ	舌下神经	舌下神经核	—	—	—

躯体运动核：共有 8 对，位于第四脑室底的最内侧。它们分别是：

动眼神经核（nucleus of oculomotor nerve）位于中脑上丘平面，此核发出的纤维经脚间窝穿出后参与组成动眼神经。

滑车神经核（nucleus of trochlear nerve）位于中脑上丘平面。发出的纤维自下丘下方出脑后组成滑车神经。

三叉神经运动核（motor nucleus of trigeminal nerve）位于脑桥中部外上方，发出的纤维出脑后即是三叉神经的运动纤维。

展神经核（nucleus of abducent nerve）位于脑桥中下部，面神经丘的深部。发出纤维组成展神经。

面神经核（nucleus of facial nerve）位于脑桥中下部，发出的纤维参与组成面神经。

疑核(nucleus ambiguous)位于延髓内。此核发出的纤维,分别参与组成舌咽神经、迷走神经、副神经。

副神经核(nucleus of accessory nerve)由延髓部和脊髓部组成,延髓部发出的纤维并入迷走神经。脊髓部发出的纤维组成副神经。

舌下神经核(hypoglossal nucleus)位于延髓舌下神经三角的深方,此核发出的纤维组成舌下神经。

内脏运动核:共有4对,均是副交感核,位于躯体运动核的外侧。

动眼神经副核(accessory nucleus of oculomotor nerve)又称 E-W 核,位于动眼神经核的背内侧,发出的纤维参与组成动眼神经。

上泌涎核(superior salivatory nucleus)位于脑桥下部网状结,发出的纤维进入面神经。

下泌涎核(inferior salivatory nucleus)位于延髓上部网状结构中,此核发出的纤维经舌咽神经分布。

迷走神经背核(dorsal nucleus of vagus nerve)位于迷走神经三角深面,发出的纤维随迷走神经控制器官的活动。

内脏感觉核:唯一1对,称孤束核(nucleus of solitary tract)位于界沟外侧,是面神经、舌咽神经和迷走神经中内脏感觉纤维的终止核。

躯体感觉核:共有3对,位于内脏感觉核的腹外侧。

三叉神经感觉核(sensory nucleus of trigeminal nerve)纵贯脑干全长,由三叉神经中脑核、三叉神经脑桥核和三叉神经脊束核组成。其功能是接受和传导头面部的痛觉、温度觉和咀嚼肌、面肌和眼球外肌的本体感觉。

蜗神经核(cochlear nuclei)分为蜗腹侧核和蜗背侧核,接受蜗神经的传入纤维。

前庭神经核(vestibular nuclei)位于前庭区内,接受前庭神经的传入,参与维持人体平衡。

考点提示 脑干内脑神经核的名称。

2)非脑神经核:又称中继核,参与组成不同的神经传导通路。主要核团如下。

薄束核和楔束核(gracile nucleus and cuneate nucleus):分别位于延髓薄束结节和楔束结节的深面,分别接受薄束和楔束的传入。此二核发出的纤维,左右交叉后再上行至丘脑。此二核是本体觉和精细触觉传导途中的中继核(图10-14)。

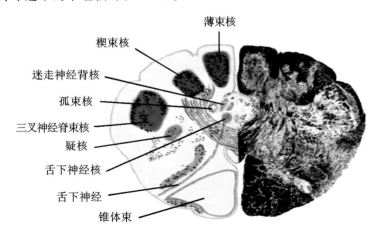

图 10-14 平延髓锥体交叉横切面

红核和黑质（red nucleus and substantia nigra）：此二核位于中脑内，在调节骨骼肌张力中有重要作用（图 10-15）。

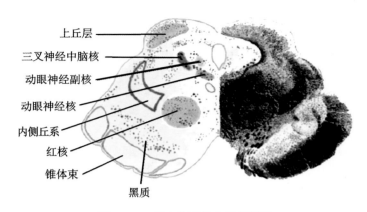

上丘层
三叉神经中脑核
动眼神经副核
动眼神经核
内侧丘系
红核
锥体束
黑质

图 10-15　平中脑下丘中部横切面

上丘核和下丘核（nucleus of superior and inferior colliculus）：分别位于上丘和下丘内。上丘核主要接受来自视束的纤维传入，下丘核主要接受听觉纤维传入，它们是视觉、听觉传入的中继站。

考点提示　脑干内非脑神经核的名称。

（2）脑干的白质：主要由传导感觉信息的上行传导束和传导运动信息的下行传导束组成。

1）上行（感觉）传导束

内侧丘系（medial lemniscus）：由薄束核和楔束核发出的传导本体觉和精细触觉的纤维呈弓形绕过中央管腹侧，左右交叉称内侧丘系交叉，交叉后的纤维即为内侧丘系，上行止于背侧丘脑，传导对侧躯干及四肢的本体感觉和精细触觉。

脊髓丘系（spinal lemniscus）：为脊髓丘脑束在脑干的延续。来自脊髓丘脑侧束和脊髓丘脑前束的纤维上行至延髓后，逐渐合拢为脊髓丘系。在脑干上行于内侧丘系的背外侧，终于背侧丘脑腹后外侧核，传导躯干及四肢的痛温觉和精细触觉。

三叉丘系（trigeminal lemniscus）：由三叉神经脑桥核和三叉神经脊束核发出的纤维左右交叉组成三叉丘脑束，在内侧丘系的外侧上行，止于背侧丘脑的腹后内侧核，传导对侧头面部的痛温觉及触压觉。

外侧丘系（lateral lemniscus）：由同侧和对侧蜗神经核发出的纤维共同组成，上行止于内侧膝状体，传导听觉冲动。

2）下行（运动）传导束：锥体束（pyramidal tract）是大脑皮质运动中枢发出的控制骨骼肌随意运动的下行纤维束。锥体束分为皮质核束（皮质脑干束）和皮质脊髓束。

皮质核束（corticonuclear tract）：经内囊膝部下行至脑干后止于各脑神经躯体运动核。

皮质脊髓束（corticospinal tract）：经内囊后肢下行至延髓形成锥体。该束 3/4 的纤维在锥体下端处左右交叉，形成锥体交叉；交叉后的纤维，下行于脊髓外侧索，称为皮质脊髓侧束。1/4 的纤维不交叉下行于脊髓前索内，称为皮质脊髓前束。止于脊髓前角细胞。

考点提示　脑干内主要纤维束（脊髓丘脑束、内侧丘系、三叉丘系和锥体束）的名称、起止和功能。

（3）脑干的网状结构：脑干的网状结构较脊髓发达，分布于脑干的中央部。网状结构内神经元接受几乎所有的感觉信息，其传出纤维则直接或间接地与中枢神经各部位联系。网状结构功能较复杂，涉及脑、脊髓的运动控制和内脏活动的调节。

3. 脑干的功能

（1）传导功能：大脑皮质、脊髓与小脑相互联系的纤维束，都经过脑干。

（2）反射中枢：脑干是完成多个反射的低级中枢，如延髓内有调节呼吸运动和心血管活动的生命中枢，此外，还有血压调节中枢、呕吐中枢等。

（3）网状结构主要功能：维持大脑皮质觉醒，引起睡眠，调节骨骼肌张力、协调运动，调节内脏活动。

考点提示 脑干的功能。

（二）小脑

小脑（cerebellum）位于颅后窝，延髓和脑桥的背侧，借 3 对脚与脑干相连。小脑与延髓、脑桥之间的腔隙为第四脑室。

1. 小脑的外形（图 10-16、图 10-17） 小脑两侧膨隆称小脑半球（cerebellar hemisphere）；中部狭窄称小脑蚓（vermis of cerebellum）。小脑上面平坦，与小脑幕相贴；下面中部凹陷，容纳延髓。半球上面，前 1/3 与后 2/3 之间有一深沟称原裂。半球下面前内侧靠近小脑蚓的两侧有一对隆起，称小脑扁桃体（tonsil of cerebellum）。其位置靠近枕骨大孔，当颅内压增高时，可被嵌入枕骨大孔，压迫延髓，危及生命。称枕骨大孔疝或小脑扁桃体疝。

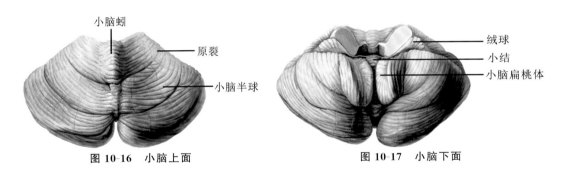

图 10-16 小脑上面　　　图 10-17 小脑下面

2. 小脑的分叶 根据小脑的发生、功能和纤维联系，将小脑分为 3 叶。

（1）绒球小结叶：在进化中出现最早又称为古小脑；位于小脑下面最前部，包括半球上的绒球和小脑蚓前端的小结，其纤维主要与脑干前庭神经核和前庭神经联系，故又称前庭小脑。

（2）前叶：在进化中晚于绒球小结叶，又称旧小脑。位于小脑上部原裂以前部分和小脑下面蚓垂和蚓锥体，主要接受来自脊髓的信息，故又称脊髓小脑。

（3）后叶：是进化过程中新发生的结构，又称新小脑，是原裂以后的部分，接受自大脑皮质传入的广泛信息，故又称大脑小脑。

3. 小脑的结构 小脑体积约为整脑的 10%，但所含的神经元数目却占全脑神经元总数的 50% 以上。小脑由皮质、髓体和位于髓体内的小脑核组成。

（1）小脑皮质：大量神经元的胞体和树突集中于小脑表层，形成小脑皮质。

（2）小脑髓体：小脑皮质深面的白质称为小脑髓体。

（3）小脑核：位于小脑髓体内的神经核，是小脑向外发出传出纤维的起始核，由中线向两侧依次分为顶核（fastigial nucleus）、球状核（globose nucleus）、栓状核（emboliform nucleus）和齿状核（dentate nucleus）（图10-18）。

4. 小脑的功能　小脑主要是运动调节中枢。其功能是维持身体平衡，调节骨骼肌张力和协调肌群的运动，与人体从事精密细致的复杂运动有关。

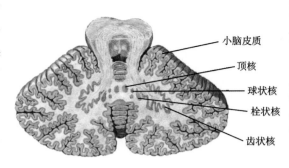

图10-18　小脑核

考点提示　小脑的位置、外形结构、内部核团及小脑功能。

【知识拓展】

小脑损伤

1. 原小脑综合征　前部小脑损伤所致，患者表现为平衡失调、站立不稳、行走时两腿间距过宽，步态蹒跚。

2. 新小脑综合征　小脑半球损伤所致，也常累及旧小脑，患者表现有：患侧肢体共济失调，运动时关节和肌肉之间不协调，不能准确地用手指鼻（指鼻试验阳性），不能快速作交替运动（轮替运动不能）；肢体运动时，表现为非随意节奏性摆动，当接近目标时，摆动加剧（意向性震颤），此外，患者还出现肌张力低下和眼球震颤。

第四脑室（fourth ventricle）（图10-19）是位于延髓、脑桥和小脑之间的室腔。脑室底为菱形窝，脑室顶朝向小脑，形似四菱帐篷。第四脑室脉络丛位于脑室顶的后部，是生成脑脊液的结构。第四脑室上通中脑水管，向下通脊髓中央管，并借第四脑室正中孔和一对第四脑室外侧孔与蛛网膜下隙相通。

考点提示　第四脑室的位置及交通。

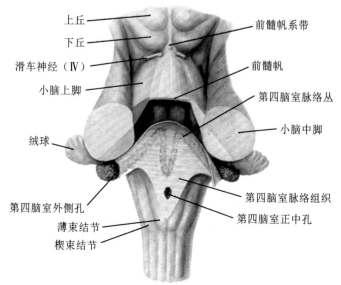

图10-19　第四脑室

（三）间脑

间脑（diencephalons）（图 10-20）位于中脑和端脑之间。背面被大脑半球覆盖，两侧在大脑半球掩盖下与大脑实质愈合。仅腹侧部显露于脑底。间脑内正中矢状位的狭窄腔隙称为第三脑室（图 10-20）。间脑可为 5 部分：即背侧丘脑、上丘脑、下丘脑、底丘脑和后丘脑。

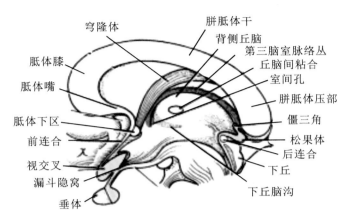

图 10-20　间脑的内侧面

1. 背侧丘脑（dorsal thalamus）　常称丘脑（图 10-21），是一对卵圆形的灰质团块，借丘脑间黏合连接而成。其外侧面连接内囊；背面游离；内侧面参与构成第三脑室侧壁。背侧丘脑实质内有一"Y"形白质板。在丘脑腹侧后部有腹后内侧核和腹后外侧核，二者是躯体感觉传导路的最后中转站，腹后内侧核接受三叉丘系和味觉纤维；发出的纤维组成丘脑中央辐射（丘脑皮质束）上行止于中央后回下部，传导头面感觉和味觉；腹后外侧核接受内侧丘系和脊髓丘系纤维，发出纤维组成丘脑中央辐射，上行终止中央后回中、上部及中央旁小叶后部，传导躯干和四肢的感觉。

背侧丘脑的主要功能是感觉传导路的中继站，也是复杂的综合中枢。背侧丘脑受刺激或损伤时，常出现感觉过敏，感觉丧失，并伴自发性剧烈疼痛。

2. 上丘脑（epithalamus）　位于第三脑室顶部周围，主要包括松果体、缰三角、丘脑髓纹。

3. 下丘脑（hypothalamus）（图 10-22）　位于背侧丘脑的前下方，上界为下丘脑沟，下界由后上至前下依次为乳头体、灰结节、漏斗；前界是终板和视交叉，后方与中脑被盖部相续。漏斗下端与垂体相连。两侧下丘脑之间的腔隙构成第三脑室前下部。

下丘脑主要核团有视上核（supraoptic ncecleus）和室旁核（paraventricular nucleus）。二者均为神经内分泌核，分泌加压素和催产素（图 10-21）。

下丘脑属大脑边缘系统中的重要结构，具有多样功能，在大脑皮质控制下，调节内脏与内分泌活动，将神经调节和内分泌调节融为一体，对体温、摄食、水平衡和生殖等起着重要调节作用。同时参与睡眠和情绪反应。

4. 底丘脑（subthalamus）　是中脑被盖和间脑的过渡区。

5. 后丘脑（metathalamus）　位于丘脑枕后外下方。为一对卵圆隆起，即内侧膝状体（medial geniculate body）和外侧膝状体（lateral geniculate body）。内侧膝状体与听觉冲动传导有关；外侧膝状体与视觉传导有关。

考点提示　间脑的分部；背侧丘脑的结构；丘脑腹后核、内侧膝状体和外侧膝状体的功能；下丘脑视上核、室旁核的功能。

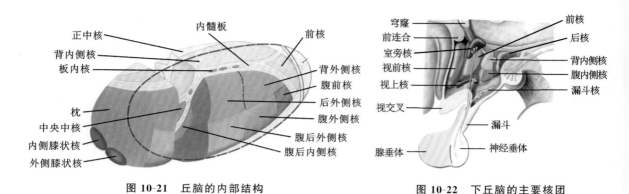

图 10-21　丘脑的内部结构　　　　　图 10-22　下丘脑的主要核团

第三脑室(third ventricl)位于背侧丘脑和下丘脑之间的狭窄腔隙,室顶有第三脑室脉络丛,前上方借左、右室间孔与两侧大脑半球内的侧脑室相通,后下方借中脑水管通第四脑室。

考点提示　第三脑室的位置及交通。

(四)端脑

端脑(telencephalon)是最高中枢,位于脑的最上端,由左右大脑半球（cerebral hemispheres）构成。两半球之间有矢状位的大脑纵裂分隔。大脑纵裂底部有连结两半球的横行纤维板,称胼胝体。大脑与小脑之间隔以水平位的大脑横裂。

1. 端脑的外形　大脑半球表面凸凹不平,出现许多隆起的脑回和深陷的脑沟。脑回和脑沟是对大脑半球进行分叶和定位的标志,每侧半球有 3 个面,即上外侧面、内侧面和下面(图 10-23～图 10-25)。

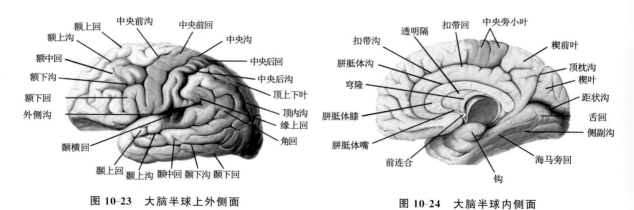

图 10-23　大脑半球上外侧面　　　　　图 10-24　大脑半球内侧面

大脑半球可借 3 条沟(叶间沟)分为 5 个大脑叶:额叶、顶叶、颞叶、枕叶和岛叶。

中央沟(central sulcus)位于半球的上外侧面,由半球上缘中点稍后方向前下方斜行,终于外侧沟上方。

外侧沟(lateral sulcus)起自半球下面,转向背外侧面由前下斜向后上方。

顶枕沟(parieto occiptal sulcus)位于半球内侧面后部,由前下向后上延伸至半球背外侧面。

额叶(frontal lobe)位于中央沟前方,外侧沟上方;中央沟后方,外侧沟上方的部分是顶叶(parietal lobe);外侧沟下方的部分是颞叶(temporal lobe);顶枕沟后方的部分是枕叶(occipital lobe);岛叶(insula)位于外侧沟深部。

2. 大脑半球的重要沟回

（1）背外侧面

1）额叶：中央沟前方与之平行的沟称中央前沟，中央沟与中央前沟之间为中央前回，中央前回前方，有与半球上缘接近平行的两条沟，即额上沟和额下沟。此二沟将额叶前部分为额上回、额中回、额下回。

2）顶叶：中央沟后方有与之平行的沟称中央后沟，两沟之间为中央后回，中央后回后部与半球上缘平行的沟，称顶内沟，此沟上方为顶上小叶，下方为顶下小叶，顶下小叶前部围绕外侧沟末端的脑回称缘上回。后部围绕颞上沟末端的回称角回。

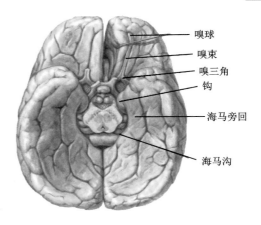

图 10-25 大脑半球下面

3）枕叶：沟回多不恒定。

4）颞叶：有与外侧沟平行的上、下两沟，分别为颞上沟、颞下沟。借此两沟，颞叶被分为颞上回、颞中回和颞下回，颞上回中部、外侧沟底部有颞横回。

5）岛叶：埋藏在外侧沟深面，周围有环状沟包绕，表面有长、短不等的脑回，外面盖以额、顶、颞叶皮质（图 10-26）。

（2）内侧面：半球内侧面上，可见弓形的胼胝体断面，环绕胼胝体背侧的沟称胼胝体沟，胼胝体上方与之平行的沟称扣带沟，两沟之间为扣带回（cingulate gyrus）。扣带回背侧，中央前、后回延至内侧面的部分，叫中央旁小叶（paracentral lobule），顶枕沟下方与其呈"T"形交叉向后延伸至枕极的沟，称距状沟。顶枕沟与距状沟之间为楔叶，距状沟下方称舌回。

（3）下面：下面由额叶、颞叶和枕叶组成，额叶下面沟回短小，在大脑纵裂两侧有平行的嗅沟，沟内容纳嗅束。嗅束前端膨大，叫嗅球，后端扩展成嗅三角。嗅束和嗅三角与嗅觉冲动传导有关。

颞叶下面有与半球下缘平行的枕颞沟，其内侧有与之平行的侧副沟。侧副沟内侧为海马旁回（parahippocampal gyrus），其前端弯曲称钩（uncus）。在海马旁回的内侧为海马沟，位于海马沟上方呈锯齿状窄条皮质，称齿状回。齿状回外侧，侧脑室下角底壁上有一弓状隆起称海马（hippocampus）。海马和齿状回构成海马结构（图 10-27）。

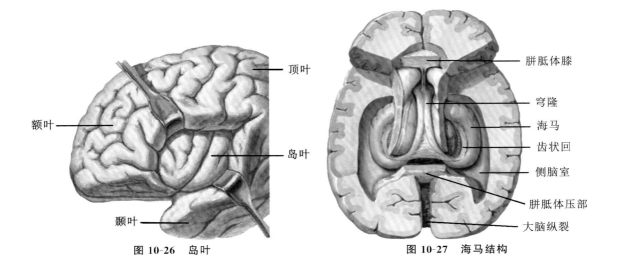

图 10-26 岛叶

图 10-27 海马结构

（4）边缘叶（limbic lobe）：环绕在胼胝体周围和侧脑室下角的圆弧形结构，由扣带回、海马旁回、海马和齿状回等共同组成，位于大脑邻近间脑、小脑和脑干的内侧边缘部，故称边缘叶。边缘叶及其邻近的皮质及皮质下结构组成边缘系统。边缘叶是内脏活动的高级中枢，与情绪、行为、记忆有关。

考点提示　大脑半球背外侧面及内侧面的主要沟回和分叶。

3. 端脑的内部结构　大脑半球表层为灰质，称大脑皮质，皮质深面是髓质（白质）。髓质中包藏神经核团，叫基底核。每侧半球内的空腔称侧脑室。

（1）基底核（basal nuclei）：位于大脑白质的深面的灰质团块，位置靠近脑底部，包括尾状核、豆状核、屏状核和杏仁体（图10-28）。

1）尾状核（caudate nucleus）：呈弓形弯曲，围绕豆状核及背侧丘脑，与侧脑室相邻，分头、体、尾三部分。尾部末端接杏仁体。

2）豆状核（lentiform nucleus）：位于尾状核和背侧丘脑的外侧，屏状核内侧。水平切面呈扇形。可见其内由2层白质板分成三部，外侧部最大称壳（putamen）；内侧两部合称苍白球（globus pallidus）。

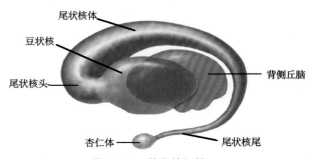

图 10-28　基底神经核

尾状核和豆状核合称纹状体（corpus striatum），在种系发生上，尾状核和豆状核的壳发生较晚，称新纹状体，苍白球较古老，称旧纹状体。纹状体是锥体外系重要组成部分，参与躯体运动的控制和调节，其主要功能是维持骨骼肌的张力，协调肌群运动。

3）屏状核（claustrum）：是豆状核与岛叶之间薄层灰质，其与豆状核之间的白质叫外囊，屏状核功能尚不明了。

4）杏仁体（amygdaloid body）：与尾状核尾部相连，位于侧脑室下角前端深面。属于边缘系统的一部分，其功能与调节内脏活动和内分泌活动有关。

考点提示　基底核的组成、功能及新、旧纹状体的概念。

【知识拓展】

帕金森病（Parkinson disease，PD）：又称震颤麻痹，发病多见于中老年人。主要表现有肌强直、运动迟缓、运动不能、静止震颤和不稳定姿势。

现已发现，此病是由于选择性地损伤了黑质纹状体系导致多巴胺供给量不足造成的。纹状体的正常活动要求多巴胺和乙酰胆碱的含量正常。黑质是多巴胺神经元胞体存在的部位，其神经元兴奋时，通过黑质纹状体纤维末梢释放多巴胺，抑制纹状体乙酰胆碱神经元活动。黑质受损可导致纹状体内多巴胺含量减少，致使乙酰胆碱神经递质系统功能亢进。由于患者纹状体内多巴胺不足，给予患者适量多巴胺可达到治疗目的。如临床使用左旋多巴、单胺氧化酶等治疗该病。向患者纹状体内植入胚胎多巴胺能细胞曾被认为是一种有前途的治疗措施。目前，研究者用转基因细胞对此病实施基因治疗，正在积极探索中。

（2）大脑半球的髓质：大脑的髓质由大量相互交织的神经纤维组成，实现皮质各部之间及皮质与皮质下结构的联系。可分为联络纤维、连合纤维和投射纤维三类。

1）联络纤维：也称固有联合系，是在同侧半球不同叶、回之间起联系作用的纤维，其中短纤维联系相邻脑回，称弓状纤维，长纤维联络不同叶。如上纵束、下纵束、钩束等。

2）连合纤维：也称连合系，是连接两半球皮质的纤维，包括胼胝体、前连合等。

3）投射纤维：也称投射系，由大脑皮质与皮质下结构之间的上、下行纤维组成，投射纤维绝大部分集中通过尾状核、背侧丘脑与豆状核之间，形成宽厚的白质纤维板，称内囊（internal capsule）。

在脑的水平切面上，内囊呈"＞＜"状，可分为内囊前肢、内囊后肢，前肢较短，位于尾状核头部与豆状核之间；后肢较长，位于背侧丘脑与豆状核之间；内囊膝位于前后肢相交处（图10-29、图10-30）。

内囊前肢中，主要有由丘脑投射到额叶的丘脑皮质束。

内囊膝有皮质核束（皮质脑干束）通过。

内囊后肢中通过的纤维束，由前向后，为皮质脊髓束、丘脑皮质束（丘脑中央辐射）、顶枕颞桥束、视辐射和听辐射。

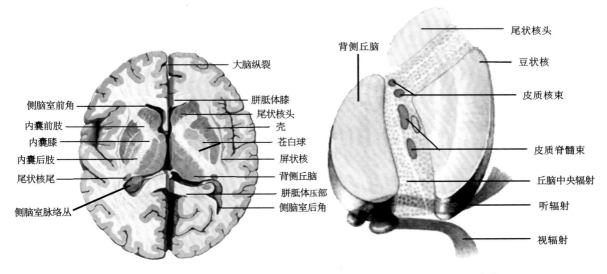

图 10-29 大脑水平切面（示内囊和基底神经核）　　图 10-30 内囊

由于投射系纤维集中通过内囊，所以此处病变，将出现严重后果。若供应一侧内囊的脑血管破裂、栓塞或痉挛时，患者可出现对侧半身浅、深感觉丧失（丘脑中央辐射受损）；对侧半身痉挛性瘫痪（皮质脊髓束、皮质核束受损）；双眼对侧半视野偏盲即患侧鼻侧半视野和健侧颞侧半视野偏盲（视辐射损伤），即所谓的"三偏体征"。

考点提示　内囊的位置、分部、各部主要的投射纤维束（膝部和后脚），以及内囊损伤后的症状。

（3）侧脑室（lateral ventricle）：是位于两侧大脑半球内、左右对称的腔隙，内含脑脊液，略呈"C"形，分为前角、中央部、后角和下角四部，前角伸入额叶内，中央部位于顶叶内，后角是中央部伸向枕叶的部分，下角伸向颞叶。

侧脑室脉络丛位于中央部和下角内，两侧脑室借左右室间孔与第三脑室相通（图10-31）。

考点提示　侧脑室的位置、分部。

（4）大脑皮质：是中枢神经系统发育最复杂，最完善的部分，成为感觉、运动的最高中枢和语言

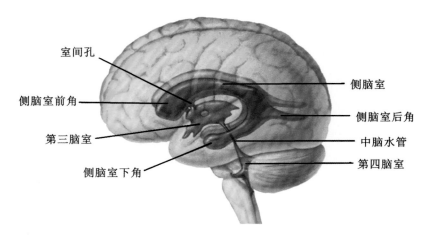

图 10-31　脑室系统投影

思维的物质基础。大脑皮质的总面积约 2 200 cm^2,大约有 26 亿个神经元,按照一定规律分层排列并组成整体。

4. **大脑皮质的机能定位**　人类在长期进化过程中,大脑皮质的不同部位,逐渐形成接受某种刺激,完成某些反射活动的特定功能区,称大脑皮质的机能定位,其中具有临床意义的皮质功能区有以下几种。

(1)**第Ⅰ躯体运动区**:位于中央前回和中央旁小叶前部(图 10-32～图 10-34),管理全身骨骼肌运动。

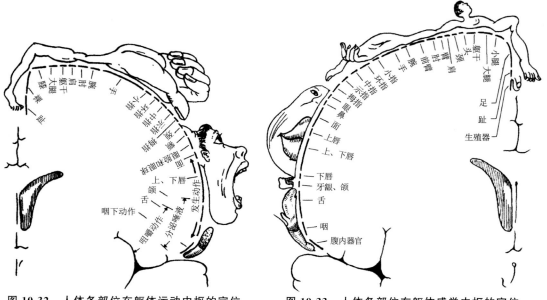

图 10-32　人体各部位在躯体运动中枢的定位　　**图 10-33　人体各部位在躯体感觉中枢的定位**

身体各部在此中枢的投影特点是:①上、下颠倒,人体各部在中枢的投影为倒置人形,但头面不倒置,中枢上部管理下肢运动,中枢的下部管理头、面运动,即上管下,下管上。②左、右交叉,一侧运动区支配对侧肢体运动,即左管右,右管左。但一些与联合运动有关的肌则受两侧运动区的支配,如眼裂以上的面肌、眼球外肌、咽喉肌、呼吸肌、躯干肌、会阴肌。所以一侧运动区受损后以上肌并不出现瘫痪。③人体各部在中枢的代表区大小与支配区的大小无关,而与运动的灵巧、精细程度有关,如手的运动区大于下肢或躯干(图10-32)。

(2)第Ⅰ躯体感觉区:位于中央后回和中央旁小叶的后部。接受背侧丘脑腹后核传入的对侧半身浅、深感觉。

此中枢的投射特点同第Ⅰ躯体运动的中枢(图10-33)。

(3)视觉中枢:位于枕叶内侧面距状沟上、下方的皮质。一侧视觉中枢接受同侧视网膜颞侧半和对侧视网膜鼻侧半的纤维。因此,一侧视觉中枢受损,可引起双眼对侧半视野同向偏盲(图10-34)。

(4)听觉中枢:位于颞横回。一侧听觉中枢接受双耳的听觉冲动,因此,一侧中枢损伤,不会引起全聋(图10-34)。

(5)语言中枢:人类特有的思维意识等高级神经活动能通过语言表达,因此,大脑皮质上存在特有的语言中枢。一般认为,语言中枢在一侧半球发展起来,即善用右手(右利)的人,在左侧半球,大多数善用左手者也在左半球,仅少部分人在右半球,因此左半球被认为是语言区的"优势半球"。临床统计,90%以上的失语症是由于左半球受损的结果,语言区包括说话、听话、阅读和书写四个区(图10-34)。

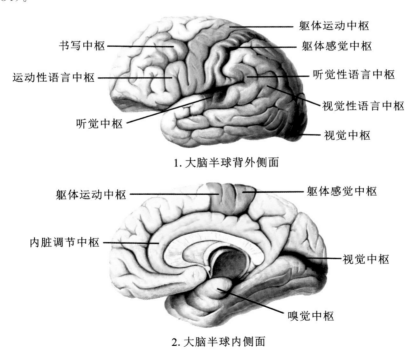

1. 大脑半球背外侧面

2. 大脑半球内侧面

图 10-34　大脑皮质的主要功能区

1)运动性语言中枢(说话中枢):位于额下回后部。又称 Broca 回,此区受损,患者能发音,但失去说话能力,称运动性失语症。

2)听觉性语言中枢(听话中枢):位于颞上回后部。此区受损,患者听觉正常,但不能听懂别人的语言,也不能理解自己语言的意义,称感觉性失语症。

3)视觉性语言中枢(阅读中枢):位于角回。与视区靠近。此区受损,患者视觉正常,能看到文字、符号,但不能理解,称失读症。

　　4)书写中枢:位于额中回后部。紧靠中央前回管理手的运动区前部。此部损伤,手运动正常,但不能写出正确的文字,称失写症。

　　5. 关于"优势半球"　人脑经过长期的进化发展,其结构和功能得到了高度的分化。左、右半球呈不对称性发育,因而,出现相对的分工。左半球与语言、意识、数学分析等密切相关;右半球主要感知非语言信息、音乐、图形和时空概念。因此左、右半球各有优势,既分工又合作。从整体上,并不存在绝对的优势半球。

　　考点提示　大脑皮质重要中枢的位置及作用。

第三节　中枢神经的传导通路

　　人感受器接受体内、外环境的不同刺激,并将各种刺激转化为神经冲动,通过传入神经元传向中枢,再经若干中间神经元的传递,最后至大脑皮质的特定区,产生感觉,该上行传导通路称感觉传导通路。此外,大脑皮质对传入的信息进行分析、综合后,发出冲动,经下行的神经纤维传至脑干或脊髓,再经脑干和脊髓的运动神经元支配躯体和内脏效应器,做出相应的反应,该下行传导通路称运动传导通路。

一、感觉传导通路

(一)浅感觉传导通路

　　浅感觉是指传导皮肤、黏膜的痛觉、温度觉和粗略触觉。分为躯干、四肢浅感觉传导通路和头面部浅感觉传导通路。均由三级神经元组成。

　　1. 躯干、四肢浅感觉传导通路　第一级神经元是脊神经节细胞,细胞周围突经脊神经分布于躯干、四肢皮肤的浅感受器;中枢突聚成脊神经后根,经脊髓后外侧沟入脊髓背外侧束上升1~2个脊髓节段后,止于脊髓灰质后角细胞。

　　第二级神经元主要是脊髓后角细胞。其轴突经白质前连合交叉至对侧外侧索和前索中组成脊髓丘脑侧束和脊髓丘脑前束。脊髓丘脑侧束传导痛觉、温度觉,脊髓丘脑前束传导粗触觉。这两束从脊髓上升至脑干后,靠拢成脊髓丘系,向上经内侧丘系的外侧,终止于背侧丘脑腹后外侧核。

　　第三级神经元胞体是背侧丘脑腹后外侧核,该核发出的纤维组成丘脑中央辐射,通过内囊后肢投射到中央后回的上 2/3 和中央旁小叶后部(图 10-35)。

躯干、四肢皮肤感受器　周围突　→ 脊神经节 ¹ → 中枢突 入脊髓上升1~2级 → 后角固有核 ² → 脊髓白质前连合 交叉 →

脊髓丘脑前束　经脑干 脊髓丘脑侧束　脊髓丘系 → 丘脑腹后外侧核 ³ → 内囊后肢 丘脑中央辐射 → 中央后回上 2/3,中央旁小叶后部

　　2. 头面部浅感觉传导通路　第一级神经元是三叉神经节细胞,其周围突分布到头面部皮肤、黏膜的感受器、中枢突组成三叉神经感觉根入脑桥,其中传导粗略触觉的纤维,止于三叉神经脑桥核;传导痛、温觉纤维入脑后下降,形成三叉神经脊束,止于三叉神经脊束核。

　　第二级神经元胞体位于三叉神经脑桥核和三叉神经脊束核内,其轴突在脑桥和延髓交叉至对

侧组成三叉丘脑束,上行至背侧丘脑腹后内侧核。

第三级神经元胞体位于背侧丘脑腹后内侧核,此核发出的纤维经内囊后肢,投射至中央后回的下 1/3 部(图 10-35)。

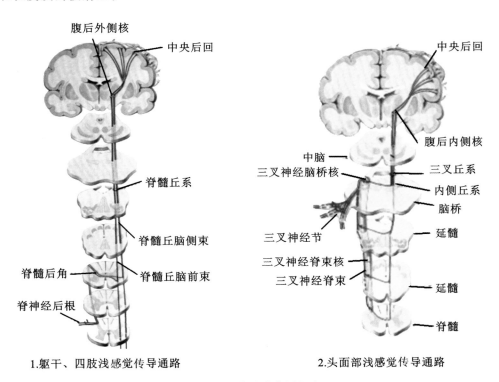

考点提示　躯干、四肢痛、温觉传导通路的组成、各级神经元胞体的位置及向大脑皮质投射的路径和在皮质的投射区。

图 10-35　浅感觉传导通路

(二)深感觉传导通路

深感觉也称本体感觉,是从肌、腱、关节和骨膜等处深部感受器传入的位置觉、运动觉和震动觉。此外,还传导皮肤的精细触觉(辨别两点间距离、物体纹理粗细、形状和大小等)。两者传导通路相同,由三级神经元组成。头面部深感觉传导通路尚不完全清楚,主要叙述躯干、四肢的深感觉传导通路(图 10-36)。

第一级神经元胞体位于脊神经节内,其周围突分布于躯干、四肢的骨骼肌、腱、关节和皮肤的感受器,中枢突经脊神经后根入脊髓后索。来自第 5 胸节以下的纤维行走于后索内侧,形成薄束;来自第 4 胸节以上的纤维行走在于薄束外侧,构成楔束,两束上行至延髓,分别止于薄束核和楔束核。

第二级神经元胞体位于薄束核和楔束核内,这两核发出的纤维在延髓中央管腹侧左、右交叉。

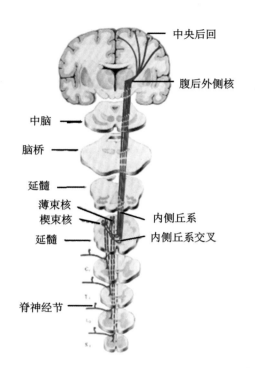

中央后回
腹后外侧核
中脑
脑桥
延髓
薄束核
楔束核
延髓
脊神经节
内侧丘系
内侧丘系交叉

图 10-36　躯干、四肢深感觉和精细触觉传导通路

交叉后的纤维称内侧丘系,经脑桥、中脑上行至背侧丘脑腹后外侧核。

第三级神经元胞体位于背侧丘脑腹后外侧核。发出的纤维组成丘脑中央辐射(丘脑皮质束),经内囊后肢,投射至中央后回的中、上部,中央旁小叶后部和中央前回。

韧带、骨膜的深感受器　周围突
皮肤的精细触觉感受器　脊神经 → 脊神经节 ① —— 中枢突
脊神经 → 薄束核、楔束核 ② —— 延髓 内侧丘系交叉 → 内 侧 丘 系 ——→

丘脑腹后外侧核 ③ —— 内囊后肢 丘脑中央辐射 → 中央后回中、上部、中央旁小叶后部和中央前回

【知识拓展】

本体感觉传导通路的临床意义

本体感觉传导通路可分意识性感觉传导通路和非意识性感觉传导通路两部分。前者更具临床意义。当此传导通路不同部位(脊髓或脑干)损伤,患者可出现闭眼时不能确定相应部位各关节的位置和运动方向,难以站稳;也无法辨别两点间的距离和物体纹理的粗细现象。

(三)视觉传导通路和瞳孔对光反射通路(图 10-37)

1. **视觉传导通路**　由三级神经元组成。

第一级神经元为视网膜的双极细胞,其周围突与视觉感受器(视杆细胞和视锥细胞)形成突触,中枢突与节细胞形成突触。

第二级神经元为视网膜的节细胞,其轴突聚集在视神经乳头处构成视神经,由视神经管入颅后组成视交叉,延续为视束,上行止于后丘脑的外侧膝状体。所谓视交叉,即来自两眼视网膜

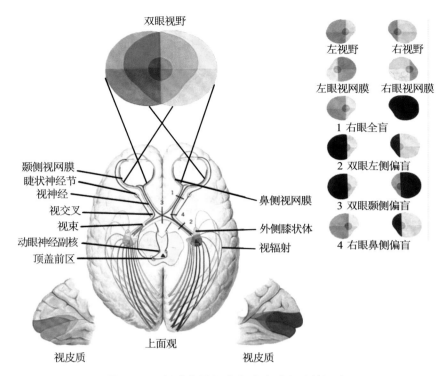

图 10-37　视觉传导通路和瞳孔对光反射通路

鼻侧半的纤维交叉，来自颞侧半的纤维不交叉。因此，视束内含有同侧眼球颞侧半视网膜的纤维和对侧眼球鼻侧半视网膜的纤维。

第三级神经元胞体位于外侧膝状体内，发出的纤维组成视辐射，经内囊后肢投射到枕叶内侧面距状沟两侧的大脑皮质即视觉中枢（纹区）。

视杆
视锥 细胞 $\xrightarrow{\text{周围突}}$ 双极细胞 $\xrightarrow{\text{中枢突}}$ 节细胞 $\xrightarrow{\text{视神经}}$ 视交叉 $\xrightarrow[\text{视网膜颞侧半不交叉}]{\text{视网膜鼻侧半交叉}}$ 视束 外侧膝状体 $\xrightarrow[\text{视辐射}]{\text{内囊后肢}}$ 枕叶距状沟上、下的皮质

视野：眼球固定向前平视，所看到的空间范围称为视野。视网膜黄斑部所能感受的空间范围叫中心视野，黄斑部以外的视网膜所能感受的空间范围叫周边视野；通常所说的视野是指周边视野。由于眼球屈光装置对光线的折射作用，使鼻侧半视野的物像投射到颞侧半视网膜；颞侧半视野的物像投射到鼻侧半视网膜；上半视野的物象投射到下半视网膜；下半视野的物像投射到上半视网膜。

视觉传导通路的不同部位损伤时，所出现的临床症状不同（图 10-37）。

单侧视神经损伤时，患侧眼全盲；视交叉中部的交叉纤维损伤（如垂体肿瘤压迫），可致双眼颞侧视野偏盲；视交叉外侧部伤时（不交叉的纤维损伤），引起患侧眼鼻侧视野偏盲；一侧视束、外侧膝状体、视辐射或视中枢损伤时，可出现双眼对侧视野同向性偏盲。如左侧上述部位损伤时，出现双眼右侧半视野同向性偏盲，即左眼鼻侧半和右眼颞侧半视野偏盲。

2.瞳孔对光反射通路（图 10-37）　以强光照一侧瞳孔时，引起两侧瞳孔同时缩小的现象，叫瞳孔对光反射。直接受光照射的眼所产生的反射，叫直接对光反射；未被光照射的眼所产生的反射叫间接对光反射。

瞳孔对光反射路径起自视网膜,经视神经、视交叉到视束,视束中的一部分纤维达顶盖前区(瞳孔对光反射中枢,在上丘上方)交换神经元后,发出的纤维与两侧动眼神经副核联系,此核发出的纤维经动眼神经到睫状神经节(副交感神经节)交换神经元,节后纤维支配瞳孔括约肌,缩小瞳孔。其路经如下:

视网膜→视神经→视交叉→视束→顶盖前区 $\begin{cases} 左动眼神经副核→动眼神经 \\ 右动眼神经副核→动眼神经 \end{cases}$ →睫状神经节→睫状短神经→双眼瞳孔括约肌

【知识拓展】

瞳孔对光反射变化的临床意义

瞳孔对光反射消失可能预示病危。但视神经或动眼神经损伤,也能引起瞳孔对光反射的变化。如一侧视神经受损时,光传入信息中断,光照患侧瞳孔,两侧瞳孔均不缩小;但光照健侧瞳孔,则两眼对光反射均存在(即患侧直接对光反射消失,间接对光反射存在)。当一侧动眼神经损伤时,由于传出信息中断,无论光照哪一侧瞳孔,患侧对光反射都消失(患侧直接对光反射、间接对光反射都消失)但健侧直接、间接对光反射存在。

考点提示 视觉传导通路的组成及不同部位损伤后的表现,瞳孔对光反射通路及临床意义。

(四)听觉传导通路

听觉传导路,由三级神经元组成(图 10-38)。

第一级神经元是耳蜗螺旋神经节的双极细胞,周围突分布于内耳螺旋器,中枢突集成蜗神经,与前庭神经一起组成前庭蜗神经入脑,终止在蜗腹侧核和蜗背侧核。

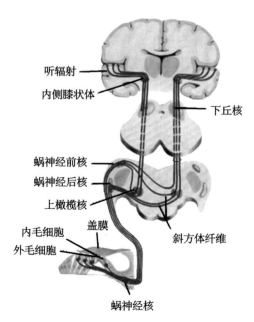

图 10-38　听觉传导通路

第二级神经元胞体是蜗腹侧核和蜗背侧核细胞,此二核发出的纤维大部分在脑桥内交叉形成斜方体,继而转折向上移行为外侧丘系;另一小部分纤维不交叉加入同侧外侧丘系上行,大部分纤维止于内侧膝状体,小部分止于下丘。

第三级神经元位于内侧膝状体,发出纤维聚成听辐射,经内囊后肢上行至听中枢(颞横回)。

由于一侧外侧丘系传递双侧的听觉信息,所以,一侧外视丘系、听辐射或一侧听觉中枢损伤时,不致产生明显的听觉障碍。

$$
螺旋器(Corti 氏器) \xrightarrow[\text{经骨性、膜性螺旋板}]{\text{周围突}} \boxed{螺旋神经节}^{1} \xrightarrow[\text{蜗神经}]{\text{中枢突}} \boxed{蜗神经核}^{2} \xrightarrow[\text{一部分不交叉在同侧上升}]{\text{一部分交叉成斜方体至对侧上升}}
$$

$$
\boxed{内侧膝状体}^{3} \xrightarrow[\text{经内囊后肢}]{\text{听辐射}} 颞横回
$$

二、运动传导通路

大脑皮质对骨骼肌随意运动的管理是通过锥体系和锥体外系实现的。

(一)锥体系

锥体系(pyramidal system)主要功能是支配各种随意运动,特别是四肢远端的精巧运动。由两级神经元组成,即上运动神经元和下运动神经元。上运动神经元胞体位于大脑皮质运动中枢,轴突组成下行的锥体束。因其大部分纤维下降途中通过延髓锥体而得名。其中,终于脑神经躯体运动核的纤维叫皮质核束(皮质脑干束);终于脊髓前角运动细胞的纤维称皮质脊髓束。下运动神经元为脑神经躯体运动核和脊髓前角运动细胞,其轴突分别组成脑神经和脊神经,支配骨骼肌运动。

考点提示 锥体系的组成。

1. 皮质核束(皮质脑干束)(图 10-39) 上运动神经元是位于大脑皮质中央前回下 1/3 的锥体细胞,其轴突组成皮质核束,经内囊膝部到脑干。下行途中,不断分出纤维,大部分终止于两侧脑神经躯体运动核。

除面神经核下部(支配眼裂以下表情肌)和舌下神经核只接受对侧皮质核束的纤维外,其余神经核(动眼神经核、滑车神经核、三叉神经运动核、展神经核、面神经核上部、疑核和副神经核)均接受双侧皮质核束的纤维。

下运动神经元轴突组成相应脑神经,主要分布到头、颈、咽喉骨骼肌。

考点提示 皮质核束对各运动核的支配情况。

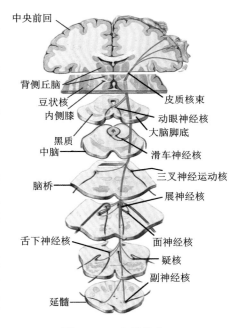

图 10-39 皮质核束

中枢前回 / 背侧丘脑 / 豆状核 / 内侧膝 / 黑质 / 中脑 / 脑桥 / 舌下神经核 / 延髓 / 皮质核束 / 动眼神经核 / 大脑脚底 / 滑车神经核 / 三叉神经运动核 / 展神经核 / 面神经核 / 疑核 / 副神经核

$$
中央前回下部的锥体细胞 \boxed{上运动神经元} \xrightarrow[\text{皮质核束}]{\text{经内囊膝、大脑脚底、脑桥基底、延髓锥体}} 脑干内的脑神经运动核
$$

$$
\boxed{下运动神经元} \longrightarrow \begin{cases} 眼外肌、表情肌 \\ 咀嚼肌、舌肌 \\ 咽肌、喉肌、胸锁乳突肌和斜方肌等 \end{cases}
$$

当一侧上运动神经元损伤时,只出现对侧眼裂以下的表情肌及对侧舌肌瘫痪。表现为对侧鼻唇沟变浅或消失,不能鼓腮、口角下垂、流涎;伸舌时,舌尖偏向病灶对侧。而其他受双侧皮质核束管理的肌肉不发生瘫痪。临床上将脑神经核以上的运动神经元损伤引起的瘫痪叫**核上瘫**。而将下运动神经元损伤引起的瘫痪,称**核下瘫**。面神经核下瘫表现为:患侧表情肌全部瘫痪,除核上瘫症状外,还有额纹消失,不能皱眉,眼不能闭。舌下神经核下瘫表现为:病灶侧舌肌瘫痪,伸舌时,舌尖偏向病灶侧(图10-40)。

考点提示　面神经核上瘫、核下瘫的表现及舌下神经核上瘫、核下瘫的表现。

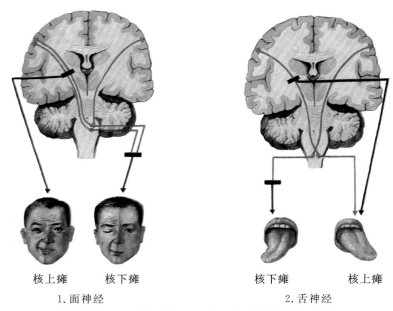

核上瘫　　核下瘫　　　　　　核下瘫　　核上瘫

1.面神经　　　　　　　　　　2.舌神经

图10-40　面神经核上、下瘫及舌下神经核上、下瘫

2. **皮质脊髓束**　上运动神经元是位于大脑皮质中央前回上 2/3 及中央旁小叶前部等处的锥体细胞,其轴突集合成皮质脊髓束,经内囊后肢、大脑脚、脑桥基底部,达延髓的锥体。在锥体下端,75%～90%的纤维经锥体交叉至对侧,下行于脊髓外侧索。组成皮质脊髓侧束;另 10%～25%的纤维不交叉,直接下行于同侧脊髓前索中,成为皮质脊髓前束。二束下行过程中,皮质脊髓侧束的纤维逐节止于同侧前角细胞,支配四肢肌;皮质脊髓前束的纤维大部分逐节越过脊髓白质前连合,交叉至对侧,止于对侧前角细胞,支配躯干和四肢骨骼肌,部分不交叉,止于同侧前角细胞,支配躯干肌。因此,躯干肌是受两侧大脑皮质支配的。皮质脊髓前束,只达脊髓的上胸段。

下运动神经元是脊髓前角细胞,其轴突组成脊神经的运动纤维,随脊神经到达躯干、四肢,支配骨骼肌的随意运动(图10-41)。

中央前回中、上部和中央
旁小叶前部的锥体细胞 → |上运动神经元| → 经内囊后肢、大脑脚底、脑桥基底、延髓锥体
　　　　　　　　　　　　　　　　　　　　　　　皮质脊髓束

{ 锥体交叉 × → 皮质脊髓侧束 → 本侧的脊髓前角运动细胞 → |下运动神经元| → 脊神经 → 皮质中枢对侧肢体骨骼肌运动

不交叉纤维 — → 皮质脊髓前束 → 双侧的脊髓前角运动细胞 → |下运动神经元| → 脊神经 → 双侧躯干的骨骼肌运动

(仅达胸髓节段) }

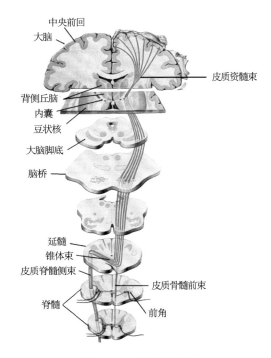

图 10-41　皮质脊髓束

中央前回
大脑
皮质资髓束
背侧丘脑
内囊
豆状核
大脑脚底
脑桥
延髓
锥体束
皮质脊髓侧束
皮质骨髓前束
脊髓
前角

　　锥体系的任何部位损伤都导致随意运动障碍,发生瘫痪。在正常反射活动中,上运动神经元对下运动神经元的活动有一定抑制作用。因此,上运动神经元损伤时(核上瘫),表现为肌张力增高,呈痉挛性瘫痪(硬瘫)。这是因为下运动神经元失去了大脑皮质的控制,低级反射亢进。反之,下运动神经元损伤(核上瘫),因反射弧中断,肌肉失去神经直接支配而导致一切反射消失;肌张力下降,呈弛缓性瘫痪(软瘫)(表 10-3)。

表 10-3　上、下运动神经元损伤的区别

主要表现	上运动神经元损伤	下运动神经元损伤
瘫痪范围	广泛	局限
瘫痪特点	痉挛性(硬瘫)	弛缓性(软瘫)
肌张力	增高	降低
深反射	亢进	消失
浅反射	减弱或消失	消失
病理反射	阳性(＋)	阴性(一)
肌萎缩	早期不出现,晚期为废用性萎缩	短期出现

【知识拓展】

锥体系不同部位损伤的临床表现

　　1. **中央前回的血管病**　多出现单瘫,如大脑前动脉病变,则患者出现对侧下肢瘫;若大脑中动脉病变,则出现臂部和面部瘫。

　　2. **内囊出血**　出现"三偏症"。

（二）锥体外系

锥体外系（extrapyramidal system）指锥体系以外的下行传导通路，主要功能是调节肌张力、协助肌肉运动，维持和调整身体姿势，进行习惯性和节律性运动等。

锥体外系在低等动物管理骨骼肌活动，如鸟类的一切运动均由锥体外系管理。哺乳类动物锥体系高度发达和分化，主管骨骼肌随意运动，锥体外系则退居辅助地位，从属于锥体系。

锥体外系在结构上并不是一个独立系统，而是一个复杂的涉及脑内许多结构的机能系统，包括大脑皮质、纹状体、黑质、红核、脑桥核、前庭神经核、脑干网状结构和小脑等。

三、传导通路小结

1. **感觉传导通路**　一般由三级神经元组成：第一级神经元是脊神经节或脑神经节细胞；第二级神经元是脊髓后角细胞或脑干中的感觉核团细胞；第三级神经元是间脑的中继核团（背侧丘脑腹后核、后丘脑等）。二级纤维交叉，三级纤维经内囊后肢上行至大脑感觉中枢。概述为：三级传递、二次接替、交叉管理。

2. **运动传导通路**　锥体系由上、下二级神经元组成。上神经元胞体位于大脑皮质运动中枢，发出纤维在下行途中左、右交叉，支配对侧的下神经元。下神经元是脑神经躯体运动核细胞和脊髓前角细胞，其轴突组成脑神经和脊神经的躯体运动纤维，支配同侧躯干、四肢骨骼肌。

3. **感觉和运动传导路共同特点**　感觉和运动传导路均有一次交叉，实现大脑皮质的交叉管理和交叉支配。若交叉平面以上损伤，表现为对侧功能障碍；交叉平面以下损伤，则为同侧功能障碍。但视、听觉传导路的纤维是部分交叉，而部分不交叉，因此交叉平面以上损伤均不会出现一侧完全障碍。

第四节　脑、脊髓的被膜、血管和脑脊液循环

一、脑、脊髓的被膜

脑和脊髓表面均被覆3层膜，从外到内依次为硬膜、蛛网膜和软膜，保护脑和脊髓。

考点提示　脑、脊髓三层被膜的名称及层次。

（一）脊髓的被膜

1. **硬脊膜**（spinal dura mater）（图10-42）　厚而坚韧，包被在脊髓和脊神经根外面。上端附着在枕骨大孔边缘，下端达第2骶椎水平，包裹脊髓和马尾，并在椎间孔外侧延续为脊神经外膜。硬脊膜与椎管内壁骨膜之间有狭窄腔隙，称硬膜外隙（epidural space），内含静脉丛、淋巴管、疏松结缔组织，有脊神经根通过，腔内略呈负压，临床上行硬膜外麻醉，就是将麻药注入此腔，以阻滞脊神经的传导。

2. **脊髓蛛网膜**（spinal arachnoid mater）　紧贴硬脊膜内，为一层薄而透明的结缔组织膜。上端与脑蛛网膜延续，下端达第2骶椎水平，蛛网膜向内发出结缔组织细丝（小梁），与软脊膜相连，形似蜘蛛网因而得名。蛛网膜与软膜之间有较宽的腔隙，称蛛网膜下隙（subarachnoid space），腔内充满脑脊液，形成脊髓、马尾外的液体垫，起保护作用。在脊髓圆锥至第2骶椎之间，蛛网膜下隙扩大，称终池。脊髓的蛛网膜下隙与脑的蛛网膜下隙相通，临床上常在第3~4或4~5腰椎间进行腰椎穿刺，穿刺针即入终池内，抽取脑脊液或注射药物进行临床诊断或治疗。

3. 软脊膜(spinal pia mater) 紧贴脊髓表面并深入脊髓沟裂内,富含血管。在脊髓两侧,脊神经前、后根之间,软脊膜形成 2 条齿状韧带,齿尖向外穿蛛网膜附着于硬脊膜上,有固定脊髓的作用。

(二)脑的被膜

1. 硬脑膜(cerebral dura mater)(图 10-43) 由颅骨内骨膜与硬膜两层合成。两层中含硬脑膜的血管和神经。硬脑膜与颅盖骨结合疏松,与颅底骨结合紧密。因而颅顶损伤致硬脑膜血管破裂时,易在颅骨与硬膜之间形成硬膜外血肿;颅底骨折时,硬膜与蛛网膜伴随骨折同时撕裂,造成脑脊液外漏。

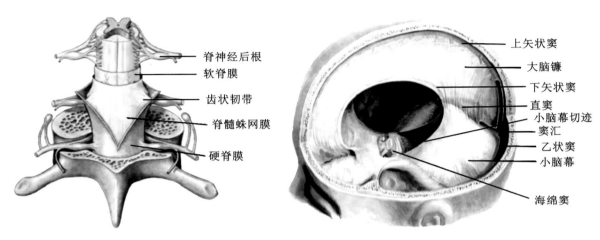

| 图 10-42 脊髓的被膜 | 图 10-43 硬脑膜及硬脑膜窦 |

硬脑膜内层折叠成双层板状的幕隔,伸入脑间,对脑起承托和固定作用。主要有如下几种。

(1)大脑镰(cerebral falx):呈镰刀形,前端附着在颅前窝鸡冠上,后连小脑幕,呈矢状位插入大脑纵裂内,下至胼胝体上方。

(2)小脑幕(tentorium of cerebellum):位于大脑横裂中,呈新月形,后缘附于横窦沟,前外侧附着在颞骨岩部上缘,前缘游离呈凹形称小脑幕切迹,邻中脑。幕下有小脑、脑桥、延髓和第四脑室。当颅内压增高时,幕上大脑海马旁回和钩可被挤入小脑幕切迹下方,压迫中脑,形成小脑幕切迹疝,危及生命。

硬脑膜两层在某些部位分开,内衬内皮细胞,构成特殊的静脉管道,称硬脑膜窦(sinuses of dura mater),输送颅内静脉血。因窦壁无平滑肌,故损伤后,易造成严重出血。主要的硬脑膜窦有如下几种。

1)上矢状窦(superior sagittal sinus):位于大脑镰上缘,从前向后导流血液至窦汇。

2)下矢状窦(inferior sagittal sinus):位于大脑镰下缘,较小,由前向后导流血液入直窦。

3)直窦(straight sinus):位于大脑镰与小脑幕结合处,向后与上矢状窦汇合在枕内隆突处,形成窦汇。

4)横窦(transverse sinus)和乙状窦(sigmoid sinus):横窦自窦汇向左、右延伸,在横窦沟中向外行至颞骨岩部后端转向下,续乙状窦,乙状窦沿乙状窦沟达颈静脉孔,出孔后移行为颈内静脉。

5)海绵窦(cavernous sinus):位于蝶鞍两侧。是硬脑膜两层间不规则腔隙,腔内有许多纤维小梁交织,故而得名。海绵窦交通广泛,前有眼静脉汇入,后借岩上窦汇入乙状窦,借岩下窦汇入颈内静脉,窦内有颈内动脉和展神经穿行,窦的外侧面有动眼神经、滑车神经、眼神经和上颌神经穿过。因而,面部感染引起海绵窦炎,累及窦内结构,产生复杂症状。

2. 脑蛛网膜　脑蛛网膜(cerebral arachnoid mater)无血管和神经,薄而透明,包绕整个脑,但不深入脑沟。该膜与硬膜间有潜在性间隙,二者易于分离,与软膜之间借结缔组织相连,其间为蛛网膜下隙,内含脑脊液和较大血管。脑的蛛网膜下隙与脊髓蛛网膜下隙在枕骨大孔处相通。蛛网膜下隙在某些部位较宽大,形成蛛网膜下池。如小脑延髓池,第四脑室的脑脊液流入该池后再流入蛛网膜下隙。临床上可经枕骨大孔进针作小脑延髓池穿刺。在上矢状窦两侧,蛛网膜呈颗粒状突入窦内,称蛛网膜粒(arachnoid granulation),脑脊液经此渗入硬脑膜窦内(图10-44)。

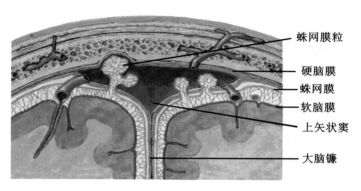

图 10-44　蛛网膜粒和硬膜静脉窦

3. 软脑膜(cerebral pia mater)　紧贴脑实质,并随血管深入沟、裂及脑实质中,对脑起营养作用。在脑室附近、软脑膜、毛细血管和室管膜上皮共同突入脑室内形成产生脑脊液的主要结构——脉络丛。

考点提示　硬膜外腔、蛛网膜下腔、终池的概念;硬脑膜形成结构;海绵窦的位置、交通及临床意义。

二、脑和脊髓的血液供应

(一)脊髓的血管

1. 脊髓的动脉　脊髓的动脉血液有2个来源:一是椎动脉发出的脊髓前动脉和脊髓后动脉(图10-45)。椎动脉经枕骨大孔入颅后,即发出2条脊髓前动脉和2条脊髓后动脉。脊髓前动脉发出后,2支合成1条,沿前正中裂下行。两条脊髓后动脉分别沿左、右外侧沟下行。二是来自椎管外的节段性动脉,如颈升动脉、肋间后动脉、腰动脉发出的脊髓支,从椎间孔入椎管后吻合于脊髓前、后动脉上,使脊髓前、后动脉在下行过程中,不断得到增补,而延续至脊髓末端。

在脊髓第1~4胸节和第1腰节段的腹侧面,是脊髓前、后动脉吻合的过渡地段,血供较差,容易使脊髓出现横断性缺血损害,故称"危险区"。

2. 脊髓的静脉　较动脉多,收集脊髓的静脉血后,通过脊髓前、后静脉汇入硬膜外隙的椎内静脉丛,再转入椎管外静脉。

(二)脑的血管

脑是新陈代谢最旺盛的器官,其血流量和耗氧量为全身各器官之首。脑的重量约占体重的2%,但其血流量约占心输出量的1/6,耗氧量约占全身耗氧量的1/5。脑细胞对缺血、缺氧非常敏感。脑血流阻断5秒钟即可引起障碍,阻断5分钟可导致脑细胞不可逆的损害。因此,良好的血液供应,是保证大脑正常行使功能的必要条件。

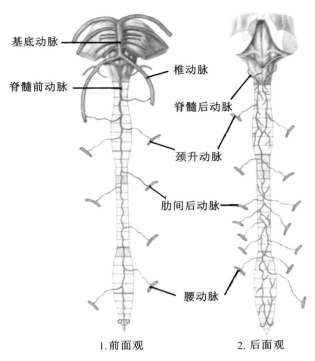

图 10-45　脊髓的动脉

1. 脑的动脉　脑的动脉主要来自颈内动脉和椎动脉的分支。颈内动脉供应大脑半球前 2/3 和间脑前部。椎动脉供应大脑半球后 1/3、间脑后部、小脑和脑干。两者在脑底部吻合成动脉环，均发出皮质支和中央支供应相应部位。皮质支供应大脑、小脑皮质和髓质浅层；中央支供应髓质深层、间脑、基底神经核和内囊（图 10-46）。

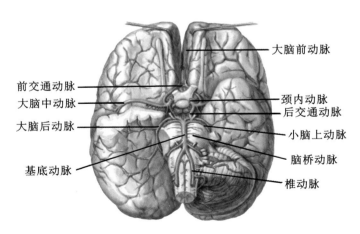

图 10-46　脑底面的动脉及分支

（1）颈内动脉：起自颈总动脉，沿颈部两侧上行，经颈动脉管入颅，向前穿海绵窦，至视交叉外侧，分出大脑前动脉和大脑中动脉等分支。其主要分支有：

1）大脑前动脉（anterior cerebral artery）：发出后经视交叉上方，斜向内入大脑纵裂，沿胼胝体背侧后行。分支布于顶枕沟以前的半球内侧面，并经大脑纵裂上缘延伸至大脑半球上外侧面上缘。两侧大脑前动脉入大脑纵裂前有前交通动脉横行相连。在动脉起始处,发出细小的中央支穿入脑实质,供应豆状核、尾状核前部和内囊前肢(图10-47)。

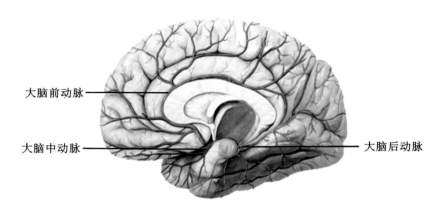

大脑前动脉

大脑中动脉

大脑后动脉

图10-47　大脑半球内侧面的动脉分布

2)大脑中动脉(middle cerebral artery):为颈内动脉的延续,入大脑外侧沟向后行,分支布于半球背外侧面大部(顶枕沟前)和岛叶。其起始处发出10多支细小的中央支(豆纹动脉)垂直向上入脑实质,布于内囊后肢、内囊膝、纹状体和背侧丘脑。动脉硬化和高血压患者,这些中央支易破裂,可导致严重的脑出血,因此,被称为"出血动脉"(图10-48、图10-49)。

大脑中动脉血流量约占大脑半球血流量的80%,且皮质支分布于许多重要中枢,中央支又供应内囊等处。一旦破裂或栓塞,均可产生严重的临床症状。

3)脉络丛前动脉(anterior choroidal artery):细小,发出后沿视束下方向后入侧脑室下角,参与侧脑室脉络丛的形成。沿途分支供应内囊、纹状体。此动脉栓塞或破裂后,引起感觉和运动障碍。

4)眼动脉:颈内动脉出海绵窦后分出,向前经视神经管入眶。

5)后交通动脉(posterior communicating artery):自颈内动脉发出,向后吻合于大脑后动脉。

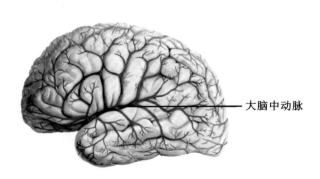

大脑中动脉

图10-48　大脑半球外侧面的动脉分布

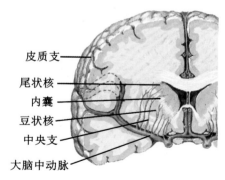

皮质支

尾状核

内囊

豆状核

中央支

大脑中动脉

图10-49　大脑中动脉的中央支和皮质支

(2)椎动脉(vertebral artery):由锁骨下动脉发出,上行经6～1颈椎横突孔,向内弯曲经枕骨大孔入颅,左、右椎动脉沿延髓两侧前行至脑桥基底部合成一条基底动脉(basilar artery)。通常将这两段动脉合称椎-基底动脉。基底动脉至脑桥上缘分为大脑后动脉。

大脑后动脉(posterior cerebral artery):是基底动脉的终支,绕大脑脚向后,末端达顶枕沟。分布于颞叶底、内侧面、枕叶。视中枢位于此动脉供应范围内。该动脉起始处发出一组中央支,供应丘脑枕,内、外侧膝状体和下丘脑(图 10-47、图 10-50)。

椎动脉还发出脊髓前、后动脉和小脑下后动脉,分别营养脊髓、小脑下面后部和延髓。基底动脉沿途发出小脑下前动脉、迷路动脉、脑桥动脉和小脑上动脉,分别营养小脑下面前部、内耳、脑桥和小脑上面等处。

(3)大脑动脉环(cerebral arterial circle):又称**Willis**环,围绕在视交叉、灰结节和乳头体周围。由大脑前动脉、前交通动脉、颈内动脉、后交通动脉和大脑后动脉吻合而成(图 10-50)。该环将颈内动脉系与椎—基底动脉系连成一体,也使左、右大脑半球动脉相吻合。大脑动脉环是一个潜在的侧支循环结构,正常时,环的血流循各自动脉分布,当构成此环的某一动脉血流减少或阻断时,可通过此环使血流重新分配,代偿缺血部分,维持脑的营养。

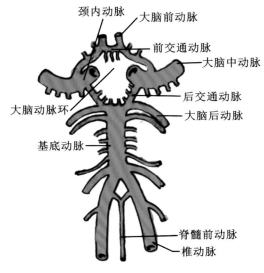

图 10-50 大脑动脉环

考点提示 脑动脉的来源;颈内动脉、椎动脉的行程及分布情况;脑底动脉环的组成。

2. 脑的静脉 脑的静脉不与动脉伴行,分成浅、深静脉,均汇入硬脑膜窦。

(1)浅静脉:管壁薄,无瓣膜和平滑肌。分布于大脑表面,主要有大脑上静脉、大脑中静脉和大脑下静脉,吻合成静脉网。分别注入上矢状窦、海绵窦和横窦。

(2)深静脉:从脑髓质、基底核、间脑和脑室脉络丛回流的静脉在胼胝体下方合成大脑大静脉,再注入直窦。

三、脑脊液及其循环

脑脊液(cerebral spinal fluid)是充满脑室系统、蛛网膜下隙和脊髓中央管内的无色透明液体,处于动态平衡状态,成人总量 150 ml 左右。

脑脊液的循环路经:左、右侧脑室脉络丛产生的脑脊液,经室间孔汇入第三脑室;汇同第三脑室脉络丛产生的脑脊液,经中脑水管入第四脑室;再汇同第四脑室脉络丛产生的脑脊液,自第四脑室正中孔和左、右外侧孔不断流入小脑延髓池,自此流入脊髓和脑的蛛网膜下隙,经蛛网膜粒渗入上矢状窦,汇入静脉内。脑脊液不断产生,不断回流,起运送营养物质、带走代谢产物、缓冲压力、减轻震荡、保护脑和脊髓的作用。若循环发生障碍时,可引起脑积水致颅内压增高,脑的某些疾病可引起脑脊液化学成分、细胞数等改变,因此,临床可检查脑脊液,以帮助诊断疾病(图 10-51)。

考点提示 脑脊液的产生及循环途径。

左右 侧脑室 —室间孔→ 第三脑室 —中脑水管→ 第四脑室 —正中孔、外侧孔→ 蛛网膜下隙 ——→ 蛛网膜粒 ——→ 上矢状窦 ——→ 颈内静脉

四、脑屏障

中枢神经的神经元正常活动,需要有一个非常稳定的环境。这个环境内的轻度变化,如 pH

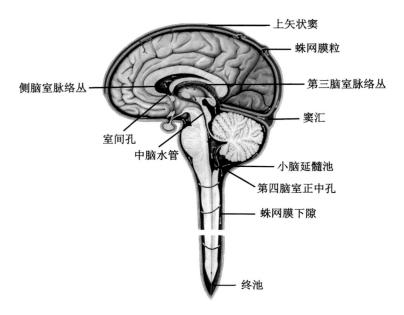

图 10-51　脑脊液循环示意图

值、氧、离子浓度等的改变,都能影响神经元的功能活动。而保证这种稳定性的实现,有赖于脑屏障的存在。20 世纪初有人将染料台盼蓝注入活体动物的静脉中,除了脑和脊髓外,全身其他组织都被染成蓝色。由此实验引导出脑屏障的概念,即中枢神经毛细血管与神经元之间物质交换情况,有别于其他组织器官,有的物质不能从脑的毛细血管进入脑组织中,但同一物质却能自血流进入其他组织器官;近年来的研究,认为脑屏障应包括 3 个部分:血-脑屏障(BBB)、血-脑脊液屏障(BLB)和脑脊液-脑屏障(LBB)(图 10-52)。其中血-脑屏障是脑屏障的主要形式。

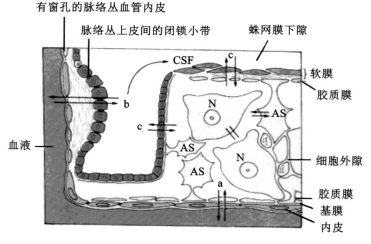

图 10-52　脑屏障的结构和位置关系模式图

a.血脑屏障;b.血-脑脊液屏障;c.脑脊液-脑屏障;AS.星状胶质细胞;N.神经元;CSF.脑脊髓

　　血-脑屏障(blood-brain barrier,BBB)位于血液与脑、脊髓的神经细胞之间(图 10-52),其结构基础是:①脑、脊髓内连续的毛细血管内皮细胞;②毛细血管基膜;③毛细血管基膜外星形胶质细胞终足形成的胶质膜。

【知识拓展】

脑屏障的功能意义

在正常情况下,使脑和脊髓不致受到内、外环境各种物理、化学因素的影响而维持相对稳定的状态。当脑屏障受到损伤时,脑屏障的通透性增高或降低,使脑和脊髓的神经细胞直接受到致病因素的侵害,将导致脑水肿、脑出血、免疫异常和原有病情加重等严重后果。

扫一扫,练一练

思考题

1. 脊髓半横断会出现哪些症状?为什么?
2. 脑干内主要纤维束有哪些?分别行使何功能?
3. 简述脑的动脉来源,供应范围及主要分支、分布。
4. 简述脑脊液的产生和循环。
5. 简述内囊的位置、分部、各部通过的纤维束;一侧内囊损伤,患者会出现什么功能障碍?并简述引起这些症状的原因。

(郑建国　景玉萍)

第五节　周围神经系统

病例导学

患儿,男,12 岁,以"骑自行车摔倒后右手出血变形 3 小时"为主诉入院。患儿 3 小时前骑自行车摔倒,右手着地后右腕部肿胀,活动障碍,伴疼痛,送至我院急诊,X 线检查提示"右肱骨髁上骨折"。

入院诊断:右肱骨髁上骨折。

请问:

1. 肱骨内上髁骨折会伤及什么神经?
2. 用解剖学知识分析神经损伤后的主要表现。

周围神经系统(peripheral nervous system)是指脑和脊髓以外的神经成分,主要由神经和神经节构成。其一端连于脑或脊髓,另一端借各种末梢装置连于身体各组织、器官。周围神经根据与中枢神经的连接部位和分布范围不同分为:①脊神经与脊髓相连,主要分布于躯干和四肢;②脑神经与脑相连,主要分布于头颈部;③内脏神经与脑或脊髓相连,分布于内脏、心血管和腺体。

一、脊神经

(一)脊神经的组成及分支

1. 组成　脊神经(spinal nerves)共 31 对,由前根与后根在椎间孔处合并而成,并借前根和后根与脊髓相连。前根为运动性,后根为感觉性,因此脊神经为混合性神经。后根在近椎间孔处有一椭圆形膨大的脊神经节,此节主要由假单极感觉神经元胞体聚集而成(图 10-53)。

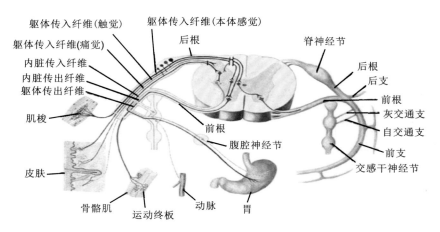

图 10-53　脊神经组成与分布模式图

2. 脊神经的数目及穿出部位　颈神经 8 对,第 1～7 对颈神经在同序数颈椎上方的椎间孔穿出,第 8 对颈神经在第 7 颈椎下方的椎间孔穿出。胸神经 12 对,腰神经 5 对,分别从同序数椎骨下方的椎间孔穿出。骶神经 5 对,尾神经 1 对,第 1～4 对骶神经由相应的骶前、后孔穿出,第 5 对骶神经与尾神经由骶管裂孔穿出。脊神经在椎间孔内,其前方是椎间盘和椎体,后方是关节突关节的关节囊和黄韧带,当这些结构发生病变时,常可压迫脊神经,引起相应区域的感觉或运动障碍。如椎间盘脱出常压迫脊神经根引起相应的神经压迫症状,如剧痛、麻木等。

3. 脊神经的纤维成分

(1)躯体感觉纤维:分布于皮肤、骨骼肌、肌腱和关节,将皮肤的浅感觉(痛、温觉等)和骨骼肌、肌腱、关节的深感觉(本体感觉)冲动传入中枢。

(2)内脏感觉纤维:分布于内脏、心血管和腺体,将来自这些结构的感觉冲动传入中枢。

(3)躯体运动纤维:分布于骨骼肌,支配其运动。

(4)内脏运动纤维:分布于平滑肌、心肌和腺体,支配平滑肌和心肌的运动,控制腺体的分泌。

4. 脊神经的分支　脊神经出椎间孔后立即分为 4 支。

(1)脊膜支:细小,经椎间孔返回椎管,分布于脊髓被膜。

(2)交通支:为连接脊神经与交感干之间的小支。

(3)脊神经后支(posterior branch):较前支细而短,经相邻椎骨的横突之间向后走行(骶神经后支出骶后孔),分支分布于颈、背、腰、骶部的肌和皮肤。

(4)脊神经前支(anterior branch):较脊神经后支粗大,分布于躯干前、外侧及四肢的皮肤、肌肉、关节和骨。脊神经前支除胸神经在胸、腹部保持明显的节段性分布外,其余先交织成丛,分别形成颈丛、臂丛、腰丛和骶丛,再由丛发支到头颈和四肢。

考点提示　脊神经的构成及分支。

（二）脊神经前支及其形成的神经丛

1. 颈丛（cervical plexus）　由第 1～4 颈神经前支组成，位于颈侧部胸锁乳突肌上部的深面，分皮支和肌支。皮支分布于皮肤，由胸锁乳突肌后缘中点附近穿出至浅筋膜，呈放射状分布，其分布于枕部、耳郭、颈部、肩部等处的皮肤（图 10-54）。

肌支主要有膈神经（phrenic nerve）（图 10-55），为混合性神经，是颈丛的最重要分支。发出后经前斜角肌前面下降至其内侧，穿锁骨下动、静脉之间入胸腔。然后经肺根前方，于纵隔胸膜与心包之间下行至膈。其运动纤维支配膈肌，感觉纤维分布于心包、纵隔胸膜、膈胸膜和膈下面中央部腹膜。一般认为右膈神经的感觉纤维还分布到肝和胆囊表面的腹膜。

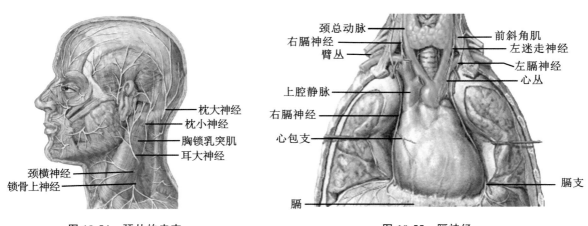

图 10-54　颈丛的皮支

图 10-55　膈神经

膈神经损伤可致同侧膈肌瘫痪，引起呼吸困难。膈神经受刺激时，膈肌出现痉挛收缩，产生呃逆。

考点提示　颈丛的组成及位置；膈神经的行程与分布。

2. 臂丛（brachial plexus）（图 10-56）　由第 5～8 颈神经前支和第 1 胸神经前支大部分组成。经斜角肌间隙穿出，行于锁骨下动脉后上方，经锁骨后方进入腋窝。臂丛 5 个根的纤维先合成上、中、下三个干，由 3 个干发出分支围绕腋动脉形成内侧束、外侧束和后束，再由束发出分支分布于上肢肌和皮肤及部分背部浅层肌。

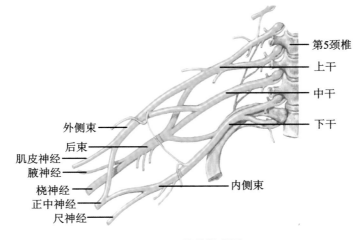

图 10-56　臂丛模式图

　　臂丛在锁骨中点后方斜角肌间隙内分支较集中且位置浅表,临床上常在此处作臂丛阻滞麻醉。

　　臂丛的主要分支如下:

　　(1)肌皮神经(musculocutaneous nerve)(图10-57~图10-58):自外侧束发出向外下斜穿喙肱肌,经肱二头肌和肱肌之间下行,并发出分支支配此三肌。终支在肘关节稍上方的外侧,穿深筋膜至皮下,易名前臂外侧皮神经,分布于前臂外侧皮肤。

　　(2)正中神经(median nerve)(图10-57~图10-61):以2根分别起于内、外侧束,2根夹持着腋动脉,向下成锐角汇合成正中神经干,沿肱二头肌内侧沟伴肱动脉下行至肘窝,穿旋前圆肌于前臂指浅、深屈肌之间下行至手掌。先发出正中神经掌支(返支)进入鱼际,继之发出3条指掌侧总神经,再各分为2支指掌侧固有神经至1~4指相对缘。

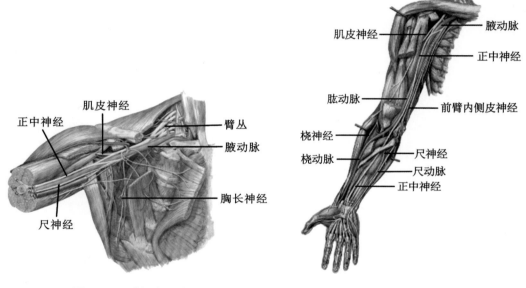

图 10-57　臂丛主要分支

图 10-58　上肢前面的神经

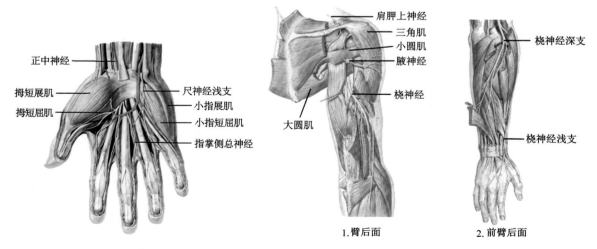

图 10-59　手掌面的神经

图 10-60　上肢后面的神经

1.臂后面　　2.前臂后面

正中神经在臂部无分支,在肘部、前臂和手掌发出肌支,支配除肱桡肌、尺侧腕屈肌和指深屈肌尺侧半以外所有前臂屈肌和旋前肌。在手掌支配除拇收肌以外的鱼际肌和第一、二蚓状肌。其皮支支配手掌桡侧 2/3 的皮肤、桡侧 3 个半指的掌面皮肤以及背面中节、远节的皮肤(图 10-62)。

正中神经损伤多发生于前臂和腕部,损伤后主要表现为:①运动障碍,前臂不能旋前、屈腕力减弱,拇指、示指及中指不能屈曲,拇指不能作对掌运动;②感觉障碍,皮支分布区感觉障碍,尤以拇、示、中指远节最为明显;③肌肉萎缩,鱼际肌萎缩,手掌变平坦,称为"猿手"(图10-63)。

(3)尺神经(ulnar nerve)(图 10-57～图 10-61):发自臂丛内侧束,在腋动、静脉之间出腋窝,沿肱二头肌内侧沟伴肱动脉下行,至臂中份穿内侧肌间隔至臂后面,再下行至内上髁后面的尺神经沟,在此处,其位置表浅易于触及,该处骨折时易受损伤。尺神经在前臂尺侧腕屈肌深面伴尺动脉下行,至桡腕关节上方约 5 cm 处发出尺神经手背支,本干下行经豌豆骨桡侧分为浅、深支入手掌。尺神经在前臂发出肌支支配尺侧腕屈肌和指深屈肌尺侧半,在掌部发出深支支配小鱼际肌、拇收肌、全部骨间肌及第三、四蚓状肌。尺神经的皮支在手掌分布于小鱼际、尺侧一个半指的皮肤;在手背分布于手背尺侧半及尺侧近 2 个半指的皮肤(图 10-61)。

肱骨髁上骨折时易损伤尺神经,受损后主要表现为屈腕力弱,无名指和小指的远节不能屈曲,小鱼际肌萎缩变平坦,拇指不能内收,骨间肌萎缩,掌骨间出现深沟,各指不能相互靠拢,各掌指关节过伸,第 4～5 指的指间关节弯曲,形成"爪形手",手掌、手背内侧缘感觉丧失(图10-63)。

(4)桡神经(radial nerve)(图 10-60、图 10-61):由后束发出后先在腋动脉后方行走,继而伴随肱深动脉向后,在肱三头肌深面紧贴桡神经沟向下外斜行,至肱骨外上髁前方分为浅支与深支。浅支在肱桡肌深面伴桡动脉下行,至前臂中、下 1/3 交界处转向手背,分布于手背桡侧半的皮肤以及桡侧 2 个半手指近节背面的皮肤(图 10-61、图 10-62)。深支至前臂背侧浅、深层肌之间下降,分数支,其长支可达腕部。

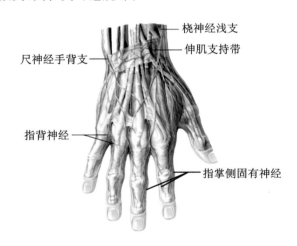

图 10-61　手背面的神经

桡神经浅支
伸肌支持带
尺神经手背支
指背神经
指掌侧固有神经

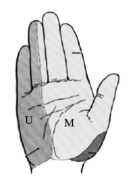

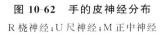

图 10-62　手的皮神经分布
R 桡神经;U 尺神经;M 正中神经

桡神经肌支支配肱三头肌、肱桡肌、旋后肌和所有前臂伸肌。皮支除上述外,还分布于臂和前臂后面的皮肤。

肱骨中段或中、下 1/3 交界处骨折时,易损伤桡神经。损伤后运动障碍主要表现为前臂伸肌瘫痪,不能伸腕、伸指,抬前臂时呈垂腕状态;感觉障碍以第 1～2 掌骨间隙背面"虎口区"皮肤最为明显(图 10-63)。

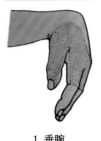
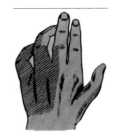
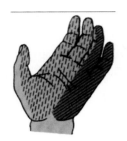

| 1. 垂腕 | 2. 爪形手 | 3. 猿掌 |
| （桡神经损伤） | （尺神经损伤） | （正中神经损伤） |

图 10-63　桡、尺、正中神经损伤时的手形

(5)腋神经(axillary nerve)(图 10-64)：发自臂丛后束，伴旋肱后动脉向后，绕肱骨外科颈后方至三角肌深面。发肌支支配三角肌和小圆肌，皮支由三角肌后缘穿出，分布于肩部和臂部上 1/3 外侧面皮肤。

肱骨外科颈骨折、肩关节脱位或腋杖压迫都可能损伤腋神经，损伤后主要表现为三角肌瘫痪，肩关节外展幅度小或不能外展，三角肌区皮肤感觉障碍。若三角肌发生萎缩，肩部失去圆隆外形，肩峰突出，可形成"方形肩"。

考点提示　臂丛的组成及位置；肌皮神经、正中神经、尺神经、桡神经、腋神经的分布概况以及损伤后的表现。

3. 胸神经前支　共 12 对(图 10-65)，除第 1 对大部分参加臂丛，第 12 对小部分参加腰丛外，其余不形成丛。第 1～11 对各自行于相应的肋间隙中，称为肋间神经(intercostal nerve)，第 12 对位于第 12 肋下方，称肋下神经(subcostal nerve)。

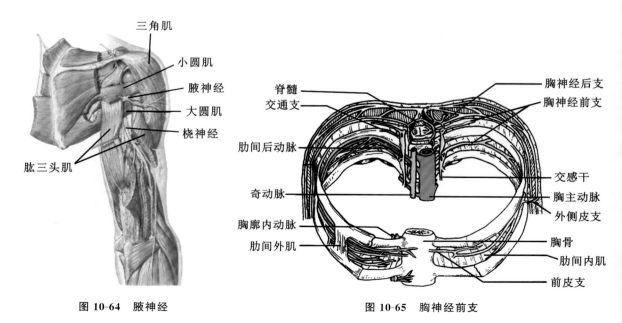

图 10-64　腋神经　　　　　　　图 10-65　胸神经前支

肋间神经和肋下神经的肌支分布于肋间肌和腹前外侧壁诸肌，皮支分布于胸腹壁的皮肤，还发支分布于壁胸膜和相应的壁腹膜。

胸神经前支的皮支在胸、腹壁呈明显的节段性分布。如第 2 胸神经相当于胸骨角平面；第 4 胸神经相当于乳头平面;第 6 胸神经相当于剑突平面;第 8 胸神经相当于肋弓平面;第 10 胸神经相当于脐平面;第 12 胸神经相当于脐和耻骨联合连线中点平面。临床上常以节段分布区的感觉障碍来推断脊髓损伤平面位置。在施行硬膜外麻醉时,也常以上述皮神经分布区来测定麻醉平面的高低(图 10-66)。

考点提示 胸神经前支的皮支在胸、腹壁的节段性分布。

4.**腰丛**(lumbar plexus)(图 10-67、图 10-68) 由第 12 胸神经前支一部分及第 1～3 腰神经前支和第 4 腰神经前支一部分组成,位于腰大肌之中及其深面。主要分支如下:

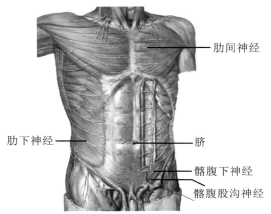

图 10-66 胸神经在胸腹部的分布

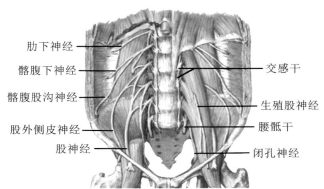

图 10-67 腰丛的组成及其分支

(1)**髂腹下神经**(iliohypogastric nerve)**及髂腹股沟神经**(ilioinguinal nerve)(图 10-66):以共干发自腰丛,再分为平行的两细支,经腰方肌前面行向外下至髂嵴上方,进入腹横肌与腹内斜肌之间向前内行。髂腹下神经在髂前上棘内侧穿腹内斜肌,至腹外斜肌腱膜深面走行,达腹股沟浅环上方浅出于皮下,肌支支配腹壁诸肌,皮支分布于臀外侧区、腹股沟区及下腹部的皮肤。髂腹股沟神经于腹股沟韧带中点附近进入腹股沟管,并随精索或子宫圆韧带出浅环,肌支分布于腹壁肌,皮支分布于腹股沟部、阴茎根部及阴囊或大阴唇皮肤。

此两条神经是行走于腹股沟区的重要神经,在腹股沟疝修补术时,应避免损伤这两条神经。

(2)**生殖股神经**(genitofemoral nerve)(图 10-68):穿腰大肌并在此肌前面下降,在腹股沟韧带上方分为 2 支,一支进入腹股沟管随精索入阴囊支配提睾肌;另一支分布于阴囊(或大阴唇)及附近皮肤。

(3)**股神经**(femoral nerve)(图 10-69):是腰丛中最大的神经,在腰大肌外侧缘和髂肌之间下行,经腹股沟韧带深面进入股三角内,位于股动脉外侧,分为数支。肌支支配髂肌、耻骨肌、股四头肌和缝匠肌,皮支分布于股前皮肤,其中最长的皮支是股神经的终支,伴股动脉入收肌管下行,在膝关节内侧浅出皮下后,又伴大隐静脉沿小腿内侧面下降达足内侧缘,称隐神经。分布于髌下、小腿内侧

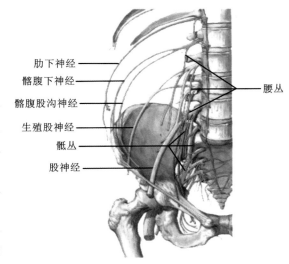

图 10-68 腰丛、骶丛及其分支

面和足内侧缘的皮肤。

　　股神经损伤后屈髋无力,坐位时不能伸小腿,行走时抬腿困难,股四头肌萎缩,髌骨突出,膝反射消失;大腿前面和小腿内侧面感觉障碍。

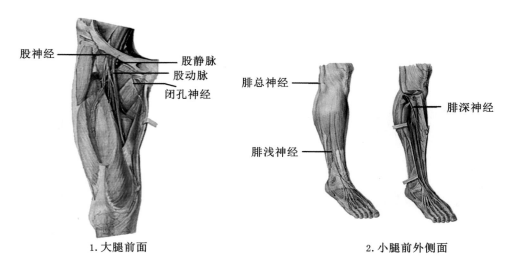

1.大腿前面　　　　　　　　　　　　　　　　　　　2.小腿前外侧面

图 10-69　下肢前面的神经

　　(4)闭孔神经(obturator nerve)(图 10-69):从腰大肌内侧缘穿出,沿骨盆侧壁向前下行,经闭膜管至大腿内侧,分布于大腿内侧群肌和大腿内侧面的皮肤。

　　闭孔神经受损后大腿不能内收,不能跷“二郎腿”。临床上在行股薄肌代替肛门外括约肌的手术中,应注意勿损伤此神经。

　　考点提示　　腰丛的组成及位置;股神经、闭孔神经的分布概况。

　　5.骶丛(sacral plexus)(图 10-67、图 10-68)　由第 4 腰神经前支部分与第 5 腰神经前支合成的腰骶干和全部骶、尾神经前支组成。位于骶骨及梨状肌前面。骶丛除发出细小的肌支支配梨状肌、肛提肌、闭孔内肌、股方肌等外,主要分支如下:

　　(1)臀上神经(superior gluteal nerve):伴臀上动、静脉经梨状肌上孔出骨盆,行于臀中、小肌之间,支配这两肌和阔筋膜张肌(图 10-70)。

　　(2)臀下神经(inferior gluteal nerve):伴臀下动、静脉经梨状肌下孔出骨盆,达臀大肌深面,支配该肌(图 10-70)。

　　(3)阴部神经(pudendal nerve):与阴部内动、静脉同出梨状肌下孔,绕坐骨棘经坐骨小孔入坐骨肛门窝,沿此窝外侧壁向前,分支布于肛门、会阴部和外生殖器的肌肉和皮肤。

　　(4)股后皮神经(posterior femoral cutaneous nerve):出梨状肌下孔,至臀大肌下缘浅出,沿股后正中线下行至腘窝,分布于臀下部、股后部及腘窝的皮肤。

　　(5)坐骨神经(sciatic nerve)(图 10-70):为全身最粗大的神经。经梨状肌下孔出骨盆,在臀大肌深面下行,经坐骨结节与股骨大转子之间降达股后,在股二头肌深面下行至腘窝上缘附近分为胫神经和腓总神经。

　　坐骨神经干体表投影:自坐骨结节和大转子之间的中点,向下至股骨内、外侧髁之间中点连线的上 2/3 段为其投影。

　　1)胫神经(tibial nerve)(图 10-70):为坐骨神经本干的延续。沿腘窝中线与腘血管伴行,在小腿比目鱼肌深面伴胫后动脉下行,至内踝后方分为足底内侧神经和足底外侧神经两终支入足底(图 10-71)。胫神经支配小腿肌后群和足底肌及分布于小腿后部、足底和足背外侧缘的皮肤。

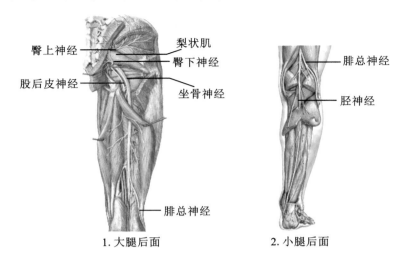

1. 大腿后面　　　　　　2. 小腿后面

图 10-70　下肢后面的神经

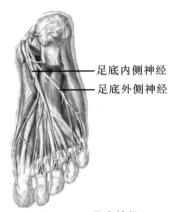

图 10-71　足底神经

胫神经损伤主要表现为小腿后群肌无力,足不能跖屈,不能上提足跟,内翻力弱,足底皮肤感觉障碍。由于小腿外侧群肌过度牵拉,使足呈背屈、外翻位,出现"钩状足"或"仰趾足"畸形(图 10-72)。

2)腓总神经(common peroneal nerve):沿腘窝外侧缘下降,绕腓骨颈外侧向前,穿腓骨长肌起始部达小腿前面,分为 2 支。

腓浅神经(superficial peroneal nerve)(图 10-69):分出后先在腓骨长肌深面下降,继而在腓骨长、短肌之间下行,沿途发支分布此两肌。在小腿中下 1/3 交界处浅出成为皮支,分布于小腿外侧、足背和第 2～5 趾背的皮肤。

腓深神经(deep peroneal nerve):在小腿前群肌深面伴胫前动脉下行,支配小腿前群肌和足背肌。皮支分布于第 1～2 趾相对缘的皮肤。

腓总神经绕行腓骨颈处位置表浅,易受损伤。损伤后足不能背屈,趾不能伸,足下垂内翻,呈"马蹄"内翻足畸形。行走时呈"跨阈步态",小腿外侧及足背感觉障碍(图 10-72)。

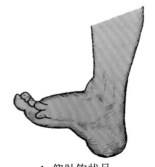
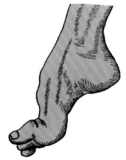

1. 仰趾钩状足　　　　　　2. 马蹄内翻足

图 10-72　胫神经、腓总神经损伤后足的畸形

考点提示　骶丛的组成及位置；坐骨神经的行程、分布及损伤后表现。

【知识拓展】

坐骨神经痛

坐骨神经痛是指坐骨神经通路及其分布区域内（臀部、大腿后侧、小腿后外侧和足的外侧面）的疼痛。本病分为原发性和继发性两大类。原发性坐骨神经痛（坐骨神经炎）原因不明，临床比较少见。继发性坐骨神经痛是由于邻近组织病变的压迫或刺激引起，又分为根性和干性坐骨神经痛，分别指受压部位是在神经根还是在神经干。根性多见，病因以椎间盘突出最常见，其他病因有椎管内肿瘤、椎体转移病、腰椎结核、腰椎管狭窄等；干性可由骶髂关节炎、盆腔内肿瘤、妊娠子宫压迫、髋关节炎、臀部外伤、糖尿病等所致。坐骨神经病多见于中老年男子，以单侧较多。起病急骤，首先感到下背部酸痛和腰部僵直感。或者在发病前数周，在走路和运动时，下肢有短暂的疼痛。以后逐步加重而发展为剧烈疼痛。疼痛由腰部、臀部或髋部开始，向下沿大腿后侧、腘窝、小腿外侧和足背扩散，在持续性疼痛的基础上有一阵阵加剧的烧灼样或者针刺样疼痛。夜间更严重。发生本病应上医院就诊以明确病因，积极治疗使神经受到压迫或刺激的原发疾病（如腰椎间盘突出）。对症治疗可选用解热镇痛药，如布洛芬、双氯酚酸等。

二、脑神经

脑神经（cranial nerves）是与脑相连的周围神经，共 12 对（图 10-73）。通常按其与脑相连的顺序用罗马数字表示。脑神经所含纤维成分按其性质可分为以下 4 种：

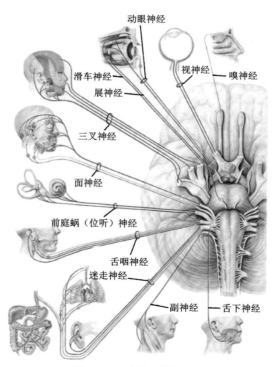

图 10-73　脑神经模式图

1. **躯体感觉纤维** 将来自头面部浅、深部的感觉冲动传入脑干内的躯体感觉核。

2. **内脏感觉纤维** 将来自头、颈、胸、腹部脏器以及味觉的感觉冲动传入脑干内的内脏感觉核。

3. **躯体运动纤维** 支配眼外肌、舌肌、头颈肌和咽喉肌等的运动。

4. **内脏运动纤维** 支配平滑肌、心肌和腺体。

根据脑神经所含纤维的性质,将脑神经分为感觉性神经(第Ⅰ、Ⅱ、Ⅷ对脑神经)、运动性神经(第Ⅲ、Ⅳ、Ⅵ、Ⅺ、Ⅻ对脑神经)和混合性神经(第Ⅴ、Ⅶ、Ⅸ、Ⅹ对脑神经),其中Ⅲ、Ⅶ、Ⅸ、Ⅹ对脑神经含副交感纤维。

考点提示 十二对脑神经的名称、性质。

(一)嗅神经

嗅神经(olfactory nerve)为感觉性神经,含一种纤维成分(图 10-74、图 10-75)。起自鼻腔嗅黏膜内的嗅细胞,中枢突聚集而成嗅神经,穿筛孔入颅,止于嗅球,传导嗅觉。

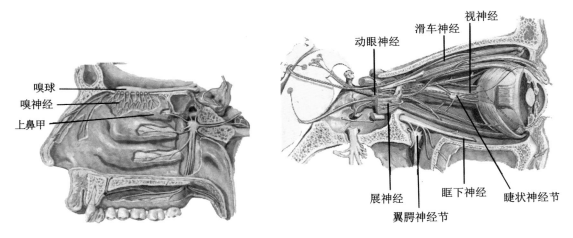

图 10-74 嗅神经　　　　图 10-75 眶及内容物(外侧面观)

(二)视神经

视神经(optic nerve)为感觉性神经,含一种纤维成分。由视网膜内的节细胞轴突在视网膜后部集中形成视神经盘,然后穿出巩膜构成视神经,穿视神经管入颅腔,经视交叉后组成视束止于外侧膝状体,传导视觉冲动。

(三)动眼神经

动眼神经(oculomotor nerve)为运动性神经,含 2 种纤维成分(图 10-75、图 10-76)。由动眼神经核发出的躯体运动纤维和动眼神经副核发出的内脏运动纤维(副交感纤维)组成。从中脑脚间窝出脑,经海绵窦外侧壁上部前行,穿眶上裂入眶。其躯体运动纤维支配提上睑肌、上直肌、下直肌、内直肌和下斜肌;副交感纤维进入睫状神经节,换元后其节后纤维支配瞳孔括约肌和睫状肌,参与完成瞳孔对光反射和调节反射。

一侧动眼神经损伤,可出现除外直肌和上斜肌以外的同侧全部眼外肌瘫痪,眼睑下垂,眼球不能向内、上、下方运动,瞳孔出现对光反射和调节反射消失,瞳孔散大等症状。

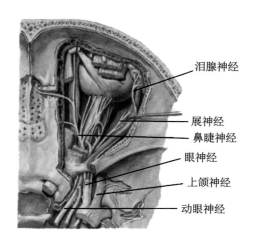

图 10-76　眶及内容物（上面观）

泪腺神经
展神经
鼻睫神经
眼神经
上颌神经
动眼神经

（四）滑车神经

滑车神经（trochlear nerve）为运动性神经，含1种纤维成分（图10-75）。纤维起自滑车神经核，由中脑上丘下方出脑，绕大脑脚外侧向前，经海绵窦外侧壁，由眶上裂入眶，支配上斜肌。

（五）三叉神经

三叉神经（trigeminal nerve）为混合性神经，含2种纤维成分（图10-77、图10-78）：躯体感觉纤维和躯体运动纤维。躯体感觉纤维的胞体位于三叉神经节内，该节位于颞骨岩部的三叉神经节压迹处，由假单极神经元胞体组成，其中枢突汇集成粗大的三叉神经感觉根，终止于三叉神经脊束核、三叉神经脑桥核，其周围突组成眼神经、上颌神经和下颌神经三大分支。躯体运动纤维起自三叉神经运动核，组成细小的运动根，行于感觉根的前内侧，加入下颌神经，支配咀嚼肌等。

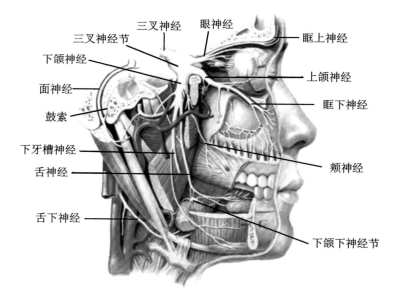

三叉神经节
三叉神经
眼神经
眶上神经
下颌神经
上颌神经
面神经
眶下神经
鼓索
下牙槽神经
舌神经
颊神经
舌下神经
下颌下神经节

图 10-77　三叉神经分布图（外侧面）

1. 眼神经（ophthalmic nerve）　为感觉性神经（图10-75～图10-77）。由节发出后向前穿海绵窦外侧壁,经眶上裂入眶。分为下列各支。

(1)鼻睫神经(nasociliary nerve):在上直肌和视神经之间前行达眶内侧壁,发出分支分布于鼻腔黏膜、筛窦、泪囊、眼球壁、眼睑及鼻背皮肤。

(2)额神经(frontal nerve):在上睑提肌上方前行,分2~3支,其中较大的眶上神经经眶上切迹(孔)出眶,分布于上睑及额顶部皮肤。

(3)泪腺神经(lacrimal nerve):细小,沿眶外侧壁外直肌上方行向前外,分布于泪腺、结膜及上睑皮肤。

2.上颌神经(maxillary nerve)　为感觉性神经(图10-77、图10-78)。由节发出后进入海绵窦外侧壁,经圆孔出颅,至翼腭窝内分为数支,本干进入眶下裂延续为眶下神经。主要分支如下。

(1)眶下神经(infraorbital nerve):经眶下沟通过眶下管出眶下孔,分布于下睑、外鼻及上唇皮肤。临床上作上颌部手术时,常在眶下孔进行麻醉。眶下神经在眶下管内发出上牙槽神经前、中支,分布于上颌骨、上颌尖牙、切牙及其附近牙龈。

(2)上牙槽神经后支(ramus superior alveolar posterior nerve):从上颌骨体的后方穿入骨质,分布于上颌窦、前磨牙、磨牙及附近牙龈。

(3)神经节支(rami ganglion)(翼腭神经):为2~3支,入翼腭神经节,出节后分布于鼻、腭、咽部的黏膜及腭扁桃体。

(4)颧神经(zygomatic nerve):较细小,在翼腭窝处分出,经眶下裂入眶后分为2支,穿眶外侧壁分布于颧、颞部皮肤。颧神经还借交通支将来源于面神经的副交感节后纤维导入泪腺神经管理泪腺分泌。

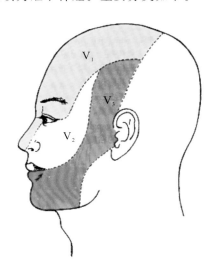

图10-78　三叉神经皮支的分布
V₁ 眼神经;V₂ 上颌神经;V₃ 下颌神经

3.下颌神经(mandibular nerve)　为混合性神经(图10-77、图10-78)。含躯体感觉纤维和躯体运动纤维。经卵圆孔出颅后发肌支支配咀嚼肌,其感觉支主要有如下几种。

(1)耳颞神经(auriculotemporal nerve):纤维以2根夹持脑膜中动脉向后合成干,经下颌颈内侧至下颌关节后方折转向上,穿腮腺实质上行,与颞浅血管伴行,分支分布于腮腺、耳屏、外耳道及颞区的皮肤。此支含有来自舌咽神经的副交感纤维,管理腮腺分泌。

(2)下牙槽神经(inferior alveolar nerve):经下颌孔入下颌管,在管内分为许多小支至下颌牙及牙龈。其终末支由颏孔穿出,易名为颏神经,分布于颏部及下唇黏膜和皮肤。

(3)颊神经(buccal nerve):自发出后从翼外肌穿出,沿颊肌外面前行并贯穿此肌,分布于颊部皮肤及黏膜。

(4)舌神经(lingual nerve):自发出后在下颌支内侧下降,沿舌骨舌肌外侧呈弓形越过下颌下腺上方进入舌内,分布于口腔及舌前2/3黏膜,管理一般感觉。舌神经在行程中有来自面神经的鼓索加入,此支内的副交感纤维管理下颌下腺和舌下腺分泌;其味觉纤维管理舌前2/3的味蕾。

三叉神经在头面部皮肤的分布大至以眼裂和口裂为界(图10-78)所示。一侧三叉神经完全损伤可出现同侧面部皮肤及眼、口和鼻黏膜一般感觉丧失,角膜反射消失;一侧咀嚼肌瘫痪和萎缩,张口时下颌偏向患侧。若三叉神经某一支发生疼痛,则疼痛范围与该支在面部的分布区相一致,当压迫眶上孔、眶下孔或颏孔时,可以诱发患支分布区的疼痛。

【知识拓展】

三叉神经痛

本病病因未明。由于颅内肿瘤、炎症、血管畸形等影响三叉神经,而产生发作性三叉神经痛。疼痛短暂呈阵发性,发作时历时 10 秒或 1～2 分钟。疼痛剧烈,呈刀割样、撕裂样、烧灼样或触电样。有放射性。发作时以三叉神经上颌支或下颌支为主。发作时患者不敢洗面、刷牙、说话、进食、梳头等。患者具有特殊面容,由于患者以手经常揉擦患部,可使局部皮肤粗糙、眉毛脱落或反射性的局部肌肉抽搐,口角牵向一侧。检查时,随三叉神经 3 支分布的不同区域,有不同的压痛点,如眼支在眶上切迹(孔),上颌支在眶下孔,下颌支在颏孔有压痛。本病不易根治,自愈者少。随着病情的发展,发作时间间隔越短,发作越重。随着病情的稳定,发作间隔亦可长达几年。

(六)展神经

展神经(abducent nerve)为躯体运动性神经,含一种纤维成分(图 10-75、76)。起于展神经核,从延髓脑桥沟中部出脑,前行入海绵窦,在窦内居颈内动脉外侧,出窦后经眶上裂入眶,支配外直肌。

展神经损伤可致外直肌瘫痪,患侧眼球不能转向外侧,出现内斜视。

至此,穿海绵窦的神经共有 5 支:动眼神经、滑车神经、眼神经、上颌神经、展神经。

(七)面神经

面神经(facial nerve)为混合性神经,含 3 种纤维成分(图 10-79、图 10-80)。躯体运动纤维起于面神经核;内脏运动纤维起于上泌涎核;内脏感觉纤维终于孤束核。面神经在延髓脑桥沟外侧部出脑后进入内耳门,经内耳道入面神经管,出茎乳孔后向前穿入腮腺,于腮腺内分为数支并交织成丛,自腮腺前缘呈放射状发出 5 支,即颞支、颧支、颊支、下颌缘支和颈支,支配面部表情肌和颈阔肌。面神经在面神管弯曲处有膝神经节,该节由内脏感觉神经元的胞体组成。面神经在面神经管内发出的分支如下:

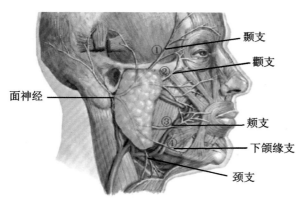

图 10-79　面神经在面部的分支

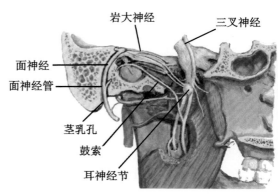

图 10-80　面神经在面神经管内的分支

1. 鼓索(chorda tympani)　为面神经的重要分支,含内脏运动纤维和内脏感觉纤维(图 10-80)。在面神经出茎乳孔前约 6mm 处发出,穿鼓室至颞下窝,行向前下以锐角从后方加入舌神经。其内脏感觉纤维管理舌前 2/3 味蕾,内脏运动纤维在下颌下神经节换元后,其节后纤维管理下颌下腺和舌下腺的分泌。

2. 岩大神经(greater petrosal nerve) 含内脏运动纤维(图 10-80)。于膝神经节处离开面神经,出岩大神经裂孔前行,穿破裂孔至颅底,向前进入翼腭神经节,换元后节后纤维管理泪腺及鼻、腭部的黏膜腺。

3. 镫骨肌神经(stapedial nerve) 支配鼓室内的镫骨肌。

一侧面神经管外损伤主要表现为患侧表情肌瘫痪。如患侧口角下垂,笑时口角偏向健侧,不能鼓腮,说话时唾液从口角流出,患侧额横纹消失,鼻唇沟变平坦等症状。若在管内损伤,除上述表现外尚有舌前 2/3 味觉障碍,泪腺和唾液腺的分泌障碍,听觉过敏等症状。

【知识拓展】

面神经麻痹

本病病因尚未完全明确,面部或耳后局部受凉可作为诱因。一般认为是由于病毒感染,直接引起面神经炎症、充血、水肿,使其在面神经管内受压迫所致。本病起病较急,多单侧发生。早期可有神经压迫症状,如局部痛、麻、胀及针刺感。继之出现神经麻痹及其所致的肌肉瘫痪症状。患者自觉面部或咀嚼时动作不灵,食物落入患侧颊部后不能转动,患侧口水自行外溢。检查时由于面部表情肌瘫痪,表现为患侧鼻唇沟变浅或消失,嘴角歪向健侧,患侧不能做皱眉、闭眼、吹哨、鼓腮和露齿等动作。由于眼轮匝肌麻痹,睑裂变大,内眼角不尖,眼泪有时外溢,眼睑不能充分闭合。闭眼的同时眼球上窜,在角膜下缘露出巩膜带(贝尔氏征)。若面神经在面神经管内受损尚可出现泪腺分泌障碍和舌前 2/3 味觉丧失及听觉过敏现象。防治以防止局部受凉,西药与中药、针灸、理疗及按摩综合治疗为宜。

(八)前庭蜗神经

前庭蜗神经(vestibulocochlear nerve)为感觉性神经,由前庭神经和蜗神经组成(图 10-81)。

1. 前庭神经(vestibular nerve) 含 1 种纤维成分,传导平衡觉冲动。其胞体位于内耳道底附近的前庭神经节内,神经元的周围突穿内耳道底分布于球囊斑、椭圆囊斑和腹壶嵴中的毛细胞;中枢突组成前庭神经,伴蜗神经经内耳门入颅,连于延髓脑桥沟外侧端,终于其深面的前庭神经核。

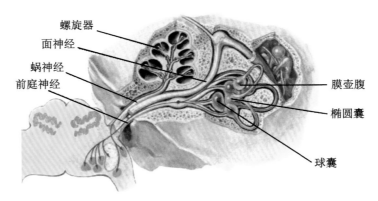

图 10-81 前庭蜗神经

2. 蜗神经(cochlear nerve) 含 1 种纤维成分,传导听觉冲动。其胞体位于蜗轴内的蜗神经节内,周围突分布于螺旋器;中枢突在内耳道聚集成蜗神经,伴前庭神经经内耳门入颅,连于延髓脑桥沟外侧端,终于其深面的蜗神经核。

(九)舌咽神经

舌咽神经(glossopharyngeal nerve)为混合性神经,含 4 种纤维成分(图 10-82)。

躯体运动纤维起于疑核;躯体感觉纤维终于三叉神经脊束核;内脏运动纤维起于下泌涎核;内脏感觉纤维终于孤束核。舌咽神经于延髓橄榄后沟上部出脑,经颈静脉孔出颅。在颈静脉孔内的神经干上有上神经节和下神经节。前者由躯体感觉神经元组成,后者由内脏感觉神经元组成。舌咽神经出颅后先在颈内动、静脉之间下行,然后呈弓形向前经舌骨舌肌内侧达舌根。其主要分支如下。

1. **鼓室神经(tympanic nerve)**　发自下神经节,进入鼓室后与交感神经纤维共同形成鼓室丛,由丛发出分支分布于鼓室、乳突小房和咽鼓管的黏膜。鼓室神经的内脏运动纤维出鼓室后终于耳神经节,换元后节后纤维分布于腮腺,管理腮腺分泌。

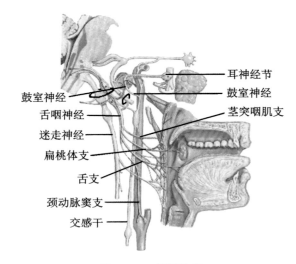

图 10-82　舌咽神经

2. **舌支**　为舌咽神经终支,分为数支,布于舌后 1/3 黏膜和味蕾,管理一般感觉和味觉。

3. **咽支**　3～4 条细支在咽侧壁上。与迷走神经和交感神经交织成丛,由丛发支分布于咽肌及咽黏膜。

4. **扁桃体支**　分布于腭扁桃体、软腭及咽峡黏膜。

5. **颈动脉窦支(carotid sinus branch)**　有 1～2 支,在颈静脉孔下方发出后沿颈内动脉下行,分布于颈动脉窦和颈动脉小球。传导二者的冲动入脑,调节血压和呼吸。

舌咽神经损害时可出现舌后 1/3 味觉丧失,舌根与咽峡区痛觉消失,同侧咽肌无力。

(十)迷走神经

迷走神经(vagus nerve)为混合性神经,含 4 种纤维成分(图 10-83、图 10-84)。内脏运动纤维起于迷走神经背核,分布于颈、胸和腹部脏器,支配平滑肌、心肌及腺体的活动;内脏感觉纤维终于孤束核,传导内脏的感觉;躯体运动纤维起于疑核,支配咽喉肌;躯体感觉纤维终于三叉神经脊束核,分布于硬脑膜,外耳道及耳郭后皮肤。迷走神经是脑神经中行程最长,分布最广的神经。于延髓橄榄后沟中部出脑,经颈静脉孔出颅。在孔内及其稍下方,神经干上有膨大的上神经节和下神经节,前者由躯体感觉神经元组成,后者由内脏感觉神经元组成。

迷走神经进入颈部后,在颈内静脉和颈内动脉、颈总动脉之间的后方下行,经胸廓上口入胸腔。左侧迷走神经在颈总动脉与左锁骨下动脉之间下降至主动脉弓前方,继而在左肺根后方分出数小支加入左肺丛,然后在食管前面分支形成食管前丛,至食管下端汇合成迷走神经前干。右迷走神经在右锁骨下动、静脉之间,沿气管右侧下行,在右肺根后方分出数支加入右肺丛,在食管后面发数支构成食管后丛,至食管下端汇合成迷走神经后干。迷走神经前、后干向下与食管一起穿膈的食管裂孔进入腹腔,分布于胃的前、后壁,其终支为腹腔支,参加腹腔丛。

迷走神经在颈、胸和腹部的分支如下。

1. 颈部的分支　迷走神经在颈部发出脑膜支、耳支、咽支、颈心支,分布于硬脑膜、外耳道及耳郭后皮肤、咽部和心。其发出的重要分支主要为喉上神经(图 10-84)。

喉上神经(superior laryngeal nerve)发自下神经节,沿颈内动脉内侧下行,于舌骨大角处分为内、外两支。内支与喉上动脉一同穿甲状舌骨膜入喉,分布于会厌、舌根及声门裂以上的喉黏膜;外支支配环甲肌,并分出细支至甲状腺。

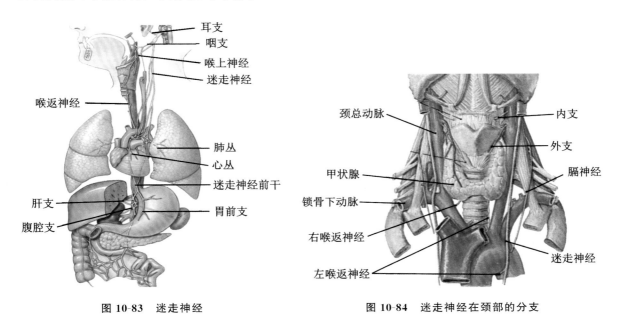

图 10-83　迷走神经　　　　　　图 10-84　迷走神经在颈部的分支

2. 胸部的分支　迷走神经在胸部发出支气管支、食管支、胸心支,分别加入肺丛、食管丛和心丛。主要分支为喉返神经(recurrent laryngeal nerve),左右喉返神经返回颈部的部位不同。左迷走神经在跨越主动脉前方发出左喉返神经,向后勾绕主动脉弓返回颈部;右迷走神经在经右锁骨下动脉前方时发出右喉返神经,向后勾绕右锁骨下动脉返回颈部。左、右喉返神经在颈部均沿气管与食管之间向上行,在甲状腺侧叶深面环甲关节后方入喉,又称喉下神经。分布于声门裂以下的喉黏膜及除环甲肌以外的所有喉肌(图 10-84)。喉返神经在颈部与甲状腺下动脉相互交错,甲状腺手术时应避免损伤该神经。损伤后可引起声音嘶哑或发声困难。

3. 腹部的分支

(1)胃前支和肝支:为迷走神经前干的终支(图 10-85)。胃前支沿胃小弯分布于胃前壁,其末支在胃小弯角切迹处以"鸦爪"形分布于幽门及十二指肠上部和胰头。肝支随肝动脉分支走行,分布于肝、胆囊和胆道。

(2)胃后支和腹腔支:胃后支为迷走神经后干的终支(图 10-83、图 10-85),在贲门附近发出,沿胃小弯后面走行,沿途分支布于胃后壁,终支也以"鸦爪"形分支分布于幽门窦及幽门管后壁。腹腔支向后加入腹腔丛,伴腹腔干、肠系膜上动脉及肾动脉等血管分支分布于肝、胆、胰、脾、肾及结肠左曲以上的腹部消化管。

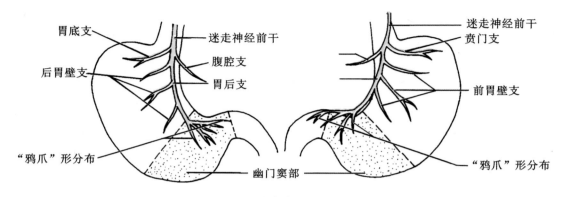

图 10-85　迷走神经在胃部分布

(十一)副神经

副神经(accessory nerve)为躯体运动性神经,含 1 种纤维成分(图 10-86)。纤维起于疑核和副神经脊髓核,经橄榄后沟下部出脑,经颈静脉孔出颅。出颅后分为内、外两支:内支加入迷走神经分布至咽肌;外支经颈内动、静脉之间,向后外斜穿胸锁乳突肌,自胸锁乳突肌后缘上、中 1/3 交点附近浅出,越过颈后穿入斜方肌,发出分支支配此二肌。

(十二)舌下神经

舌下神经(hypoglossal nerve)为躯体运动性神经,含 1 种纤维成分(图 10-86)。纤维起自舌下神经核,于橄榄前沟出脑,经舌下神经管出颅。出颅后在颈内动、静脉之间下降至舌骨上方,弓形弯向前内,沿舌骨舌肌外侧,分支进入舌内,分布于全部舌内肌和茎突舌肌、舌骨舌肌和颏舌肌。

一侧舌下神经完全损伤时,患侧舌肌瘫痪,伸舌时舌尖偏向瘫痪侧。

12 对脑神经连脑部位及出入颅部位如图 10-86、表 10-4。

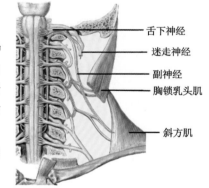

图 10-86　副神经

表 10-4　脑神经简表

顺序	名称	性质	相连核团	连脑部位	出入颅部位	分布范围
I	嗅神经	感觉性		端脑	筛孔	嗅黏膜
II	视神经	感觉性		间脑	视神经管	视网膜
III	动眼神经	运动性(含副交感)	动眼神经核 动眼神经副核	中脑	眶上裂	大部分眼外肌 瞳孔括约肌 睫状肌
IV	滑车神经	运动性	滑车神经核	中脑	眶上裂	上斜肌
V	三叉神经	混合性	三叉神经感觉核 三叉神经运动核	脑桥	眼神经:眶上裂 上颌神经:圆孔 下颌神经:卵圆孔	头面部皮肤、鼻腔、口腔黏膜、牙及牙龈、眼球、硬脑膜、咀嚼肌

顺序	名称	性质	相连核团	连脑部位	出入颅部位	分布范围
Ⅵ	展神经	运动性	展神经核	脑桥	眶上裂	外直肌
Ⅶ	面神经	混合性（含副交感）	面神经核上泌涎核	脑桥	内耳门→茎乳孔	面部表情肌、颈阔肌、泪腺、下颌下腺、舌下腺、鼻腔及腭部腺体、舌前 2/3 味蕾
Ⅷ	前庭蜗神经	感觉性	前庭神经核	脑桥	内耳门	腹壶嵴、椭圆囊斑、球囊斑、螺旋器
Ⅸ	舌咽神经	混合性（含副交感）	疑核、三叉神经脊束核、孤束核、下泌涎核	延髓	颈静脉孔	咽肌、腮腺、咽壁鼓室黏膜、颈动脉窦、颈动脉小体、舌后 1/3 黏膜及味蕾、耳后皮肤
Ⅹ	迷走神经	混合性（含副交感）	疑核、孤束核、迷走神经背核、三叉神经脊束核	延髓	颈静脉孔	咽喉肌和黏膜、结肠左曲以上胸腹腔脏器、硬脑膜、耳郭及外耳道皮肤
Ⅺ	副神经	运动性	疑核、副神经脊髓核	延髓	颈静脉孔	咽喉肌、胸锁乳突肌、斜方肌
Ⅻ	舌下神经	运动性	舌下神经核	延髓	舌下神经管	舌内肌和舌外肌

考点提示 十二对脑神经的出入颅的部位、行径、主要分支及分布。

三、内脏神经

内脏神经(visceral nerves)主要分布于内脏、心血管及腺体。因其主要是控制和调节动、植物共有的物质代谢活动，不支配动物所特有的骨骼肌的运动，且所支配的活动又不能引起人体位置的改变，故又称植物性神经(vegetative nervous system)；又因其控制的活动通常不随人的意志支配，故又称自主神经(autonomic nervous system)。内脏神经按纤维性质可分为内脏运动神经和内脏感觉神经，而内脏运动神经又分为交感神经和副交感神经两部分。

考点提示 内脏神经的概念及分类。

(一)内脏运动神经

内脏运动神经(visceral motor nerve)与躯体运动神经在结构和功能上有以下区别。

(1)支配的器官不同：躯体运动神经支配骨骼肌，一般受意志支配；内脏运动神经则支配平滑肌、心肌和腺体，一定程度上不受意志控制。

(2)低级中枢部位不同：躯体运动神经的低级中枢位于脑干内的躯体运动神经核和脊髓前角，而内脏运动神经低级中枢位于脑干内的内脏运动神经核和脊髓第 1 胸段到第 3 腰段节段侧角及第 2～4 骶段副交感核。

(3)纤维成分不同：躯体运动神经只有 1 种纤维成分，内脏运动神经则有交感和副交感 2 种纤维成分，且多数器官同时接受交感、副交感双重神经支配。

(4)神经元的数目不同：躯体运动神经自低级中枢到达效应器只有 1 个神经元，而内脏运动神经自低级中枢到达效应器有 2 个神经元,前 1 个神经元终止于周围部的内脏运动神经节,再由节内神经元发出纤维到达效应器,故内脏运动神经有节前纤维和节后纤维之分。中枢内的神经元称节前神经元,发出的纤维称节前纤维,周围神经节内的神经元称节后神经元,发出的纤维称节后纤维。

(5)分布形式不同:躯体运动神经以神经干的形式分布,而内脏运动神经的节后纤维以神经丛的形式攀附于内脏或血管,由丛再发出分支到效应器。

根据形态、功能和生理的特点不同,内脏运动神经分为交感神经和副交感神经两部分。

1. 交感神经(sympathetic nerve)　分为中枢部和周围部(图 10-87~图 10-89)。

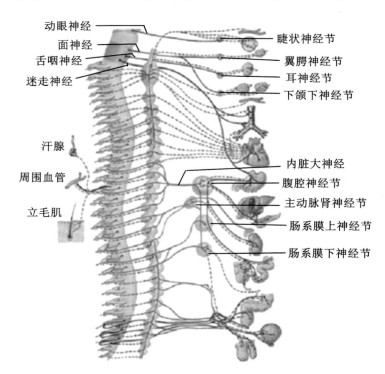

动眼神经
面神经
舌咽神经
迷走神经

汗腺
周围血管
立毛肌

睫状神经节
翼腭神经节
耳神经节
下颌下神经节

内脏大神经
腹腔神经节
主动脉肾神经节
肠系膜上神经节
肠系膜下神经节

图 10-87　内脏运动神经分布模式图

中枢部:低级中枢位于脊髓第 1 胸段至第 3 腰段侧角。

周围部:由交感神经节和交感干、神经和神经丛组成。

(1)交感神经节:按位置不同分椎旁节和椎前节。

椎旁节(ganglia of sympathetic trunk)位于脊柱两侧,每侧有 21~26 个。

椎前节(prevertebral ganglia)位于椎体前方,主要有成对的腹腔神经节、主动脉肾节和单个的肠系膜上、下神经节。它们分别位于同名动脉根部附近,部分节后纤维起自这些神经节。

(2)交感干(sympathetic trunk)(图 10-89):位于脊柱两侧,由椎旁节和节间支相连而成,呈串珠状,上达颅底、下至尾骨前方,左、右各一,两干下端在尾骨前方相连,会合于单一的奇神经节。

交感干借交通支(communicating branches)与相应的脊神经相连。交通支是指脊神经与交感干相连的一段神经纤维,分白交通支和灰交通支。

白交通支(white communicating branch)是由脊髓侧角细胞发出的具有髓鞘的节前纤维,呈白色。节前纤维经前根、脊神经、白交通支进入椎旁节。因节前神经元胞体仅存在于脊髓胸 1~腰 3 节段,故白交通支只存在于胸神经和上 3 对腰神经,共 15 对脊神经中。白交通支内的节前纤维进入交感干后,有3种去向:①终于相应的椎旁节;②在交感干内上升或下降,终于上方或下方的椎旁节;③穿经椎旁节终于椎前节。

灰交通支是由椎旁节细胞发出的节后纤维组成的,多无髓鞘,色泽灰暗(图10-88)。灰交通支存在于全部椎旁节和31对脊神经之间。

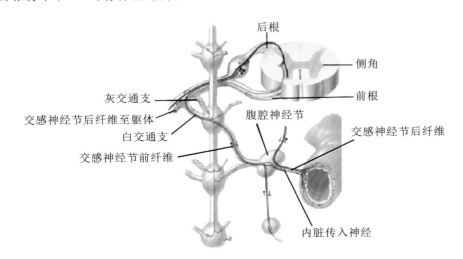

图 10-88　交感干与交感神经分布模式图

椎旁节发出的节后纤维也有3种去向:①经灰交通支返回脊神经,随脊神经分支分布于血管、汗腺和竖毛肌;②攀附动脉走行形成神经丛,随动脉分支分布于所支配的器官;③直接到达支配脏器。

交感神经节前、后纤维分布有如下规律:①来自脊髓第1~5胸段侧角细胞的节前纤维,换元后节后纤维分布到头、颈、胸腔脏器和上肢的血管、汗腺和竖毛肌;②来自脊髓第6~12胸段侧角细胞的节前纤维,换元后节后纤维分布于肝、脾、胰、肾等实质性脏器和结肠左曲以上的腹部消化管;③来自脊髓第1~3腰段侧角细胞的节前纤维,换元后节后纤维分布于结肠左曲以下的消化管、盆腔脏器和下肢的血管、汗腺和竖毛肌。

考点提示　交感神经低级中枢的部位,交感神经节及节后纤维的分布。

2. 副交感神经(parasympathetic nerve)　也分为中枢部和周围部(图10-87)。

中枢部:低级中枢位于脑干内的内脏运动神经核和脊髓第2~4骶段的骶副交感核。

周围部:包括副交感神经节和进出节的节前、后纤维。副交感神经节不集中分布,一般位于其支配的器官附近或器官壁内,故称为器官旁节或器官(壁)内节。所以副交感神经的节前纤维较长,而节后纤维较短。

(1)颅部副交感神经:由脑干内各副交感神经核发出节前纤维,分别随Ⅲ、Ⅶ、Ⅸ、Ⅹ对脑神经走行,达相应的神经节换元后节后纤维支配相应器官。简述如下:

1)由动眼神经副核发出的节前纤维,随动眼神经走行,在睫状神经节换元后,节后纤维支配瞳孔括约肌和睫状肌。

2)由上泌涎核发出的节前纤维,随面神经走行,在翼腭神经节和下颌下神经节换元后,节后纤维支配泪腺、鼻腔、口腔以及腭黏膜的腺体、下颌下腺和舌下腺。

3)由下泌涎核发出的节前纤维,随舌咽神经走行,在耳神经节换元后,节后纤维支配腮腺。

4)由迷走神经背核发出的节前纤维,随迷走神经走行,分支到心、肺、肝、脾、胰、肾及结肠左曲以上消化管的器官旁节或壁内节,换元后节后纤维分布于上述器官的平滑肌、心肌和腺体。

(2)骶副交感神经:由脊髓第 2～4 骶段的骶副交感核发出的节前纤维,加入骶神经前支,出骶前孔后离开骶神经,单独组成盆内脏神经(pelvic splanchnic nerves)(图 10-90),继之加入盆丛,随盆丛分支到所支配脏器的器官旁节或壁内节换神经元,其节后纤维支配结肠左曲以下的消化管、盆腔脏器和外阴。

交感神经和副交感神经对绝大多数内脏器官都是共同支配,二者对同一器官的作用既是相互拮抗又是相互统一的,从而保持了机体内部各器官功能的动态平衡,使机体更好地适应机体内、外环境的变化。

考点提示 副交感神经低级中枢的部位及副交感神经分布概况。

3. 交感神经与副交感神经的主要区别(表 10-5)。

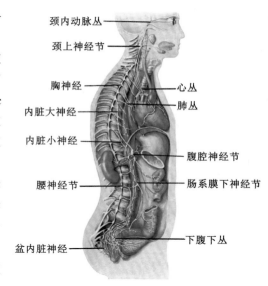

图 10-89　交感神经分布模式图

表 10-5　交感神经与副交感神经的比较表

比较项目	交感神经	副交感神经
低级中枢位置	脊髓第 1 胸节到第 3 腰节侧角	脑干内脏运动神经核 脊髓骶副交感神经核
神经节位置	椎旁节和椎前节	器官旁节和壁内节
纤维特点	节前纤维短、节后纤维长	节前纤维长、节后纤维短
分布范围	广泛:全身血管及胸、腹、盆腔脏器的平滑肌、心肌、腺体及汗腺、竖毛肌和瞳孔开大肌	较局限:胸腹、盆腔脏器的平滑肌、心肌、腺体(肾上腺髓质除外),瞳孔括约肌和睫状肌

考点提示 交感神经与副交感神经的主要区别。

4. 内脏神经丛　内脏神经丛(图 10-90)由交感神经、副交感神经和内脏感觉神经相互交织而成,由丛发支到所支配的器官。主要的神经丛如下。

(1)心丛(cardiac plexus):由交感干的颈上、中、下节和胸 1～5 节发出的心支和迷走神经心支共同组成。分支布于心。

(2)肺丛(pulmonary plexus):由交感干的胸 2～5 节的分支和迷走神经支气管支组成,发出分支随支气管和肺血管分支入肺。

(3)腹腔丛(celiac plexus):是最大的内脏神经丛,位于腹腔干及肠系膜上动脉周围。丛内有成对的腹腔神经节、主动脉肾节和单个的肠系膜上神经节,接受内脏大、小神经的节前纤维,其节后纤维与迷走神经后干的腹腔支组成腹腔丛。分支随腹腔干、肾动脉及肠系膜上动脉的分支,分布于肝、脾、胰、肾、肾上腺及结肠左曲

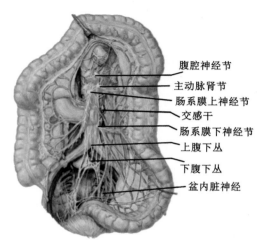

图 10-90　腹、盆腔内脏神经丛

以上的腹部消化管。

（4）**腹主动脉丛**（abdominal aortic plexus）：是腹腔丛在腹主动脉表面的延续部分，还接受腰内脏神经的节前纤维。此丛分出肠系膜下丛，沿同名动脉分支分布于结肠左曲以下至直肠上段肠管。发出部分纤维下行入盆腔参入腹下丛的组成；另一部分纤维沿髂总动脉和髂外动脉组成与动脉同名的神经丛，随动脉分布于下肢血管、汗腺、竖毛肌。

（5）**腹下丛**（hypogastric plexus）：可分上腹下丛和下腹下丛。

上腹下丛由来自腹主动脉丛向下延续的部分和下位两腰交感节发出的腰内脏神经组成。下腹下丛（盆丛）是上腹下丛延续到直肠两侧，并接受骶部交感干的节后纤维和第2～4骶神经的副交感节前纤维组成。此丛伴随髂内动脉的分支组成直肠丛、膀胱丛、子宫阴道丛等，分布于盆腔内脏器。

（二）内脏感觉神经

内脏感觉神经（visceral sensory nerve）的特点如下：

（1）正常内脏活动一般不引起感觉，较强烈的内脏活动才能引起感觉，痛阈较高。如在饥饿时胃收缩引起饥饿感觉；直肠和膀胱充盈时引起膨胀感觉等。

（2）内脏对牵拉、膨胀、痉挛、冷热等刺激较敏感，而对切割、烧灼等刺激不敏感。如在外科手术挤压、切割或烧灼内脏时，患者并不感觉疼痛。

（3）内脏痛定位不准，弥散性痛。因一个脏器的感觉纤维可经几个脊髓节段的脊神经传入中枢，而一条脊神经又包含几个脏器的感觉神经，故传入径路分散，定位亦不准确。

考点提示　内脏感觉神经特点。

（三）牵涉痛

当某些内脏发生病变时，常在体表的一定区域产生感觉过敏或疼痛，这种现象称为牵涉痛。如心绞痛时，常在胸前区及左臂内侧皮肤感到疼痛；肝胆疾病时，常在右肩部感到疼痛等。

牵涉痛产生机制目前尚不清楚。一般认为，病变内脏的感觉纤维和被牵涉皮肤的感觉纤维都进入脊髓同一节段后角的内脏感觉接受区和躯体感觉接受区，而且它们在脊髓后角密切联系。因此，内脏感觉接受区病变内脏的痛觉冲动可以扩散到邻近的躯体皮肤接受区。因而内脏痛时，也有相应皮肤的牵涉痛（图10-91）。

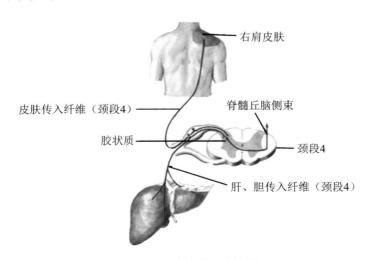

图 10-91　牵涉痛产生机制

考点提示　牵涉痛的定义。

【知识拓展】

　　自主神经(植物神经)紊乱:是一种支配内脏、血管、汗腺等活动,控制身体内部各种器官动作的神经,它的活动不受人的意志支配,一旦功能发生紊乱,全身各处都会出现不适症状。植物性神经紊乱在内脏功能方面表现为恶心、胃肠不适、便秘或腹泻;心悸、胸闷、气短、肢体瘫软、四肢麻木、浑身没劲、低热;女子月经不调、男子遗精、阳痿等。在心血管系统上表现为阵发性高血压、周期性低血压、窦性心动过速或心动过缓及类似心肌梗死的表现。睡眠障碍主要表现为失眠或早醒,头部有重压感、紧束感,伴有紧张性头痛、头晕等。情绪症状表现为烦恼、易激怒、心情紧张等。由于植物性神经紊乱的表现症状有很多,还都同时出现,很多患者患病后,往往不知道自己究竟是哪个部位出了问题,也不清楚该去医院的哪个科室就诊,从而延误了治疗。如果出现以上的综合征,怀疑可能是植物性神经紊乱时,应及时到医院的神经科门诊检查,请医生做出诊断并采取措施。

　　植物性神经紊乱应注意以下治疗措施。

　　1.多参加体育锻炼,如散步、打羽毛球、游泳等。

　　2.及时进行心理疏泄。

　　3.培养良好的生活习惯。

扫一扫,练一练

思考题

1.简述正中神经、桡神经、尺神经、腋神经的分布范围及损伤后的主要症状。

2.简述股神经、坐骨神经的分布及损伤后的主要表现。

3.简述Ⅲ、Ⅴ、Ⅶ、Ⅸ对脑神经的主要支配范围。

4.简述舌的神经支配。

5.简述迷走神经的分支分布。

6.比较交感神经与副交感神经。

(景玉萍　孙　进)

第十一章

内分泌系统

病例导学

患者,男,42岁,烦躁不安、畏热、消瘦1月余。

患者于1月前开始无明显诱因出现双侧颈前区肿大,伴怕热、多汗、心悸,多食易饥饿。发病以来饭量有所增加,体重却较前下降,并出现失眠、性情急躁、双手发抖等不适。体格检查:心率100次/min,神情稍激动,眼球略突出,双侧甲状腺对称性Ⅱ度肿大。甲状腺功能检查提示:T_3和T_4升高,TSH降低。诊断:甲状腺功能亢进症(甲亢)。

请问:

1. 甲状腺的组织结构是怎样的? 可分泌哪些激素?

2. 为什么患者会出现怕热、多汗、心悸、多食易饥饿、性情急躁等症状?

内分泌系统是机体内重要的调节系统,与神经系统相辅相成,共同维持机体内环境的平衡与稳定,调节机体的生长发育和新陈代谢,并调控生殖,影响各种行为。

内分泌系统由内分泌腺和内分泌组织组成。内分泌腺(endocrine glands)是指以腺组织为主要结构形成的独立器官,包括甲状腺、甲状旁腺、肾上腺、垂体、松果体等。内分泌组织以细胞团分散于其他器官之内,如胰内的胰岛、睾丸内的间质细胞、卵巢内的卵泡和黄体等(图11-1)。

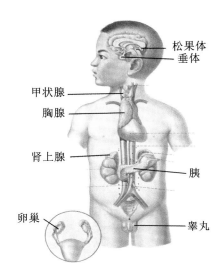

图 11-1 内分泌系统概况

内分泌腺的结构特点是:腺细胞通常排列成索状、网状、团状或围成滤泡状;无输送分泌液的导管,有丰富的毛细血管。腺细胞合成和分泌的生物活性物质称为**激素**(hormone)。激素直接进入血液,作用于特定的靶器官。激素在血液内的含量虽少,但对机体的生长、发育、新陈代谢和生殖活动等起着重要调节作用。内分泌腺的结构和功能活动有明显的年龄变化。

考点提示　内分泌系统的组成及作用。

第一节　甲　状　腺

一、甲状腺的形态和位置

甲状腺(thyroid)是人体最大的内分泌腺,为红褐色腺体,呈"H"形,由左、右侧叶和中间的峡部构成。甲状腺平均重量成年男性 26.71 g,女性 25.34 g。甲状腺侧叶贴于喉下部和气管上部的两侧,上达甲状软骨中部、下抵第 6 气管软骨环(图 11-2)。峡部常位于第 2～4 气管软骨环的前方,约 50% 人的峡部向上伸出一锥状叶,长者可达到舌骨平面。甲状腺表面有纤维囊包裹,囊外还有颈筋膜包绕。甲状腺借筋膜形成的韧带固定于喉软骨上,故吞咽时甲状腺可随喉的活动而上下移动。

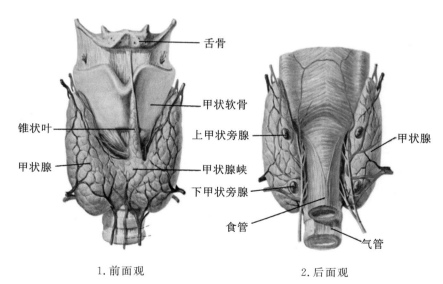

1.前面观　　　　　2.后面观

图 11-2　甲状腺和甲状旁腺

考点提示　甲状腺的位置、形态。

二、甲状腺的微细结构

甲状腺表面有薄层结缔组织被膜,被膜结缔组织深入腺实质,把实质分成许多不完整的小叶,每个小叶内含有 20～40 个滤泡(follicle)。滤泡呈球形或椭圆形,滤泡腔内充满胶质(colloid),HE 染色呈红色,为碘化的甲状腺球蛋白。滤泡壁主要由单层的滤泡上皮细胞围成。滤泡间有少量结缔组织、丰富的毛细血管网和成群的滤泡旁细胞(图 11-3)。

（一）滤泡上皮细胞

滤泡上皮细胞（follicular epithelial cell）一般为单层立方形，但可因功能状态不同而有形态变化。在功能活跃时，细胞增高呈低柱状，滤泡腔内胶质减少；反之，细胞变矮呈扁平状，滤泡腔内胶质增多。

滤泡上皮细胞可以合成、贮存和分泌甲状腺激素。它从血液中摄取氨基酸，在粗面内质网内合成甲状腺球蛋白的前体，再经高尔基复合体加工后，排放到滤泡腔内贮存。滤泡上皮细胞从血液中摄取的碘在过氧化物酶的作用下活化后，进入滤泡腔，与甲状腺球蛋白结合，形成碘化的甲状腺球蛋白。

根据机体需要，在垂体分泌的促甲状腺素作用下，滤泡上皮细胞又以吞饮的方式将滤泡腔内的碘化甲状腺球蛋白重吸收到胞质内，溶酶体内的蛋白水解酶将其分解成甲状腺素（htyroxine），即占90%的四碘甲状腺原氨酸（T_4）和占10%三碘甲状腺原氨酸（T_3）。T_4和T_3从滤泡上皮细胞基底部释放入血（图11-4）。

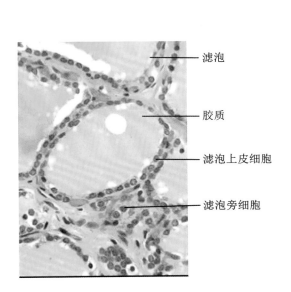

图11-3　甲状腺的微细结构

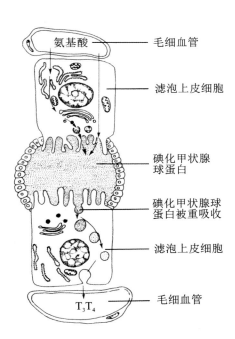

图11-4　甲状腺素的生成模式图

甲状腺素的主要功能是促进机体的新陈代谢，提高神经兴奋性，促进生长发育，尤其对婴幼儿的骨骼和中枢神经系统的发育有显著影响。若婴幼儿时期甲状腺素分泌不足，不仅长骨生长停滞、身材矮小，而且脑发育障碍、智力低下，导致呆小症；在成人则发生黏液性水肿。若分泌的甲状腺素过多，则出现甲状腺功能亢进症（甲亢）。长期缺碘则可出现单纯性甲状腺肿。

考点提示　甲状腺滤泡的组织结构、内分泌细胞和分泌的激素。

（二）滤泡旁细胞

滤泡旁细胞（parafollicular cell）位于甲状腺滤泡之间或滤泡上皮细胞之间。细胞较大，在 HE 染色标本中胞质着色略淡，银染法可见胞质内有嗜银颗粒。该细胞以胞吐方式释放颗粒内的降钙素（calcitonin）。降钙素能促进成骨细胞的活动，使骨盐沉积于类骨质，并抑制胃肠道和肾小管吸收钙,使血钙浓度降低。

考点提示 甲状腺的位置、形态、光镜结构和分泌的激素。

【知识拓展】

甲状腺功能亢进症 简称"甲亢",是由于甲状腺合成释放过多的甲状腺激素,造成机体代谢亢进和交感神经兴奋,引起心悸、出汗、进食和便次增多和体重减少的疾病。多数患者还常常同时有突眼、眼睑水肿、视力减退等症状。

第二节 甲状旁腺

一、甲状旁腺的形态和位置

甲状旁腺(parathyroid gland)为棕黄色、黄豆大小的扁椭圆形腺体。位于甲状腺左、右侧叶的后面,一般有上、下两对(图 11-2)。甲状旁腺多附于甲状腺侧叶后面的纤维囊上,有时也可埋于甲状腺组织内,而使手术时寻找困难。

二、甲状旁腺的微细结构

甲状旁腺表面包有薄层结缔组织被膜,实质的腺细胞排列成团或索状,其间有丰富的毛细血管和少量结缔组织。腺细胞分主细胞和嗜酸性粒细胞两种(图 11-5)。

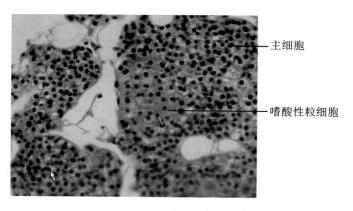

主细胞

嗜酸性粒细胞

图 11-5 甲状旁腺的微细结构

(一)主细胞

主细胞(chief cell)数量最多,呈圆形或多边形,体积较小,HE 染色标本中胞质染色浅,核圆,位于细胞中央。细胞合成和分泌甲状旁腺素(parathyroid hormone),甲状旁腺素主要作用于骨细胞和破骨细胞,使骨盐溶解,并能促进肠及肾小管吸收钙,从而使血钙升高。在甲状旁腺素和降钙素的共同调节下,维持机体血钙浓度的稳定。

甲状腺手术时,应注意保留甲状旁腺。甲状旁腺分泌不足时,可引起血钙下降,出现手足抽搐,甚至死亡。

（二）嗜酸性细胞

嗜酸性细胞(oxyphil cell)7～10 岁才出现,随年龄增长而增多,单个或成群存在于主细胞之间,比主细胞大,呈多边形,核小而色深,胞质内充满嗜酸性颗粒,此细胞功能不明。

考点提示 甲状旁腺的位置和分泌的激素。

第三节　肾　上　腺

一、肾上腺的形态和位置

肾上腺(suprarenal gland)位于肾的上方,质软,呈淡黄色,与肾共同包在肾筋膜和脂肪囊内。左侧肾上腺似半月形,右侧肾上腺呈三角形,重 6.8～7.2 g。

肾上腺表面包以结缔组织被膜,少量结缔组织伴随血管和神经伸入实质内。肾上腺实质由周围的皮质和中央的髓质两部分构成。肾上腺皮质来源于胚胎的中胚层,腺细胞具有类固醇激素分泌细胞的结构特点。肾上腺髓质来自外胚层,腺细胞具有含氮类激素分泌细胞的结构特点。

二、肾上腺的微细结构

（一）皮质

皮质约占肾上腺体积的 80%。根据皮质细胞的形态结构和排列特征,由表及里可将肾上腺皮质分为三个带(图 11-6),即球状带、束状带和网状带。

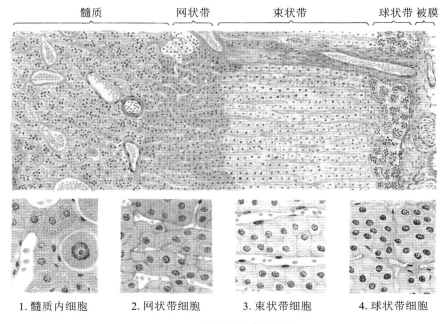

1. 髓质内细胞　　2. 网状带细胞　　3. 束状带细胞　　4. 球状带细胞

图 11-6　肾上腺的微细结构

1. **球状带**(zona glomerulosa) 紧贴被膜下,较薄,约占皮质总体积的 15%。细胞排列成球状团块,细胞较小,呈锥形,核小染色深,胞质较少,含少量脂滴。球状带细胞分泌盐皮质激素(mineralocorticoid),主要是醛固酮(aldosterone),能促进肾远曲小管和集合管重吸收 Na^+ 及排出 K^+,

使血 Na$^+$ 浓度升高，K$^+$ 浓度降低，维持血容量于正常水平。

2. 束状带(zona fasciculata)　位于球状带的深部，最厚，约占皮质总体积的 78%。腺细胞排列成单行或双行的细胞索，细胞较大，呈多边形，核圆染色浅，胞质内含大量脂滴。在 HE 染色标本中，因脂滴被溶解，故胞质成泡沫状或空泡状。束状带细胞分泌糖皮质激素(glucocorticoid)，主要为皮质醇(cortisol)，可促使蛋白质及脂肪分解并转变为糖，有抑制免疫应答及抗炎症等作用。束状带细胞受腺垂体分泌的促肾上腺皮质激素的调节。

3. 网状带(zona reticularis)　位于皮质的最内层，占皮质厚度的 7%。网状带细胞小，排列成索状，细胞索相互吻合成网，核小染色深。网状带细胞主要分泌雄激素、少量糖皮质激素和雌激素，也受促肾上腺皮质激素的调节。

考点提示　肾上腺皮质的组织结构及分泌的激素。

(二)髓质

髓质主要由排列成索或团状的髓质细胞组成，其间为血窦和少量结缔组织。髓质细胞呈多边形，核圆染色浅，胞质嗜碱性；如用含铬盐的固定液固定标本，胞质内出现黄褐色的嗜铬颗粒，故髓质细胞又称嗜铬细胞(chromaffin cell)。此外，髓质内还有少量散在的交感神经节细胞。电镜下，嗜铬细胞胞质内可见分泌颗粒。根据颗粒所含物质不同，嗜铬细胞分为 2 种：数量多的为肾上腺素细胞，分泌肾上腺素(adrenaline)；另一种为去甲肾上腺素细胞(noradrenaline)，分泌去甲肾上腺素。肾上腺素和去甲肾上腺素均为儿茶酚胺类物质，它们的分泌受交感神经节前纤维支配。肾上腺素使心率加快，心脏和骨骼肌的血管扩张；去甲肾上腺素使血压升高，心脏、脑和骨骼肌内的血流加速。

考点提示　肾上腺髓质的组织结构及分泌的激素。

第四节　垂　体

垂体(hypophysis)为一灰红色的椭圆形小体，位于蝶骨体上面的垂体窝内，上端借漏斗连于丘脑。成年人的垂体重 0.5～0.6 g，女性略大于男性。垂体分为腺垂体和神经垂体两部分。腺垂体又分为远侧部、中间部和结节部。神经垂体包括神经部和漏斗柄，漏斗柄上方连于下丘脑的正中隆起(图 11-7)。

在位置上，腺垂体居前，神经垂体居后。腺垂体的远侧部又称垂体前叶，神经垂体的神经部和腺垂体的中间部合称垂体后叶。

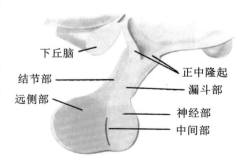

图 11-7　垂体模式图

考点提示　垂体的位置和分部。

一、腺垂体

(一)远侧部

远侧部(pars distalis)是构成腺垂体的主要部分，约占垂体的 75%。腺细胞排列成团索状，其间有丰富的窦状毛细血管和少量结缔组织。HE 染色切片中，腺细胞可分为两大类：嗜色细胞和嫌

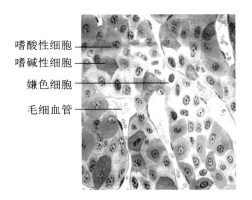

嗜酸性细胞 ——
嗜碱性细胞 ——
嫌色细胞 ——
毛细血管 ——

图 11-8　腺垂体远侧部微细结构图

色细胞。嗜色细胞又分为嗜酸性细胞和嗜碱性细胞(图 11-8)。

1. 嗜酸性细胞　数量较多,呈圆形或椭圆形,胞质内含嗜酸性颗粒。根据所分泌的激素不同,嗜酸性细胞又分生长激素细胞和催乳激素细胞两种。

(1)生长激素细胞(somatotroph)数量较多,能合成和释放生长激素(growth hormone,GH),此激素能促进体内多种代谢过程,尤其是促进骨骼的生长。幼年时期,生长激素分泌不足可导致垂体性侏儒症,分泌过多则引起巨人症;成人生长激素分泌过多会导致肢端肥大症。

(2)催乳激素细胞(mammotroph)在男性和女性均有,但女性稍多,于分娩前期和哺乳期功能旺盛。催乳激素细胞分泌催乳激素,促进乳腺发育和乳汁分泌。

2. 嗜碱性细胞　数量比嗜酸性细胞少,呈椭圆形或多边形,胞质内含有嗜碱性颗粒。按所分泌激素的不同,嗜碱性细胞又可分为三种。

(1)促甲状腺激素细胞(thyrotroph),呈多角形,分泌促甲状腺激素(thyroid stimulating hormone,TSH),能促进甲状腺滤泡的增生和甲状腺素的合成和释放。

(2)促性腺激素细胞(gonadotroph),分泌卵泡刺激素(follicle stimulating hormone,FSH)和黄体生成素(luteinizing hormone,LH)。两种激素可共存于同一细胞。在女性卵泡刺激素可促进卵泡发育;在男性则刺激生精小管的支持细胞合成雄激素结合蛋白,促进精子的发生。黄体生成素在女性促进排卵和黄体的形成及分泌;在男性则刺激睾丸间质细胞分泌雄激素,故又称间质细胞刺激素(interstitial cell stimulating hormone,ICSH)。

(3)促肾上腺皮质激素细胞(corticotroph),细胞形态不规则,有突起。此细胞分泌促肾上腺皮质激素(adrenocorticotropic hormone,ACTH)和促脂素(lipotropic hormone,LPH),前者主要促进肾上腺皮质束状带分泌糖皮质激素,后者作用于脂肪细胞,使其分解产生脂肪酸。

3. 嫌色细胞　数量多,细胞体积小,呈圆形或多角形,胞质少,着色浅,细胞界限不清。嫌色细胞可能是嗜色细胞的初期阶段,或是脱颗粒的嗜色细胞。

考点提示　腺垂体远侧部的光镜结构及分泌的激素。

(二)中间部

中间部位于远侧部和神经部之间的狭小区域,由滤泡及其周围的少量嗜碱性细胞和嫌色细胞构成。

(三)结节部

结节部包围着神经垂体的漏斗,在漏斗的前方较厚,后方较薄或缺如。此部内含有丰富的纵行毛细血管,腺细胞排列成条索状,主要是嫌色细胞,其间有少量的嗜酸性细胞和嗜碱性细胞。

二、神经垂体

神经垂体(neurohypophysis)主要由无髓神经纤维和神经胶质细胞(垂体细胞)组成,并含有丰富的有孔毛细血管和少量网状纤维。下丘脑的视上核和室旁核内含有神经内分泌细胞,其轴突经神经垂体的漏斗终止于神经部,构成该部的无髓神经纤维。神经内分泌细胞合成的分泌颗粒,沿轴突运输到神经部,常在轴突内聚集成串珠样膨大,HE 染色切片中,常呈现为大小不等的嗜酸性团块,称赫令体(Herring body)。神经部的神经胶质细胞又称垂体细胞,具有支持和营养神经纤维的作用(图 11-9)。

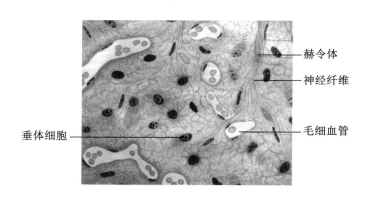

图 11-9　神经垂体的微细结构

神经垂体本身无内分泌功能,只是储存和释放来自下丘脑的激素,即抗利尿素和催产素。抗利尿素(antidiuretic hormone , ADH):可促进肾小管对水的重吸收,使尿量减少;超过生理剂量时,可使小动脉平滑肌收缩,血压升高,故又称血管升压素。催产素(oxytocin):可引起妊娠子宫平滑肌收缩,有助于孕妇分娩,并能促进乳腺分泌。

考点提示　神经垂体的功能。

【知识拓展】

1. 垂体性侏儒症　由于垂体前叶合成和分泌生长激素不足而引起的生长发育障碍的疾病。临床表现为患儿身高低于同种族、同年龄、同性别正常健康儿童平均身高的 2 个标准差以上,但四肢比例匀称,智力正常。

2. 巨人症和肢端肥大症　是由于体内生长激素持久性分泌过多,引起软组织、骨骼及内脏的增生肥大,以及内分泌代谢紊乱。发生于青春期前、骺部未融合者为巨人症(gigantism);发生于青春期后、骺部已融合者为肢端肥大症(acromegaly)。巨人症患者常继续发展为肢端肥大性巨人症。

第五节　松　果　体

松果体(pineal body)为一扁圆锥形小体,重 120～200mg。位于背侧丘脑的后上方,以柄连于第三脑室顶。儿童期较发达,一般 7 岁以后开始退化,成年后不断有钙盐沉着,常可在 X 线片见到,临床上可作为颅片定位的一个标志。松果体分泌褪黑素,参与调节机体的昼夜节律、睡眠、情绪、性成熟等生理活动。

扫一扫,练一练

思考题

1. 试述内分泌腺的组成、结构特点及功能。
2. 简述甲状腺、肾上腺、垂体的结构及其主要功能。

（陈军芳　张　薇）

第十二章

胚胎学概要

病例导学

　　王某,37岁,停经2个月,突感下腹剧烈疼痛1小时,伴休克急诊入院。1个月前在门诊检查尿妊娠试验阳性,诊断早孕。急诊检查:T 37.2℃,P 104次/min,BP 80/60mmHg,心肺无异常,腹肌紧张,全腹有压痛,以左侧为重,移动性浊音不明显。妇科检查:外阴正常,阴道通畅,有少量流血、后穹隆饱满,触痛明显,宫颈剧痛,左侧附件可触及约50天大小包块、质软,不活动,轻压痛。随即做后穹隆穿刺,抽出暗红色不凝固血液15 ml。初步诊断:宫外孕(左侧输卵管妊娠)。

　　请问:

　　1. 该患者疾病诊断依据是什么?

　　2. 请分析宫外孕形成原因。

　　人体胚胎学(embryology)是研究人体在发生、生长及发育过程中,形态结构变化规律的科学。人体胚胎在母体子宫中发育是一个连续的过程,从受精开始到胎儿出生大约需要38周(266天),如果从末次月经算起要经历40周(约280天)。通常将胚胎发育分为2个时期。①胚期:从受精至第8周末,包括受精、卵裂、胚泡形成和二胚层胚盘的出现、三胚层的形成和分化,各主要器官原基的建立。此末期,胚胎已初具人形。②胎期:从第9周至出生,此期内胎儿逐渐长大,各器官的结构和功能逐渐完善。

　　本章主要讲述生殖细胞、受精、胚期发育、胚胎与母体的关系及先天畸形等。

第一节　人体胚胎早期发育

一、生殖细胞

　　生殖细胞又称为配子,包括精子和卵子,均为单倍体细胞,即仅有23条染色体,其中一条是性染色体(图12-1)。

(一)精子的成熟与获能

　　精子发生开始于青春期,并持续于整个成年期。在睾丸生精小管内形成的精子,还需在附睾内经2周左右时间继续发育成熟,逐渐获得运动能力,但尚无受精能力。这是由于精子头部的外表有一层来自精液的糖蛋白,能够阻止顶体酶释放。精子在女性生殖管道内运行过程中,该糖蛋白被此处分泌物中的酶降解,从而获得受精能力,此现象称为获能(capacitation)。精子在女性生殖管道内的受精能力仅可维持 1 天左右。

(二)卵子的成熟

卵泡发生开始于胎儿期,而且是不连续的。青春期开始,在垂体分泌的卵泡刺激素(FSH)和黄体生成素(LH)作用下,卵泡发育成熟并排卵,停滞于第一次减数分裂前期的初级卵母细胞在排卵前完成第一次减数分裂,很快进入第二次减数分裂,但没有完成而停留在分裂中期,在受精时才完成第二次减数分裂。如果卵未受精,于排卵后 12~24 小时退化(图 12-1)。

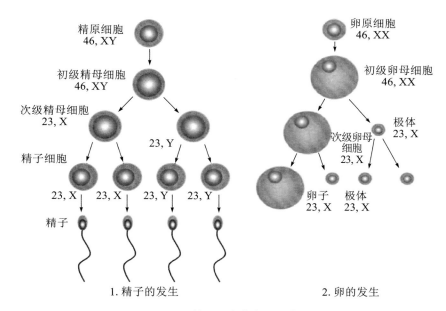

1.精子的发生　　　　2.卵的发生

图 12-1　精子和卵的发生示意图

二、受精

受精(fertilization)指精子与卵子细胞相互融合结合形成受精卵的复杂过程。

(一)受精的地点和条件

受精一般发生在输卵管壶腹部,受精的时间约在排卵后 24 小时以内。受精的条件为:

1. 足够数量的发育正常并已获能的精子与发育正常的卵子。

2. 生殖管道通畅,两性生殖细胞在一定时间能顺利相遇。

3. 生殖管道内适宜的内环境。

若采用避孕套、输卵管粘堵、输精管结扎等措施,阻止精子与卵子相遇,可达到节育的目的。

(二)受精的过程

当获能的精子与卵子相遇时,精子顶体发生顶体反应,释放顶体酶,溶解卵细胞周围的放射冠和透明带。精子头部外侧的细胞膜与卵细胞膜融合,随即精子的细胞核和细胞质进入卵内。精子入卵后,激发卵子迅速完成第二次减数分裂,排出一个第二极体。此时精子和卵子的细胞核分别称为雄原核和雌原核。两个原核逐渐在细胞中部靠拢,核膜随即消失,染色体混合,形成 23 对染色体组成的二倍体合子,即受精卵(fertilized ovum)(图 12-2)。受精的过程包括精子和卵子的识别和接触、精子穿越放射冠和透明带,次级卵母细胞完成第二次减数分裂及雌原核、雄原核融合形成合子(zygote)。

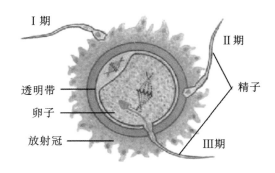

图 12-2　受精过程示意图

（三）受精的意义

1. 标志着新个体生命的开始　受精激活了代谢缓慢的卵子,使之形成一个代谢旺盛富有强大生命力的受精卵,从而启动细胞不断地分裂和分化,直至形成新的个体。

2. 恢复细胞染色体为二倍体核型,保持物种的稳定性受精使单倍体的精子和卵子形成二倍体的合子,合子继承了父母双方的遗传物质并重新组合,使新个体既具有亲代的遗传性,又具有不同于亲代的特异性。

3. 决定性别　带有 Y 染色体的精子与卵子结合发育为男性胎儿,带有 X 染色体的精子与卵子结合则发育为女性胎儿。

考点提示　受精的定义及受精的部位、过程及意义。

【知识拓展】

试 管 婴 儿

试管婴儿又称体外受精联合胚胎移植(IVF-ET)。是指分别将卵子与精子取出后,置于试管内使其受精,再将胚胎前体——受精卵移植回母体子宫内发育成胎儿。试管婴儿是用人工方法让卵子和精子在体外受精并进行早期胚胎发育,然后移植到母体子宫内发育而诞生的婴儿。第一例试管婴儿于 1978 年由英国产科医生帕特里克·斯特普托和生理学家罗伯特·爱德华兹合作研究成功的。

三、卵裂和胚泡形成

（一）卵裂

受精卵不断进行有丝分裂的过程称为卵裂(cleavage)。卵裂产生的细胞称为卵裂球(blastomere)(图 12-3)。受精卵在进行卵裂的同时,逐渐沿输卵管向子宫方向运行。随着卵裂球数目的增加,由于受透明带的约束,细胞逐渐变小。到第 3 天时形成一个 12～16 个卵裂球组成的实心细胞团,形似桑葚,称为桑葚胚(morula)。受精后 72 小时,桑葚胚进入子宫腔。

（二）胚泡形成

桑葚胚继续分裂,细胞间逐渐出现一些小腔隙,最后汇合成一个大腔。此时整个胚呈囊泡状,故称为胚泡(blastocyst)。胚泡壁由一层扁平细胞构成,称为滋养层。中央的腔称为胚泡腔。位于胚泡腔一侧的一群细胞,称为内细胞群。这群细胞是多能干细胞,将来分化为胚胎的各种组织结构系统。覆盖在内细胞群外面的滋养层称为极端滋养层。随着胚泡逐渐长大,透明带逐渐变薄消失,胚泡与子宫内膜接触,植入开始(图 12-4)。

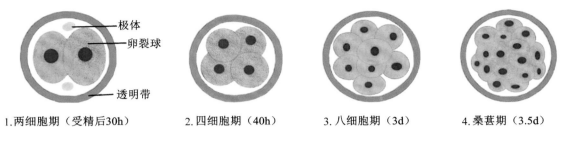

1.两细胞期（受精后30h） 2.四细胞期（40h） 3.八细胞期（3d） 4.桑葚期（3.5d）

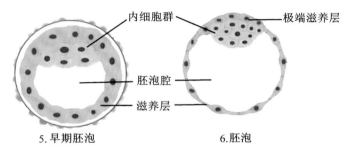

5.早期胚泡 6.胚泡

图 12-3 卵裂及胚泡形成示意图

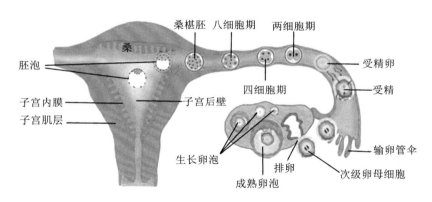

图 12-4 排卵、受精、卵裂、植入示意图

考点提示 胚泡的结构。

四、植入与植入后子宫内膜的变化

胚泡逐渐埋入子宫内膜的过程称为植入(implantation),又称着床(imbed)。植入开始于受精后第 5～6 天,第 11～12 天完成。

(一)植入过程

植入时,内细胞群顶端的极端滋养层先与子宫内膜接触,分泌蛋白水解酶,溶蚀子宫内膜形成一个缺口,胚泡则沿着缺口处逐渐埋入子宫内膜中。在植入过程中,滋养层细胞迅速分裂增生,并分化为内、外两层。外层细胞互相融合,细胞界限消失,称为合体滋养层;内层仍保持明显的细胞界限,由单层立方细胞组成,称为细胞滋养层。细胞滋养层的细胞具有分裂能力,可不断形成新的细胞加入合体滋养层。胚泡全部植入子宫内膜后,缺口附近上皮细胞修复,植入完成(图 12-5)。

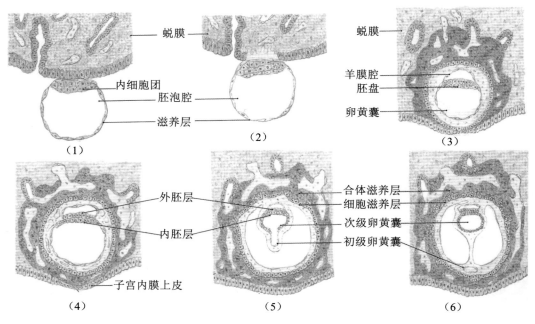

图 12-5　植入过程示意图

(二)植入的部位

胚泡的植入部位通常在子宫体和底部,最多见于后壁。若植入部位靠近子宫颈处,将形成前置胎盘,分娩时可导致胎儿娩出困难或胎盘早期剥离。若植入在子宫以外部位,称为宫外孕,常发生在输卵管,偶尔可见于子宫阔韧带、肠系膜,甚至卵巢表面等处。宫外孕胚胎多早期死亡,或引起植入处血管破裂导致大出血(图 12-6),能发育到正常分娩期的非常罕见。

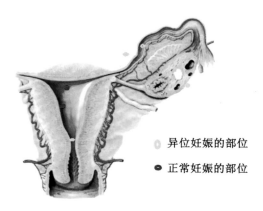

图 12-6　异常植入示意图

(三)植入的条件

植入必须在雌激素和孕激素的协同调节下进行,子宫内膜处于分泌期;胚泡适时进入子宫腔以及透明带准时消失;子宫内环境保持正常。常用的避孕方法,如在宫腔内放置节育环等,就是通过人为地干扰植入过程而达到避孕目的。

考点提示　胚泡植入部位与条件。

（四）植入后子宫内膜的变化

植入后的子宫内膜称为蜕膜（decidua）。此时,处于分泌期的子宫内膜进一步增厚,血液供应更丰富,腺体分泌更旺盛,基质细胞变肥大,富含糖原和脂滴,称为蜕膜细胞。子宫内膜的这些变化称为蜕膜反应。根据蜕膜与胚的位置关系,将子宫内膜分为3部分。

1. 基蜕膜　是位于胚深部的蜕膜。
2. 包蜕膜　是覆盖在胚表面的蜕膜。
3. 壁蜕膜　是子宫其余部分的蜕膜。

包蜕膜与壁蜕膜之间为子宫腔。包蜕膜随着胚胎的长大而向壁蜕膜靠近,至第3个月末与壁蜕膜相贴,子宫腔消失（图12-7）。

考点提示　蜕膜的概念与分部。

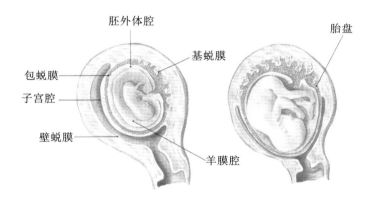

图 12-7　胚胎与子宫蜕膜的关系

五、胚层的形成和分化

（一）二胚层胚盘的形成

1. 内胚层和卵黄囊的形成　在受精后第2周胚泡植入时,内细胞群靠近胚泡腔一侧的细胞分裂、增生,形成一层整齐的立方细胞,称为内胚层（endoderm）。内胚层的周缘向下延伸,形成一个由单层扁平细胞围成的囊,称卵黄囊,故内胚层构成卵黄囊的顶。

2. 外胚层和羊膜腔的形成　在内胚层形成的同时,其上方其余内细胞群形成一层柱状细胞,称为外胚层（ectoderm）。继之,在外胚层与滋养层之间形成一个腔,为羊膜腔,腔壁为羊膜。羊膜与外胚层的周缘连续,故外胚层构成羊膜腔的底。内胚层与外胚层紧密相贴,中间有一层基膜相隔,逐渐形成一个圆盘状结构,称为二胚层胚盘。胚盘（embryonic disc）是人体发育的原基。滋养层、羊膜腔和卵黄囊则是提供营养和起保护作用的附属结构。

3. 胚外中胚层的形成　在二胚层胚盘形成的同时,细胞滋养层向内增生,形成松散分布的星形细胞,充填于整个胚泡腔,称为胚外中胚层,此时胚泡腔消失。随后,胚外中胚层细胞间出现小腔隙,并逐渐融合成为一个大腔,称为胚外体腔。胚外体腔的出现将胚外中胚层分成2部分,附着于卵黄囊表面和羊膜囊表面的,称为胚外中胚层脏层,附着于滋养层内面的称为胚外中胚层壁层。

随着胚外体腔的扩大,二胚层胚盘及其背腹侧的羊膜腔和卵黄囊仅由少部分的胚外中胚层与滋养层相连,这部分的胚外中胚层称为体蒂。体蒂将参与脐带的组成(图12-8)。

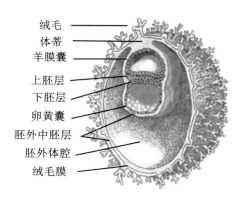

绒毛
体蒂
羊膜囊
上胚层
下胚层
卵黄囊
胚外中胚层
胚外体腔
绒毛膜

图 12-8　第 3 周初胚的剖面

考点提示　二胚层胚盘的组成。

(二)三胚层胚盘的形成

1. 原条的出现和中胚层的形成　至第 3 周初,外胚层细胞迅速增殖,在外胚层正中线的一侧形成一条增厚区,称为原条(primitive streak)。原条的出现,确定了胚盘的头尾端和中轴,原条所在侧为尾端。原条头端细胞增生形成一个球形细胞团,称为原结。继而在原条的中线出现浅沟,原结的中心出现浅凹,分别称为原沟和原凹。原沟深部的细胞在内、外胚层之间向头尾和两侧迁移扩展,形成胚内中胚层(intraembryonic mesoderm),它在胚盘边缘与胚外中胚层连续。此时的胚盘由三胚层组成。由于头端大,尾端小,此时的胚盘呈梨形(图 12-9)。

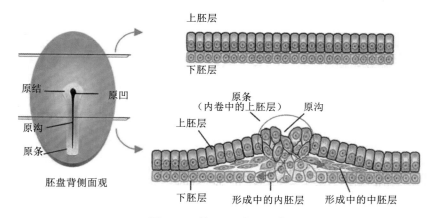

上胚层
下胚层
原结
原凹
原沟
原条
胚盘背侧面观
原条
(内卷中的上胚层)
原沟
上胚层
下胚层
形成中的内胚层
形成中的中胚层

图 12-9　第 16 天人胚示意图

2. 脊索的形成　原结的细胞增生,经原凹在内、外胚层之间沿中线向头端伸展,形成一条单独的细胞索,称为脊索(notochord),它在早期胚胎起一定支架作用。随着胚胎的发育,脊索继续向头端生长,原条则相对缩短,最终消失。若原条细胞残留,在人体骶尾部可分化形成由多种组织构成的畸胎瘤(图 12-10)。

3. 口咽膜和泄殖腔膜的形成　在脊索的头端和原条的尾端,各有一个没有中胚层的小区,此处的内、外胚层直接相贴呈薄膜状,分别称为口咽膜和泄殖腔膜。中胚层在向头端伸展时,绕过口咽膜于其前方汇合形成生心区,为心脏发生的原基。

考点提示 原条、原结、脊索的形成。

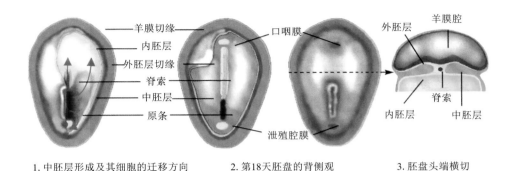

1. 中胚层形成及其细胞的迁移方向 2. 第18天胚盘的背侧观 3. 胚盘头端横切

图 12-10 三胚层及脊索的形成示意图

(三)三胚层的分化

人胚第 4 周初到第 8 周末,三个胚层逐渐分化形成各器官的原基。

1. 外胚层的分化 脊索形成后,诱导其背侧中线的外胚层增厚呈板状,称为神经板。继而,神经板中央下陷形成神经沟,沟两侧边缘隆起称为神经褶。两侧神经褶在神经沟中段靠拢并愈合,继之向头尾两端延伸。其头尾两端各有一开口,分别称为前神经孔和后神经孔,它们在第 4 周末融合,使神经沟封闭为神经管(neural tube)。神经管是中枢神经系统的原基,将发育为脑和脊髓以及松果体、神经垂体和视网膜等。如果前、后神经孔没有愈合,将会分别导致无脑畸形和脊髓裂。在神经褶愈合过程中,它的一些细胞迁移到神经管的背外侧,形成两条与神经管和外胚层脱离的纵行细胞索,称为神经嵴(neural crest),它将分化为周围神经系统及肾上腺髓质等结构。位于胚体表面的外胚层,将分化为皮肤的表皮及其附属器,以及牙釉质、角膜、晶状体、内耳膜迷路、腺垂体、口腔和鼻腔与肛门的上皮等(图12-11)。

2. 中胚层的分化 中胚层形成后,在脊索两侧从内向外依次分化为轴旁中胚层、间介中胚层和侧中胚层。散在分布的中胚层细胞,称为间充质,分化为结缔组织以及血管、肌组织等。脊索则大部分退化消失,仅在椎间盘内残留为髓核。

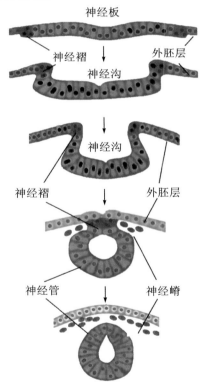

图 12-11 神经管及神经嵴发生示意图

(1)轴旁中胚层:紧邻脊索两侧的中胚层细胞迅速增殖,形成一对纵行的细胞索,即轴旁中胚层。它随即裂为块状细胞团,称为体节(somite)。体节左右成对,从颈部向尾端依次形成,随着胚龄的增长而增多,到第 5 周时共形成 42～44 对,所以可以根据体节的数量推算早期胚龄。体节将分化为皮肤的真皮、大部分中轴骨骼(如脊柱、肋骨)及骨骼肌。

(2)间介中胚层:位于轴旁中胚层与侧中胚层之间,分化为泌尿、生殖系统的主要器官。

（3）侧中胚层：是中胚层最外侧的部分。由于胚内体腔的出现，侧中胚层被分为2层：与外胚层邻近的一层，称为体壁中胚层，将分化为体壁（包括肢体）的骨骼、肌肉、血管和结缔组织；与内胚层邻近的一层，称为脏壁中胚层，将分化为消化和呼吸系统的肌组织、血管和结缔组织等。胚内体腔将分化为心包腔、胸膜腔和腹膜腔（图12-12、图12-13）。

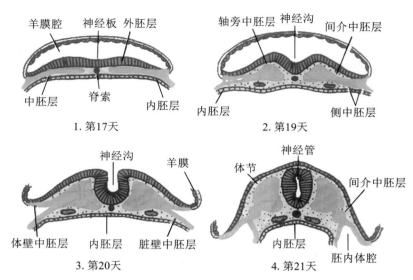

图 12-12　中胚层早期分化及神经管的形成示意图

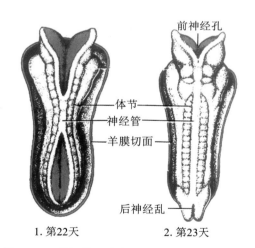

图 12-13　神经管及体节的形成（背面观）示意图

3. 内胚层的分化　随着胚体的头褶、尾褶和侧褶的形成，胚体由椭圆盘状逐渐变成圆柱状或圆筒形结构，内胚层被卷入胚体内形成原始消化管，又称原肠。其头端部分为前肠，有口咽膜封闭，尾端有泄殖腔膜封闭，中部为中肠并借卵黄蒂与卵黄囊相通。内胚层将分化为消化管、消化腺、呼吸道和肺的上皮等。

考点提示　三胚层的分化。

（四）胚体的形成

随着三胚层的分化，胚盘边缘向腹侧卷折形成头褶、尾褶和左右侧褶，扁平形的胚盘逐渐变为圆柱形胚体。胚盘卷折主要是由于各部分生长速度的差异所引起的。如胚盘中部由于神经管和体节的迅速生长而向背部隆起,生长速度快于边缘部,外胚层的生长速度又快于内胚层,致使外胚层包于胚体外表,内胚层卷到胚体内,胚体凸到羊膜腔内。胚盘头尾方向的生长速度快于左右方向的生长,头侧的生长速度又快于尾侧,因而胚盘卷折为头大尾小的圆柱形胚体,呈"C"字形。最终,胚盘头尾及两侧边缘卷折到胚体腹侧并逐渐靠近,将体蒂和卵黄囊包入,形成一条圆索状的原始脐带(图 12-14)。

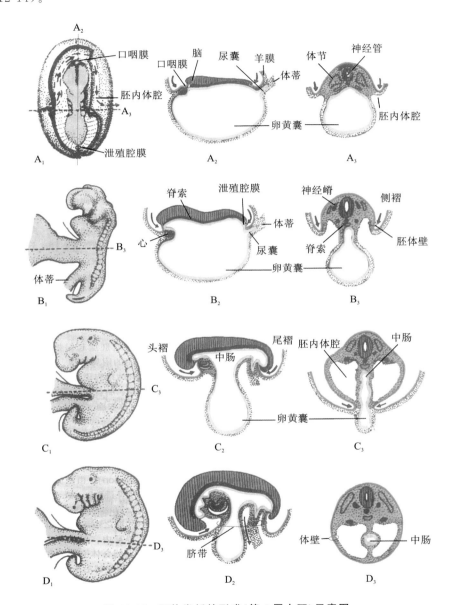

图 12-14　胚体卷折的形成(第 4 周人胚)示意图

A₁ 约为人胚第 22 天背面观,图右侧已剥去部分外胚层和中胚层,示胚外体腔与胚内体腔相连接;B₁、C₁、D₁ 分别为人胚第 24、26 及 28 天的侧面观;A₂ 至 D₂ 为 A₁-D₁ 相应的纵切面;A₃-D₃ 为 A₁-D₁ 相应的横切面

胚体在第 5~8 周其外形有明显变化。第 5 周时,耳泡、眼泡和鼻窝出现,肢芽形成,体内各器官原基相继出现。第 8 周时,指、趾分开,颜面形成,外生殖器形成,但不辨男女。至第 8 周末,各器官已具雏形,外表已初具人形(图 12-15)。

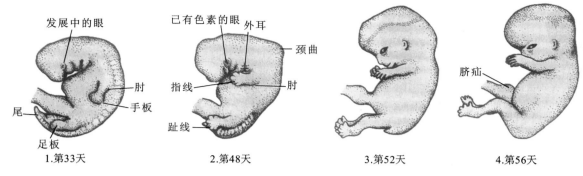

1.第33天　　2.第48天　　3.第52天　　4.第56天

图 12-15　胚体外形的建立示意图

【知识拓展】

三胚层都起源于上胚层

近年来,为了区分二胚层胚盘的外胚层、内胚层与三胚层胚盘的外胚层、内胚层在性质上的差异,胚胎学家提出了上胚层和下胚层的概念,在此略作介绍。上胚层指二胚层胚盘的上层细胞,即本章所述的外胚层(羊膜腔底)。下胚层指二胚层胚盘的下层细胞,即本章所述的内胚层(卵黄囊顶)。两者之间有薄层基膜。上胚层的细胞先形成原条,原条的细胞经过原沟向下胚层转移,置换下胚层细胞成为内胚层。继而原条细胞又经原沟在上胚层、下胚层之间,向两侧及头侧移行形成中胚层。当内胚层和中胚层形成之后,剩下的上胚层改名为外胚层。因此,胚胎的外胚层、中胚层和内胚层都起源于上胚层。

(五)胎龄的推算

胚胎龄的推算通常有月经龄和受精龄两种方法。月经龄是从孕妇末次月经的第 1 天算起,至胎儿娩出为止,共计 280 天。以 28 天为一个妊娠月,故有"十月怀胎"之说。临床上常用此法来推算孕妇的预产期。而胚胎学者则常用受精龄,即从受精之日为起点推算胚胎龄。受精一般发生在末次月经第 1 天之后的 2 周左右,所以从受精到胎儿娩出约 266 天。由于妇女的月经周期常受环境变化的影响,所以胚胎龄的推算难免有误差。

因此,胚胎学者常根据各期胚胎的外形特征及长度来推算胚胎龄。如第 1～3 周主要依据胚的发育状况及胚盘的结构;第 4～5 周常利用体节数、鳃弓及眼耳鼻等原基的出现情况;第 6～8 周可依据四肢及颜面的发育特征;胎期可依据颜面、皮肤、毛发、外生殖器等发育状况及胎儿的身长、体重来推算胚胎龄(表 12-1)。

表 12-1　胎儿外形特征及身长、体重

胎龄(月)	胎儿外形特征	身长(cm)	体重(g)
3	眼睑已闭合,颈已形成,性别可辨认	12.2	48.3
4	颜面已具人形,母体已感胎动	22.1	161.9
5	出现胎毛,有胎心音,胎儿有吞咽活动	27.5	379.8
6	出现指甲,胎体瘦,如早产数日即死亡	33.1	736.7
7	眼睑张开,头发明显,体瘦有皱纹,早产可存活	38.4	1 222.6

胎龄(月)	胎儿外形特征	身长(cm)	体重(g)
8	皮下脂肪增多,皮肤淡红,丰满,指甲达指尖,睾丸开始下降	43.3	1 822.0
9	胎毛开始脱落,趾甲达趾尖,四肢屈曲	47.4	2 542.4
10	胎体圆润,乳房略隆起,指甲过指尖,睾丸入阴囊	50.1	3 007.8

第二节　胎膜和胎盘

胎膜和胎盘是对胚胎起保护、营养、呼吸和排泄等作用的附属结构,它们并不发育成胚体本身的结构,但对胚胎发育具有重要意义。

一、胎膜

胎膜(fetal membrane)包括绒毛膜、羊膜、卵黄囊、尿囊和脐带。胎膜为受精卵发育而来,是胚胎发育演变过程中形成的附属结构,不参与胚体本身的形成。胎儿娩出后,胎膜、胎盘即与子宫分离并排出体外,称胞衣(afterbirth)。

(一)绒毛膜

绒毛膜(chorion)由滋养层及其内面的胚外中胚层组成,包在胚胎及其他附属结构的最外面,直接与子宫蜕膜接触。

胚胎发育第2周时,绒毛仅由外表的合体滋养层和内部的细胞滋养层构成,称为初级绒毛干;第3周时,胚外中胚层逐渐伸入绒毛干内,改称为次级绒毛干;此后,绒毛中轴的间充质分化出结缔组织和血管,形成三级绒毛干(图12-16)。各级绒毛干都发出分支,形成许多细小的绒毛。同时,绒毛干末端的细胞滋养层细胞增殖,穿出合体滋养层,伸至蜕膜组织,起固定绒毛干的作用。这些穿出的滋养层细胞在蜕膜表面扩展,形成一层细胞滋养层壳,将绒毛膜与子宫蜕膜牢固相连。绒毛在形成过程中其上皮释放蛋白水解酶溶解其周围的蜕膜而形成许多小腔隙,称绒毛周间隙,此间隙内充满来自子宫动脉的血液,故又称血池。绒毛则浸浴于血池中,胎儿通过绒毛的上皮吸收血池中的氧气和营养物质并排出二氧化碳和其他代谢产物。

胚胎早期,整个绒毛膜表面的绒毛分布均匀。第8周末,基蜕膜侧的绒毛因供血充足而生长旺盛,则形成丛密绒毛膜。位于包蜕膜侧的绒毛因营养匮乏,则逐渐退化消失形成平滑绒毛膜。包蜕膜与壁蜕膜融合,子宫腔消失。胎儿被包在一个大囊内浸浴在羊水中发育。绒毛膜在发育过程中,如各滋养层细胞过度生长,内部组织水肿,形成水泡状结构,称葡萄胎。胚胎因缺乏营养而死亡。如滋养层细胞发生恶变则称绒毛膜上皮癌(图12-17)。

【知识拓展】

葡萄胎:亦称水泡状胎块,是指妊娠后胎盘绒毛滋养细胞异常增生,终末绒毛转变成水泡,水泡间相连成串,形如葡萄得名。葡萄胎分为完全性和部分性两类,其中大多数为完全性葡萄胎,且具较高的恶变率;少数为部分性葡萄胎,恶变罕见。两类葡萄胎从发病原因至临床病程均不相同。组织特点:①滋养细胞呈不同程度的增生;②绒毛间质水肿;③绒毛间质中血管消失。临床表现有闭经,多数在闭经2～3个月时或个别更迟些时,出现阴道流血。血可多可少,呈间断性,多数情况下子宫大于停经月份也是可能的。子宫达4～5个月妊娠大小时,不仅孕妇感觉不到胎动,触不到胎块,也听不到胎心。仔细检查阴道流血中,如发现有水泡状胎块,则可确诊。

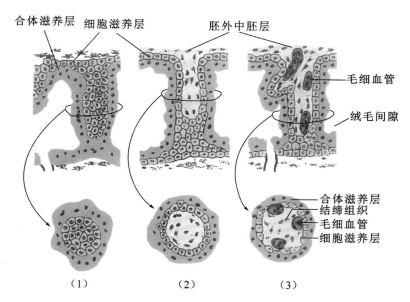

图 12-16　绒毛干的分化发育模式图

(1)初级绒毛干;(2)次级绒毛干;(3)三级绒毛干

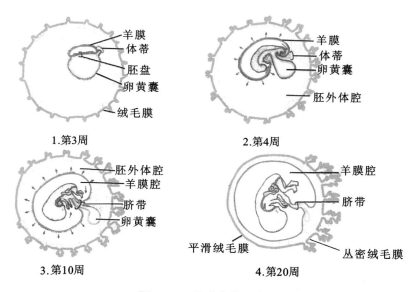

图 12-17　胎膜变化示意图

（二）羊膜

羊膜（amnion）为一层半透明的薄膜，由羊膜上皮和胚外中胚层构成，到 2 个月末，由于羊膜不断分泌羊水，羊膜腔不断扩大，羊膜已与绒毛膜相贴，胚外体腔消失。随着胚体呈圆柱状变化，早期附于胚盘边缘的羊膜已随之向胚体腹侧移动，将卵黄囊、体蒂、尿囊等包围形成短粗的脐带。

羊膜腔内充满羊水，羊水来自羊膜上皮的分泌物和胚胎的排泄物，其成分主要含胎儿的脱落上皮细胞、无机盐、蛋白质、碳水化合物、酶与激素等，其中 98%～99% 为水。人胚后期，胎儿能吞咽羊水，经肠吸收其代谢产物由胎儿血液循环运至胎盘由母体排出，使羊水不断更新。胎儿浸浴于羊水之中，足月胎儿的羊水有 1 000～1 500 ml，若羊水少于 500 ml，为羊水过少，易发生羊膜与胚体粘连出现畸形，若羊水多于 2 000 ml，为羊水过多，可使子宫异常增大，增加妊娠负担。羊水过多过少，常伴有胎儿发育异常。例如，羊水过多常见于消化管闭锁、无脑儿、脑干积水等；羊水过少多见于无肾或尿道闭锁等。

羊水的作用：羊水有缓冲震荡，保护胎儿免受外部压迫的作用；胎儿在羊水中可自由活动，可防止胎儿与羊膜粘连；分娩时，羊膜破裂，羊水可扩大宫颈，同时可冲洗润滑产道，有利于胎儿的娩出。此外通过羊膜穿刺术吸取羊水进行细胞学检查或测定某种物质的含量，可确定胎儿染色体有无异常、胎儿的性别等，为优生优育提供科学数据。

（三）卵黄囊

卵黄囊（yolk sac）位于原始消化管的腹侧，人胚的卵黄囊内没有卵黄，实为种原发生和进化过程中的重演。人胚卵黄被卷入脐带后，与原始消化管相连的卵黄蒂于第 6 周闭锁，卵黄囊逐渐退化。其作用：附于卵黄壁上的胚外体腔的脏层细胞（胚外中胚层）分化为血岛，后者将分化为胚体内的血管及造血干细胞；卵黄囊尾侧壁的内胚层细胞分化为原始生殖细胞，并迁至生殖腺嵴，再分化为精原细胞或卵原细胞。

（四）尿囊

尿囊（allantois）是发生于人胚的第 3 周，由卵黄囊尾侧的内胚层向体蒂内伸出的一个盲管，即尿囊。尿囊壁的胚外中胚层分化形成尿囊动脉和静脉，随着圆柱胚的形成，尿囊根部卷入胚体内将形成膀胱顶及脐尿管，其余部分逐渐退化并卷入脐带内，尿囊动、静脉保留，将来形成脐静脉和脐动脉。

（五）脐带

脐带（umbilical cord）为位于胎儿脐部与胎盘之间的圆索状结构，是胎儿与母体之间物质运输的唯一通道。脐带内有 2 条脐动脉，将胚体内含代谢产物的血运送到胎盘绒毛血管，在此，胎儿血与绒毛周围间隙内母体血进行物质交换，并通过一条脐静脉将吸收的丰富营养物质和氧的血液运送到胎儿。胎儿出生时，脐带长 40～60 cm，直径 1.5～2 cm，透过其表面的羊膜，可见内部盘曲缠绕的脐血管。脐带过短胎儿娩出时易引起胎盘早剥，造成大出血危及母子生命；脐带过长，易缠绕胎儿四肢或绕颈，可导致局部发育不良，甚至造成胎儿宫内窒息死亡。

考点提示　胎膜的组成、结构与功能。

二、胎盘

足月娩出的胎盘呈圆盘状,直径 15～20 cm,重约 500 g,中部厚,边缘薄。胎盘的胎儿面光滑,表面覆有羊膜,透过羊膜可见放射形走行的脐血管分支,脐带位于胎儿面的中央;胎盘的母体面粗糙,凹凸不平,有浅沟将其分隔为 15～30 个胎盘小叶(图 12-18)。

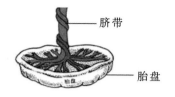

图 12-18   胎盘的外形模式图

(一)胎盘的结构

胎盘由胎儿的丛密绒毛膜与母体的基蜕膜共同组成。

1. 胎儿部分   由丛密绒毛膜构成,在绒毛膜上发出 50～60 个的绒毛干,绒毛干发出树枝状的分支,其末端伸基蜕膜,将绒毛固定于基蜕膜上称固定绒毛。其周围的绒毛称游离绒毛,浸浴于血池中。1～4 个绒毛干及其所属分支构成一个胎盘小叶。

2. 母体部分   由基蜕膜构成,基蜕膜间隔一定距离向绒毛间隙发出胎盘隔,胎盘隔不完全分隔绒毛周间隙,所以,绒毛间隙相互连通,子宫动脉和静脉穿出基蜕膜开口于绒毛周间隙(图 12-19)。

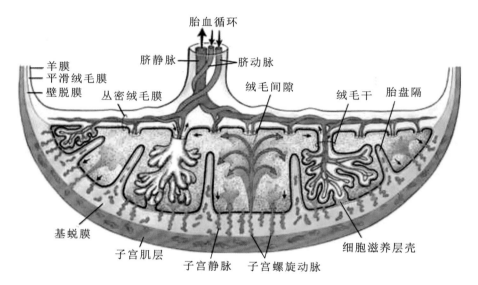

图 12-19   胎盘结构模式图

(二)胎盘的血液循环和胎盘膜

胎盘内有母体和胎儿两套血液循环,两者的血液互不相混,但可进行物质交换。母体的动脉血从子宫螺旋动脉开口流入绒毛间隙,在此与绒毛内毛细血管的胎儿血进行物质交换后,经子宫静脉回流入母体。胎儿的静脉血经脐动脉及其分支流入绒毛内毛细血管,与绒毛间隙内的母体血进行物质交换后,成为动脉血,经脐静脉回流到胎儿体内。

胎儿血与母体血在胎盘内进行物质交换所通过的结构,称为胎盘膜或胎盘屏障(placental barrier)。早期胎盘膜的组成依次为合体滋养层、细胞滋养层及其基膜、薄层绒毛结缔组织、毛细血管内皮及其基膜组成。至发育后期,由于细胞滋养层退化、合体滋养层也明显变薄、结缔组织减少,胎盘膜变薄,仅由薄层合体滋养层、毛细血管内皮及两者的基膜组成,更有利于胎儿血与母体血间的物质交换。

（三）胎盘的功能

1. 物质交换　胎儿通过胎盘从母体血中吸收氧和营养物质,并排出二氧化碳和其他代谢产物。

2. 屏障作用　胎盘膜能阻挡母体血中某些大分子物质进入胎体,对胎儿起保护作用,但大部分药物和激素可以通过胎盘屏障进入胎体,某些病毒(如风疹、麻疹水痘、脊髓灰质炎及艾滋病病毒)也可以通过胎盘屏障进入胎体引起传染或导致先天性畸形,有些药物(如反应停、海洛因毒品)均可通过胎盘膜,孕妇吸毒可引起新生儿毒瘾发作,故孕妇用药应慎重。

3. 内分泌功能　胎盘能分泌多种激素,对维持妊娠、保证胎儿的正常发育起着重要的作用,胎盘激素均由合体滋养层细胞分泌。

(1)绒毛膜促性腺激素(human chorionic gonadotropin,HCG):该激素在受精后第1~2周从孕妇尿中可以测到,第8周达到高峰,然后逐渐下降,妊娠早期,在尿中检测到此种激素临床上可作为妊娠的早期诊断指标之一。

(2)胎盘催乳素:该激素能促进母体乳腺的生长,受精后2个月开始出现,第8个月达到高峰,直至分娩。

(3)雌激素、孕激素:妊娠第4个月开始分泌,以后逐渐增多,在卵巢黄体退化后,这两种激素继续起维持妊娠的作用。

考点提示　胎盘的结构、功能及胎盘屏障的组成。

第三节　胎儿的血液循环及出生后的变化

胎儿的血液供应来自胎盘,肺泡毛细血管床近2/3关闭,其肺尚未建立呼吸功能,因此胎儿的血液循环有不同于成体的独特之处,胎儿出生后,由于呼吸及肺循环的建立,血流途径则发生了重大改变。

一、胎儿血液循环途径

由胎盘来的脐静脉血是动脉血,富含氧和营养物质,在流入肝脏时,近2/3血液经静脉导管直接注入下腔静脉,1/3血液经肝血窦注入下腔静脉。下腔静脉还收集由下肢和盆、腹腔器官来的静脉血,所以下腔静脉的血液为混合血,下腔静脉进入右心房,其大部分血液通过卵圆孔进入左心房,然后进入左心室。左心室的血液大部分经主动脉及三大分支分布到头、颈和上肢,以充分供应胎儿头部发育所需的氧和营养。小部分血液流入降主动脉。

从胎儿头、颈部及上肢回流到上腔静脉的血液,经右心房流入右心室,再进入肺动脉。因为胎儿肺处于不张状态,故肺动脉血仅少量入肺,近90%以上血液经动脉导管注入降主动脉。降主动脉的血液除了仅供应盆、腹腔器官和下肢外,还经2条脐动脉将血液送至胎盘。在胎盘内与母体血液进行气体和物质交换后,再经脐静脉送往胎儿体内(图12-20)。

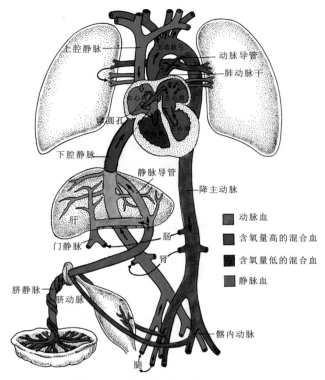

图 12-20   胎儿血循环通路示意图

二、胎儿血液循环的特点

(1)动、静脉血液在不同部位发生一定程度上的混合。

(2)高氧含量主要供应肝及头颈部及上肢,所以胚胎的这些部位优先发育,如:胎儿头部较大。

(3)由于肺尚未建立呼吸功能,所以此处的循环血量很小。

(4)循环途径中有卵圆孔、动脉导管、脐动脉、脐静脉和静脉导管等成体血液循环中不再存在的临时通路。

三、胎儿出生后血液循环的变化

胎儿出生后,由于新生儿肺开始呼吸活动和胎盘血液循环中断,胎儿血液循环发生一系列重大改变。

(1)脐动脉、脐静脉及静脉导管关闭,分别形成脐外侧韧带、肝圆韧带和静脉韧带。

(2)动脉导管闭锁。由于肺的呼吸,流经肺动脉的血液大部分入肺,动脉导管于出生后收缩,以后管腔逐渐由内膜组织完全封闭,管壁平滑肌收缩呈关闭状态,出生 2～3 个月后,其动脉内膜增生封闭,成为动脉韧带。

(3)卵圆孔关闭。胎儿出生后,由于肺循环的建立,使左心房压力高于右心房,第一房间隔与第二房间隔相贴,形成卵圆孔功能性关闭。到 1 岁左右,第一房间隔和第二房间隔的结缔组织增生使卵圆孔达到结构上的关闭。

考点提示   胎儿血液循环特点及其生后的变化。

第四节 双胎、多胎和联胎

一、双胎

一次妊娠产生两个新生儿称为双胎或孪生（twins）。分双卵双胎和单卵双胎两种。

（一）双卵双胎

由母体同时排出两个卵并且都受精后形成的，占双胎的大多数。它们有各自的胎膜和胎盘。两个个体性别可以相同或不同，相貌和生理特性的差异如同一般的兄弟姐妹。

（二）单卵双胎

即一个受精卵发育为两个胚胎，这种孪生儿的遗传基因完全一样，因此性别一样，相貌体态和生理特征也极相似。两个个体之间如果进行器官和组织移植，将不发生免疫排斥反应。单卵双生的发生原因有下列几种。

1. 形成两个胚泡 从受精卵发育出两个胚泡，它们分别植入，两个胎儿有各自的羊膜腔和胎盘。

2. 形成两个内细胞群 一个胚泡内出现两个内细胞群，各发育为一个胚胎。它们位于各自的羊膜腔内，但共享一个胎盘。

3. 形成两个原条 一个胚盘上出现两个原条和脊索，诱导形成两个神经管，发育为两个胚胎，它们位于一个羊膜腔内，也共享一个胎盘（图 12-21）。这种双胎如果分离不全容易形成联胎。

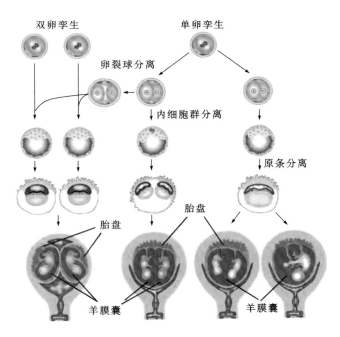

图 12-21 双卵孪生、单卵孪生形成示意图

二、多胎

一次妊娠分娩出两个以上新生儿为多胎（multiple birth）。多胎的原因可以是单卵多胎、多卵多胎和混合多胎，常为混合性多胎。多胎发生概率低，三胎约万分之一，四胎约百万分之一。四胎

以上更为罕见,多不易存活。

三、联胎

两个双胎胚体的局部连接在一起称连体双胎或称连体畸胎。常见有胸腹联胎、颜面胸腹联胎及臀部联胎等。连体畸胎实际上为单卵双胎,当一个胎盘形成两个原条而分离不全时形成联体,若联体中两个个体大小不一时,小的称寄生胎,若一个胎儿在另一个胎儿体内时称胎内胎(图12-22)。

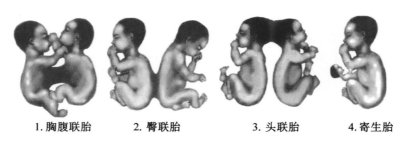

1.胸腹联胎　　2.臀联胎　　3.头联胎　　4.寄生胎

图 12-22　联胎示意图

第五节　先天性畸形与优生

先天性畸形(congenital malformation)是指胚胎发育过程中出现外形或内部结构的异常,又称为出生缺陷。出生缺陷包括功能、代谢和行为等方面的异常。畸形发生为 2% 左右,比肿瘤高 8 倍,比心血管疾病高 5 倍,畸形中的消化、泌尿、心血管的畸形较为多见,为死胎死产的主要原因。

一、先天性畸形的发生原因

发生原因包括遗传因素(占 25%)、环境因素(占 10%),以上两者相互作用以及原因不明的(占 65%)。

(一)遗传因素

1. 染色体畸变　　包括染色体数目异常和结构异常。染色体数目增多引起的畸形如先天性愚型,即 Downs 综合征(21 号染色体的三体),先天性睾丸发育不全综合征,即 Klinefelter 综合征(性染色体的三体 47,XXY)。染色体数目减少引起的畸形如先天性卵巢发育不全,即 Turner 综合征(45,X0)。染色体结构异常是指染色体断裂、缺失、易位、重复、倒位等,如 5 号染色体短臂末端断裂缺失,可引起猫叫综合征。

2. 基因突变　　是指 DNA 分子碱基组成或排列顺序的改变,其染色体外形见不到异常。如果基因突变发生在生殖细胞,所产生的畸形将是遗传的,如软骨发育不全和多指(趾)畸形为显性遗传;肾上腺肥大和小头畸形则为隐性遗传。

(二)环境因素

引起先天性畸形的环境因素统称为致畸因子。致畸因子主要有五大类。

1. 生物性致畸因子　　风疹病毒、巨细胞病毒、单纯疱疹病毒等。

2. 物理性致畸因子　　各种射线、机械性压迫和损伤。

3. 致畸性药物　　抗肿瘤药、抗惊厥药、抗生素、抗凝血药、激素等种类的药物。如抗肿瘤药物氨基蝶呤可引起无脑畸形、小头畸形和四肢畸形;大量链霉素可引起先天性耳聋等。

4. 致畸性化学因子　　工业污染、食品添加剂、农药、防腐剂中,均含有致畸因子。如孕妇生活在含汞蒸汽的环境或饮用汞、铅和砷含量高的水，或食用饮用这些水的鱼肉、猪肉等，可导致胎儿小头畸形。

5. 其他致畸因子　吸烟、酗酒、缺氧、严重营养不良等。吸烟过多，血液中尼古丁浓度过高，可导致子宫内血管血流缓慢，胎儿供氧不足，胎儿发育不好。酗酒，孕妇过量饮酒也可导致胎儿多种畸形，酒精综合征，表现为发育迟缓、小头、小眼等。

（三）遗传因素与环境因素的相互作用

在畸形发生中，环境因素与遗传因素的相互作用是非常明显的。一方面环境因素可引起胚胎染色体畸变和基因突变；另一方面胚胎的遗传基因特性决定着胚胎对环境致畸因子的敏感度。流行病学调查资料表明，在同一地区风疹大流行时，同期怀孕妇女生下的婴儿有的出现畸形，有的却完全正常。

二、致畸敏感期

胚胎发育是一个连续的过程，处于不同发育阶段的胚胎对致畸因子作用的敏感程度不同。胚胎发育的第3～8周是人体外形及其内部许多器官系统原基发生的重要时期，此期是最容易发生畸形的发育时期称致畸敏感期，这一时期的孕期保健最为重要。

在胚前期受到致畸因子的作用后，胚通常死亡而很少发展为先天性畸形。胚期的胚体内细胞增殖分化活跃，对致畸因素最敏感，是胎儿先天性畸形发生率最高的阶段，所以处于致畸敏感期。在胎儿期，胎儿受致畸因子作用后，发生畸形较局限，一般不出现宏观形态的畸形。

三、优生

优生是以遗传学为基础，改善人类遗传素质的应用科学，我国人口政策包括控制人口数量与提高人口素质，优生则是提高人口素质的重要一环。

优生是一个社会性问题，我国政府针对先天性畸形及遗传病发生的状况，制定了完善的优生措施，如宣传教育，普及优生知识、禁止近亲结婚（产前诊断、遗传咨询），禁止吸毒等。这些措施为孕妇及婴儿的保健工作、预防畸形儿的出生做出了重要贡献，是优生防治工作的重要环节。

扫一扫，练一练

思考题

1. 简述三胚层分化的主要结构。
2. 胎膜包括哪些结构？各有何主要功能？
3. 简述胎盘的结构和功能。

（贺　艳　李宇婷）

参 考 文 献

[1] 窦肇华,吴建清.人体解剖与组织胚胎学[M].7版.北京:人民卫生出版社,2014.

[2] 丁文龙,刘学政.系统解剖学[M].9版.北京:人民卫生出版社,2018.

[3] 景玉萍,许劲雄.人体解剖与组织胚胎学[M].武汉:湖北科学技术出版社,2015.

[4] 程辉龙,涂腊根.人体解剖学与组织胚胎学[M].北京:科学出版社,2013.

[5] 柏树令,应大君.系统解剖学[M].8版.北京:人民卫生出版社,2013.

[6] 刘荣志,徐国昌,胡庆甫.正常人体结构[M].上海:第二军医大学出版社,2016.

[7] 李继承,曾园山.组织学与胚胎学[M].9版.北京:人民卫生出版社,2018.

[8] 葛均波,徐永健.内科学[M].8版.北京:人民卫生出版社,2013.